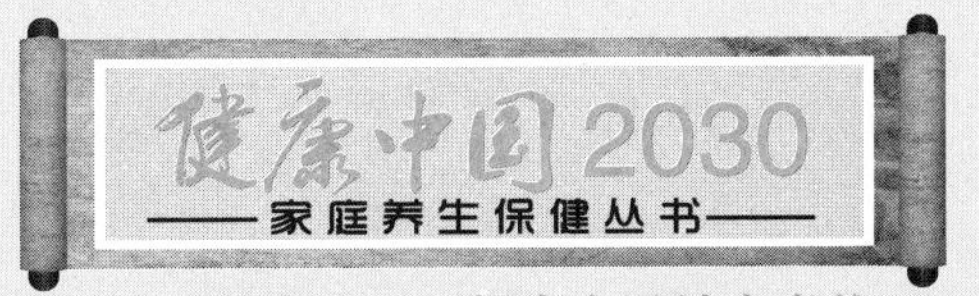

普及健康生活，提高全民健康素养

图解手足对症按摩

钱丽旗◎主编

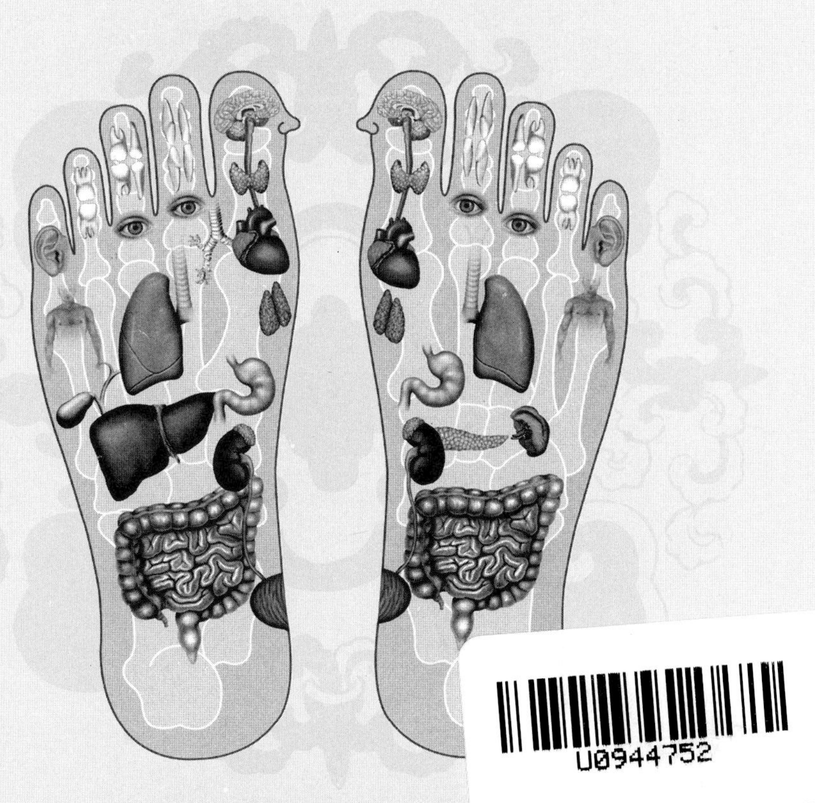

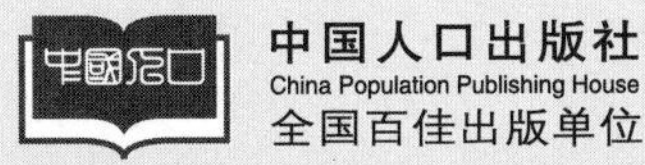

中国人口出版社
China Population Publishing House
全国百佳出版单位

图书在版编目（CIP）数据

图解手足对症按摩 / 钱丽旗主编. -- 北京 : 中国人口出版社, 2018.4

（健康中国2030家庭养生保健丛书）

ISBN 978-7-5101-4812-5

Ⅰ. ①图… Ⅱ. ①钱… Ⅲ. ①手－按摩疗法－图解②足－按摩疗法－图解 Ⅳ. ①R244.13-64

中国版本图书馆CIP数据核字(2017)第009093号

图解手足对症按摩

钱丽旗　主编

出版发行　中国人口出版社
印　　刷　天津泰宇印务有限公司
开　　本　787mm×1092mm　1/16
印　　张　16
字　　数　240千字
版　　次　2018年4月第1版
印　　次　2018年4月第1次印刷
书　　号　ISBN 978-7-5101-4812-5
定　　价　48.00元

社　　长　邱立
网　　址　www. rkcbs. net
电子信箱　rkcbs@126.com
总编室电话　(010)83519392
发行部电话　(010)83530809
传　　真　(010)83518190
地　　址　北京市西城区广安门南街80号中加大厦
邮政编码　100054

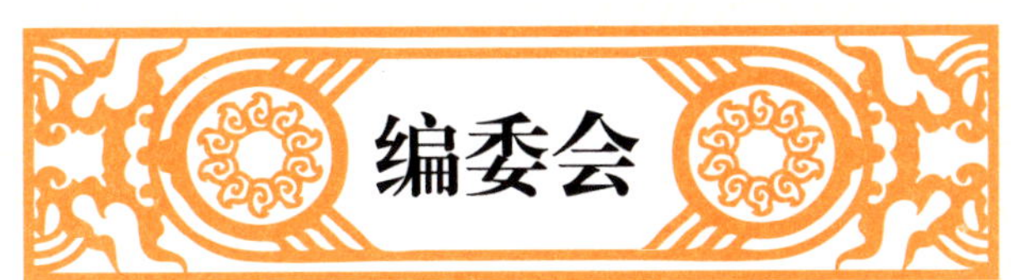

编委会

主　编：钱丽旗

副主编：倪　青　马金戈

编　委：于　洋　马秀璟　马金戈　马建伟　王卫霞
王文波　王克欣　王福庆　冯建春　史绪博
孙　健　孙　颖　邢　华　贠启龙　许建阳
刘继娟　李秀玉　李绍旦　李素那　沈承玲
张　波　陈晓娜　吴　博　杨　鑫　宋鑫鑫
范士秀　武　冰　郑　昳　郑彬丽　赵　艳
胡海波　夏仲元　钱丽旗　徐丽梅　倪　青
倪　恬　窦永起

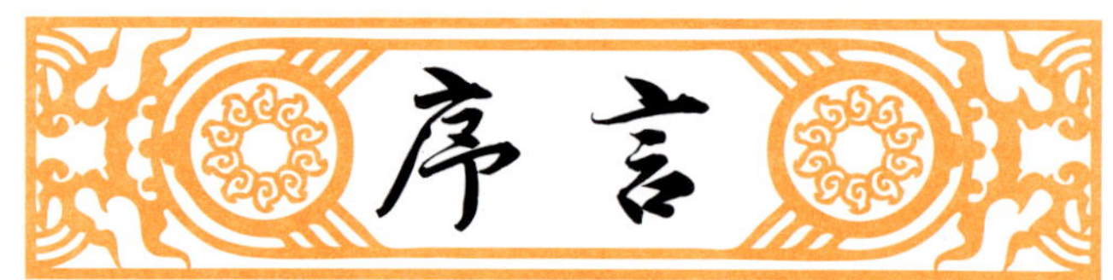

序言

健康，是每个国民的立身之本，也是一个国家的立国之基。健康，是民族昌盛和国家富强的重要标志，也是广大人民群众的共同追求。“没有全民健康，就没有全面小康。我们把健康列为小康的组成部分，更能体现出我们社会的文明进步。”“把人民健康放在优先发展战略地位。”当前，我国进入全面建成小康社会决胜阶段，随着经济社会的不断发展，科学技术的不断进步，人们的生活水平不断提高的同时，种种不良的生活方式也使人们越来越多地遭受到疾病的困扰。因此“要倡导健康文明的生活方式，树立大卫生、大健康的理念，把以治病为中心转变为以人民健康为中心，建立健全健康教育体系，提升全民健康素养，推动全民健身和全民健康深度融合。”我们编撰《健康中国2030家庭保健养生丛书》就是基于大健康，大卫生的理念，依据中医养生的核心——“以人为本，以和为贵”，调理身体气机的中心思想，将养生保健的科学生活习惯融入到日常的生活中。

中国的养生文化，已经流传了几千年，备受人们热捧。三千多年前我们祖先就已经广泛运用艾灸疗法来养生、防病治病。近年来，人们开始关注养生文化，养生保健种类日益丰富，可以说，“养生”理念已逐渐融入人们的日常生活中。

基于养生保健思想的日益普及，我们编写了这套养生系列丛书，其中包含20本分册，分为五个类型，分别为防治病、养生经、自疗、三分钟疗法类，传统疗法类。其中，防治病包括《图解—刮痧防治病》，《图解—艾灸防治病》，《图解—拔罐防治病》，《图解—推拿防治病》；养生经包括《图解—黄帝内经体质养生》，《图解—本草纲目对症养生》；自疗类包括《图解—颈椎病自疗》，《图解—腰椎病自疗》，《图解—常见病自查自疗》；三分钟疗法类包括《图解—三分钟足疗》，《图解—三分钟手疗》，《图解—三分钟面诊》；传统疗法类包括《图解—人体经络》，《图解—百病从腿养》，《图解—小疗法大健康》，《图解—儿童经络按摩刮痧全集》，《图解—对症按摩》，《图解—小穴位》，《图解—手足对症按摩》，《图解—特效指压疗法》。

这套丛书从各个方面为大家介绍了日常养生的相关内容，语言浅显易懂，将复杂的医学知识用平实通俗的语言表达出来，方便读者理解。同时本书采用图解形式，配了大量插图，帮助认识各个疾病以及穴位的特点、疗法功效。读完本套丛书，你便能掌握一些基本养生知识和常用对症治病的疗法，并灵活加以应用。

本套丛书的编写团队由多家三甲医院的权威中医专家组成，包括解放军总医院第一附属医院钱丽旗主任，中国中医科学院广安门医院倪青教授，解放军总医院窦永起教授，空军总医院马建伟教授，海军总医院李秀玉教授，北京崔月犁传统医学研究中心冯建春教授，武警总医院许建阳教授，中国中西医结合杂志社王卫霞副编审，国家食品药品监督管理局马秀璟教授，中日友好医院夏仲元教授等多位军内外知名学者，汇集了军队、地方最优质的医疗学术资源，着力打造健康类图书精品，是在军队改革新形势下军民融合、资源共享、造福人民的新创举，期冀这一系列丛书为百姓带来真正的健康福音，为健康中国建设添砖加瓦。

当然，书中难免有所纰漏，也望广大读者批评指正。

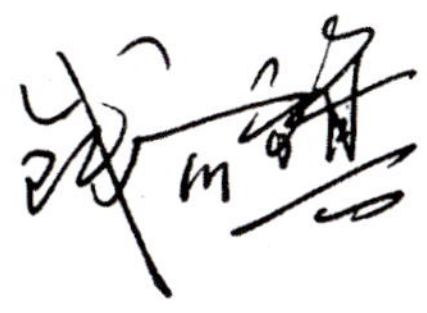

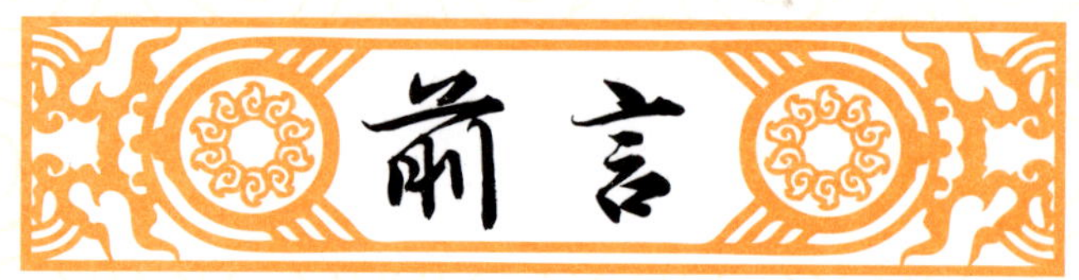

前言

关于手诊手疗，在中国已经有非常悠久的历史了。现代医学认为:手是人的另一个头脑，它的行动举止几乎与大脑保持一致，其敏感性在人体的所有部位中是最强的。中国也有"十指连心"的俗语，另外，手还是人体全身脏腑器官的完整反映，所以，人体组织器官的病变均可在手的某些部位得以体现。此外，手部有着大片的病理反射区，聚集了大部分神经点。

而足疗起源于古代，发展于近代，盛行于现代。我国是足疗起源最早的国家，几千年前的中国就有关于足部按摩的记载。《黄帝内经》中就有涌泉穴的记载，它与人体保健密切相关。《史记》中有上古黄帝时代名医摸脚治病的记录，东汉华佗的《五禽戏》中也很重视足部导引术。

只要准确地、不断地刺激按摩手部和足部穴位相关的病理反射点，就能强化内脏功能，进而达到祛病强身的目的。对手部、足部保健的重要性也可见一斑。

对此，我们编写了《图解手足对症按摩》一书，来为大家详细讲解手足对症按摩的相关内容。

本书共分上下两篇。

其中，上篇介绍了手部对症按摩的有关内容，下篇介绍了足部对症按摩的有关内容。上下两篇各包含两个章节。

上篇第一章介绍了手疗的基本常识，包括看掌纹和指纹诊病，指甲形态与疾病，手部反射区触诊法，常见病症的手部反射区触诊法，手疗简介，和手疗基本操作手法。

第二章介绍了常见疾病的手部反射区自我按摩疗法。

下篇第一章介绍了足疗常识，包括足疗概述，足部穴位分布，足部的反射区分析，足部反射区望诊法，足部反射区触诊法，常见病症的足部反射区诊断法，以及足部的按摩手法；

第二章介绍了常见疾病的足部反射区自我按摩疗法。

本书对手足对症按摩的中医理论、手法、适应病症等进行了全面详细的介绍，即使是初次接触手足对症疗法的读者也能读懂并掌握这种治疗方法。同时本书按一定顺序对各种常见病进行分类分析，图文结合，穴位位置讲解简洁易懂，给出相应的常用的效果较好的对症疗法。读者可以根据自己的病情对症查阅，对症治疗，缓解疾病。希望大家通过此书，能够对手足对症治疗有一定的了解和掌握，拥有更健康的养生方式。

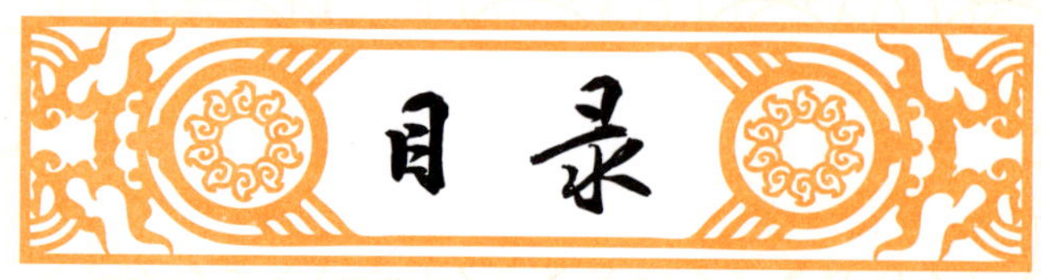

目录

上篇 手部对症按摩

第一章 手疗常识 2

第一节 看掌纹和指纹诊病 …… 3

第二节 指甲形态与疾病 …… 7

第三节 手反射区触诊法 …… 10

第四节 常见病症的手部反射区诊断法 …… 11

第五节 手疗简介 …… 13

第六节 手疗基本操作手法 …… 16

第二章 常见病的手部反射区自我按摩疗法 20

感冒 …… 21

咳嗽 …… 23

哮喘 …… 25

支气管炎 …… 27

咽喉炎 …… 29

肺结核 ······ 31
肺炎球菌性肺炎 ······ 33
高血压 ······ 35
冠心病 ······ 37
风湿性心脏病 ······ 38
便　秘 ······ 40
呃　逆 ······ 42
呕　吐 ······ 44
慢性胃炎 ······ 46
急性胃肠炎 ······ 48
尿路感染 ······ 50
泌尿系结石 ······ 52
前列腺炎 ······ 54
肾　炎 ······ 56
男性性功能障碍 ······ 58
乳痈（急性乳腺炎） ······ 60
痛　经 ······ 62
闭　经 ······ 64
糖尿病 ······ 66
贫　血 ······ 68

甲　亢 …………………………………… 70

更年期综合征 ………………………………… 72

落　枕 …………………………………… 74

颈椎病 …………………………………… 76

肩周炎 …………………………………… 78

腰肌劳损 ………………………………… 80

腰椎间盘突出 ………………………………… 82

眩　晕 …………………………………… 84

头　痛 …………………………………… 86

失　眠 …………………………………… 87

中风后遗症（脑血管病） ……………………… 89

耳　鸣 …………………………………… 90

牙　痛 …………………………………… 91

近视眼 …………………………………… 92

白内障 …………………………………… 94

青光眼 …………………………………… 96

急性结膜炎 ………………………………… 98

瘾疹（荨麻疹） ……………………………… 100

银屑病 …………………………………… 102

湿　疹 …………………………………… 104

过敏性鼻炎 ………………………………… 106

下篇　足部对症按摩

第三章　足疗常识　109

第一节　足疗概述 …………………………… 110

第二节　足部穴位分布 ………………………… 114

第三节　足部按摩手法 ………………………… 132

第四节　足部反射区分析 ……………………… 134

第五节　足部反射区望诊法 …………………… 155

第六节　足部反射区触诊法 …………………… 157

第七节　常见病症的足部反射区诊断法 ……… 159

第四章　常见病的足部反射区自我按摩疗法　162

神经衰弱 …………………………………… 163

眩　晕 ……………………………………… 165

头　痛 ……………………………………… 167

癫　痫 ……………………………………… 169

白内障 ……………………………………… 171

青光眼 ……………………………………… 173

耳　鸣 ……………………………………… 175

耳　聋 ……………………………………… 176

过敏性鼻炎 ………………………………… 177

鼻出血 …………………………………………………… 179
感　冒 …………………………………………………… 181
慢性支气管炎 …………………………………………… 183
哮　喘 …………………………………………………… 184
肺　炎 …………………………………………………… 185
扁桃体炎 ………………………………………………… 186
肺气肿 …………………………………………………… 187
肺结核 …………………………………………………… 189
高血压 …………………………………………………… 191
贫　血 …………………………………………………… 192
消化不良 ………………………………………………… 193
牙　痛 …………………………………………………… 195
胃痉挛 …………………………………………………… 197
胃、十二指肠溃疡 ……………………………………… 198
慢性肝炎 ………………………………………………… 199
胆囊炎 …………………………………………………… 200
糖尿病 …………………………………………………… 201
慢性阑尾炎 ……………………………………………… 202
脱　肛 …………………………………………………… 204
痔　疮 …………………………………………………… 205
遗尿（包括小儿夜尿症） ……………………………… 206

前列腺肥大症 …………………………………………… 208
子宫脱垂 ……………………………………………… 209
肥胖症 ………………………………………………… 210
更年期综合征 ………………………………………… 211
颈椎病 ………………………………………………… 213
肩周炎 ………………………………………………… 214
膝关节痛 ……………………………………………… 216
类风湿关节炎 ………………………………………… 217
心　悸 ………………………………………………… 218
中风后遗症 …………………………………………… 220
肺心病 ………………………………………………… 222
腹　泻 ………………………………………………… 224
呕　吐 ………………………………………………… 226
呃　逆 ………………………………………………… 228
慢性胃炎 ……………………………………………… 230
慢性肠炎 ……………………………………………… 232
落　枕 ………………………………………………… 234
足部反射区对照图 …………………………………… 235
手部反射区对照图 …………………………………… 239

上篇

手部对症按摩

第一章

手疗常识

第一节 看掌纹和指纹诊病

在手诊中，指纹和掌纹都可以作为诊病的依据。掌纹不仅可以作为先天遗传疾病的诊断，还可以用来诊断后天的各种疾病，而指纹多用来诊断先天遗传病。

掌纹是指手掌上的纹线。粗的“线”和细的“纹”组成了手掌纹线，“线”生成于母体，不易改变，它是身体先天状况的反映，假如“线”改变了，那就一定是体内脏器发生了极大的变动。“纹”多形成于后天，由物理变化和化学变化的因素造成，比较容易改变。“纹”变化时，周期一般在3个月以上，最快的也需要8天（急性病变）。

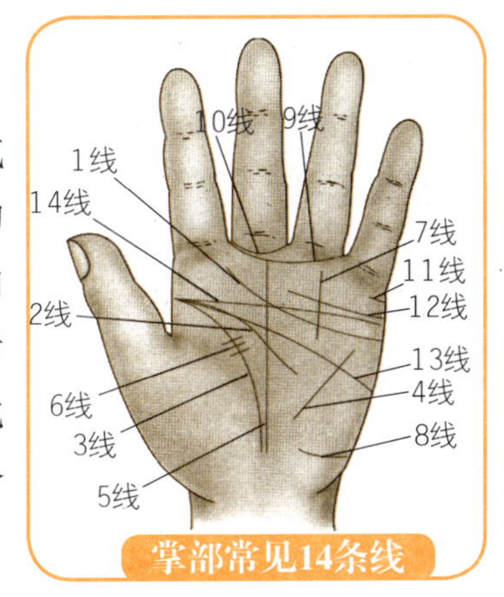

掌部常见14条线

手部脏腑示意图

掌纹的形成和变化与手部的神经系统和血液循环有着密切的关系。手掌是末梢神经的集中区，感觉灵敏，手的活动直接调动着大脑的思维反应，丰富的末梢神经活动对掌纹的变化有着不可忽视的影响。手部的微循环丰富而密集，因而手部的微循环是否通畅，直接影响到掌纹的变化。除此之外，掌纹还受到经络穴位的影响。虽然掌纹不是按照经络穴位来分布的，但手部是经络循行的集中区，所以掌纹不可避免地会受其影响。而经络又反映着人体各个部位的健康状况，所以掌纹的变化预示着人体健康的发展变化。

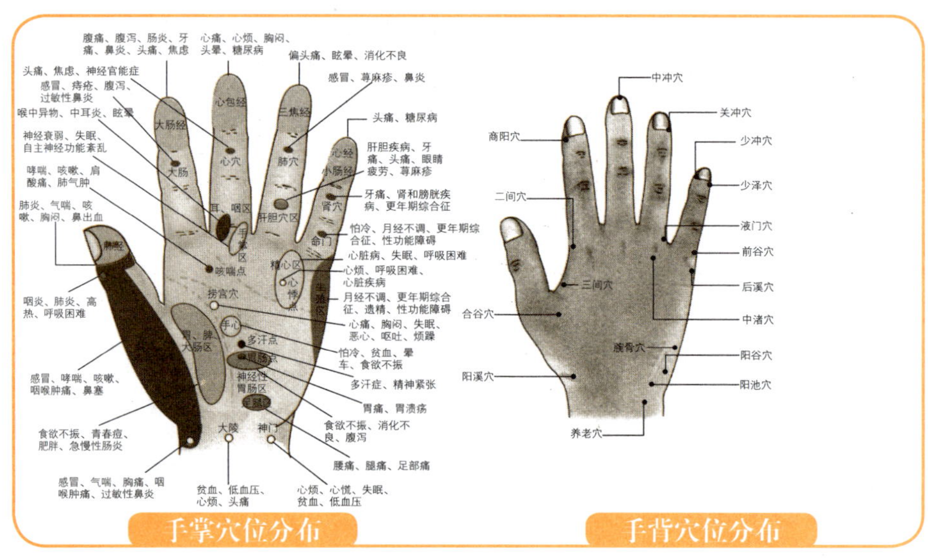

手掌穴位分布　　手背穴位分布

掌纹有一部分是不变的，代表家族遗传基因的情况；有一部分是变化的，会随着年龄、心理、职业、社会环境和身体状况的改变而改变。掌握这种变化规律，就可以凭借它来观察疾病的发生发展，从而起到防病诊病的作用。

指纹是皮纹图形在手指特定部位的表现。指纹是人们观察最早并且研究最多、应用最广的部分。指纹主要是根据遗传基因形成的，所以它是不会改变的，除了刑侦上将其作为鉴别个人身份的依据外，还可以用来诊断

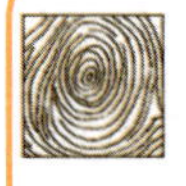 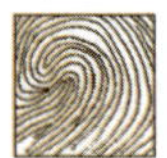 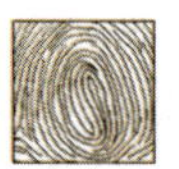 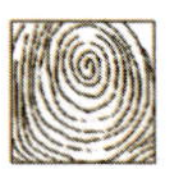 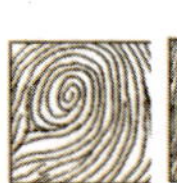 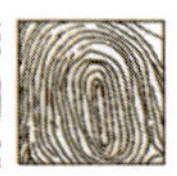 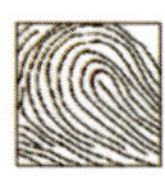 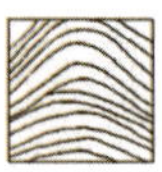 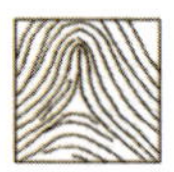 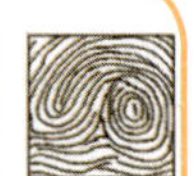

指纹类型

与遗传基因有关的病症。有些皮纹研究学者，从指纹上判断儿童的智商和行为异常、唐氏综合征，获得了很多的成果。

指纹研究是皮纹学中的一个分支，也是医学领域的重要组成部分。目前，指纹已被广泛用于遗传学、人类学、民族学、优生学等多种学科。基因诊断被称为第四代诊断技术，它弥补了过去传统诊断方法的不足之处，不以疾病的表征为前提，而以基因型为基本前提，即通过分析某种基因的缺陷，而对某种疾病作出诊断。指纹诊病作为基因诊断的一个方面，对于遗传疾病及其他一些重大疾病的预防和基因诊断具有重要的意义。

看手纹诊病

指纹与掌纹： 指纹的形成由遗传基因决定，不会改变，主要用来诊断先天性遗传疾病；掌纹会随着人的生理和社会因素的改变而改变，主要用来诊断人体健康的发展变化。

指纹 不变 由遗传基因决定 判断先天性遗传疾病
应用于：医学 遗传学 人类学 优生学

掌纹 大部分会变化 神经系统、血液循环、经络穴位、共同影响
诊断人体健康的发展变化
应用于：手诊医学

正常的手纹

正常的手纹包括指纹、指节纹、掌纹、掌花纹四种纹线。指纹是皮纹图形在手指特定部位的表现，可分为10种类型：指节纹是指与指之间、指与掌之间的屈褶纹；掌纹包括大鱼际曲线、小鱼际抛物线和小指根下横曲线，以及其他一些辅助线和干扰线；掌花纹即指节以下手掌部分的皮肤花纹。

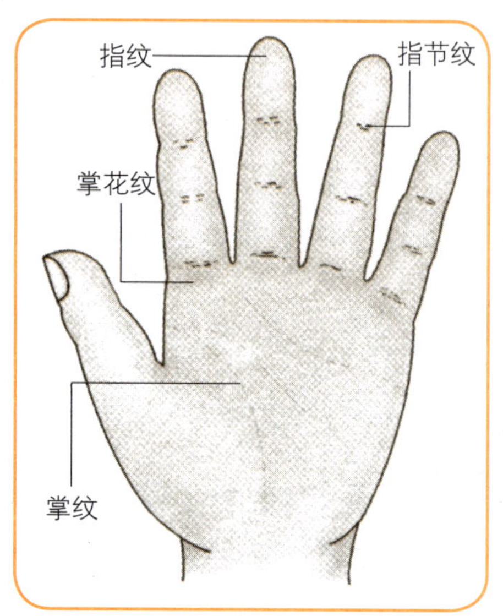

常见的指纹类型

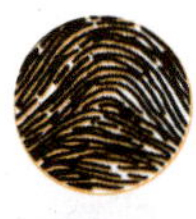
简单弓形纹

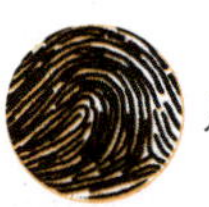
尺箕纹

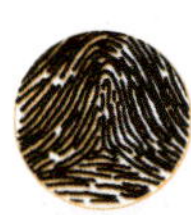
帐幕弓形纹

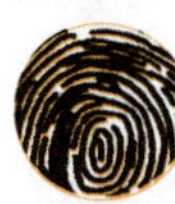
绕箕纹

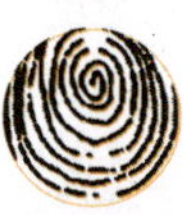
螺形纹

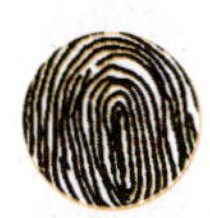
囊形纹

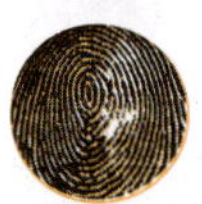
环形纹

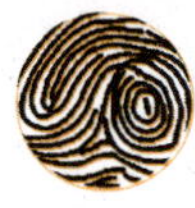
变形纹

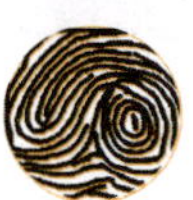
绞形纹

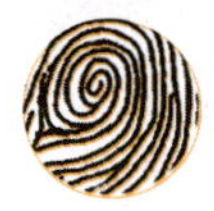
偏形纹

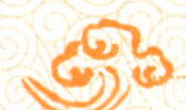

第二节 指甲形态与疾病

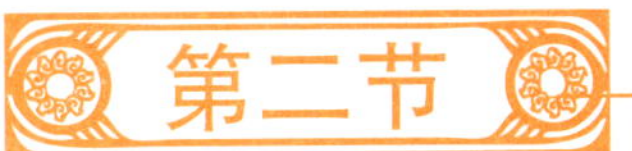

指甲形态与疾病

指甲是身体重要的一部分，可以说是皮肤的延长。出现在指甲上的现象不仅可以反映出内脏的状态，还可以反映出精神状态的变化，由此我们就能了解一个人全部的健康状态。

长指甲 甲面占指节3／5以上的指甲属于长指甲，具有这种指甲的人个性温和，感情细腻，情绪较抑郁，易伤感，一般呼吸系统较弱，易感冒，通常妇女多见这种甲型。若指甲长而方，表示此人对自己要求高，对周围人也有同样高的要求，而且情绪敏感。

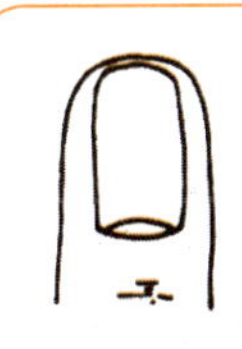

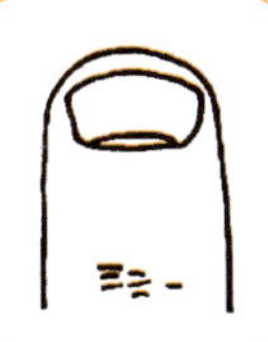

短指甲 甲面占指节1／3左右的指甲属于短指甲，具有这种指甲的人，健康状况较好，体格粗壮，但情绪较暴躁，易患高血压及肝病；指甲极短且呈矩形的人，心灵手巧，适合技术领域的工作。此外，半月痕很小或完全没有的人，易患心脏病。指甲短而肥大的人，性格活跃，喜欢运动，处事果断，但有时性格极为固执。

圆形指甲 圆指甲的甲板面一般呈半圆形，甲皱襞整齐，颜色较正常，表示身体健康状况良好，但易患偏头痛等。

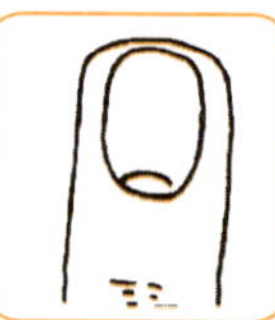

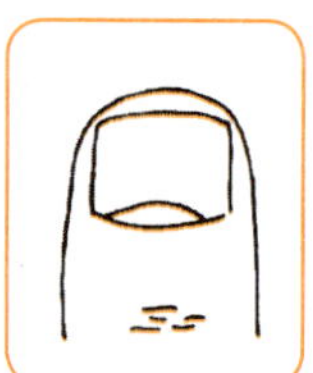

方形指甲 方指甲甲面不及末节的1／2，长宽相近，颜色正常，这种指甲类型的人易患循环系统疾病、心脏病等。指甲偏向正方形的人，不会有极端的行动，喜欢按常识做事，往往可以得到确实的成果，但不擅长交际。

狭长指甲 狭长指甲的长度与长形指甲相似，占指节的3／5以上，但甲面的横径小，宽约为长的1／3，指甲多柔软脆弱，这种指甲类型的人易患颈腰椎增生、骨质增生及心脏病等疾病。

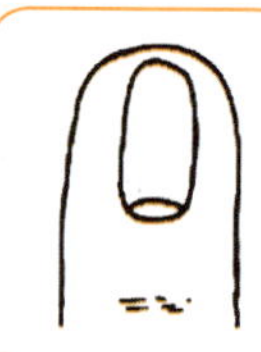

看指甲诊病

看甲痕知体质养生

十指没有甲痕

体质类型

为寒底型体质，体内阳气虚弱而阴寒较盛

易患疾病

容易疲劳乏力，吸收功能差，面色苍白，手脚厥冷，心悸，嗜睡，容易感冒，精神不振，精力衰退，体质下降

养生建议

补充蛋白质，如奶类、蛋类、豆类、鱼类、黑色性食物、种籽性食物

十指均有甲痕

体质类型

为热底型体质，阳气偏盛，脏腑功能亢进

易患疾病

容易面红，上火，烦躁，便秘，易怒，口干，食量大，不怕冷，好动，甚至血压高，血糖高，容易中风

养生建议

多吃些退火的食物，如冬瓜、西瓜、胡萝卜、蕃茄、空心菜、菠菜、竹笋等

双手的指甲与人体部位有着一定的对应关系，根据这种对应关系就可以诊断出身体相应部位的健康状况。

指甲九畴十区划分法

根据壮医的实践经验，有些手相专家把指甲划分为十区，这种划分法被称为九畴十区划分法。这十区分别对应人体的脏腑器官，因此观察此十区的变化，即可了解身体健康的状况。

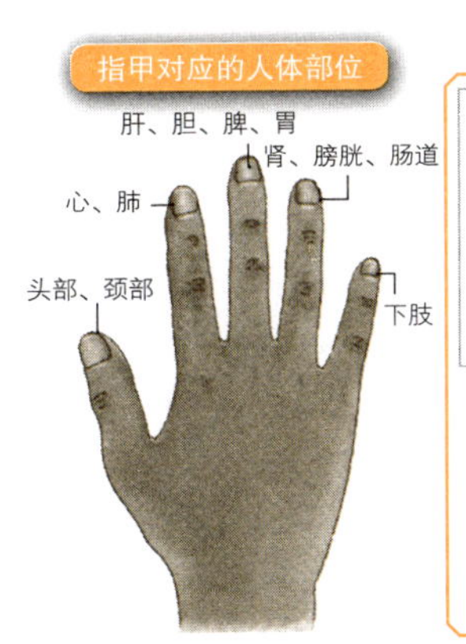

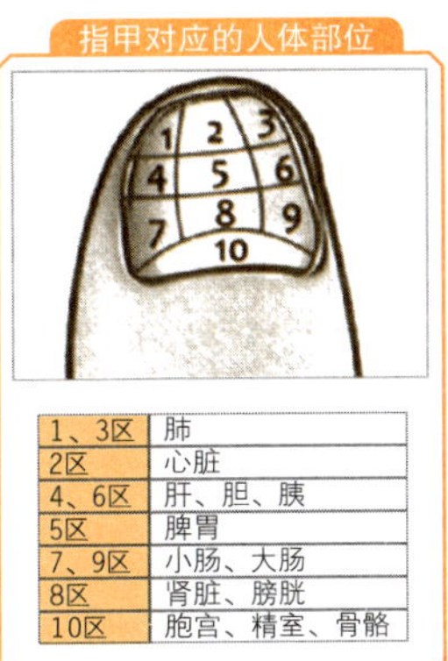

区	对应部位
1、3区	肺
2区	心脏
4、6区	肝、胆、胰
5区	脾胃
7、9区	小肠、大肠
8区	肾脏、膀胱
10区	胞宫、精室、骨骼

第三节 手部反射区触诊法

手部反射区触诊诊病是指通过对手部特定的反射区进行触摸、推、按等，找到特定的病理反应如压痛、酸胀、条索、结节、凹陷、隆起等，以诊断疾病的方法。

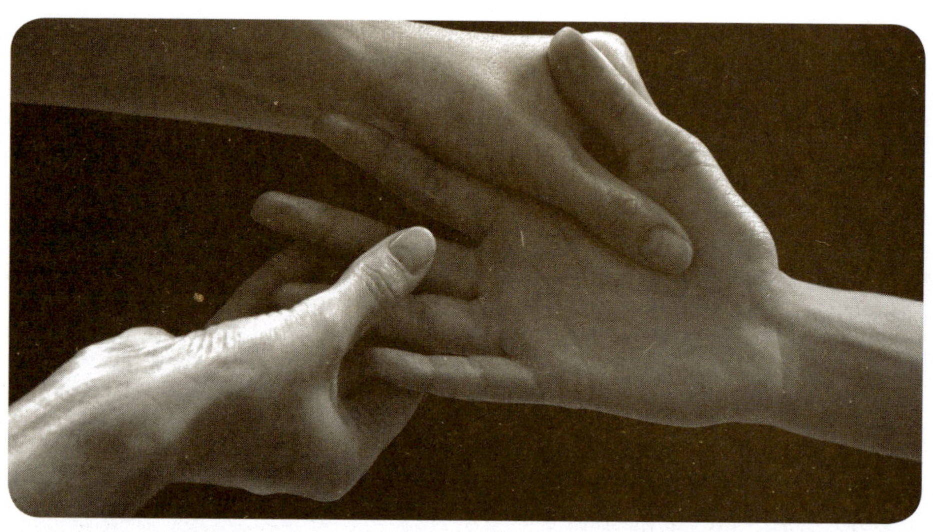

触诊时也应按照望诊的顺序依次进行，避免遗漏反射区，造成漏诊。如果在某反射区出现病理反应，应及时记录，当完成整个手部反射区的触诊后，再根据触诊结果，结合望诊及问诊结果，综合考虑，进而得出诊断。比如在肺反射区出现压痛或结节，同时在大肠反射区也出现了病理反应，按照中医理论，肺与大肠相表里，两者联系紧密，在生理上相互联系，在病理上相互影响，所以既有可能是大肠病变影响到了肺，也可能是肺的病变影响到了大肠，这时则应有针对性地对患者进行问诊，以明确是肺的病变，还是大肠的病变。

第四节 常见病症的手部反射区诊断法

当人体发生病变时，在手部对应反射区及相关反射区可出现病理改变，仔细诊察这些改变有助于早期发现疾病，并早期治疗。

（1）高血压

高血压患者会在双手的血压区、心、肝、肾、额窦反射区出现病理反应。望诊可见血压区、心、肝、额窦反射区发红，肾反射区有凹陷，触诊时上述反射区可出现压痛。

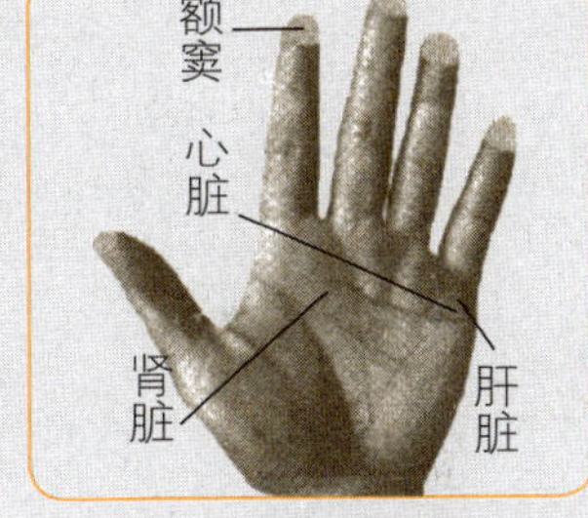

（2）慢性胃肠道疾病

慢性胃肠道疾病患者可在脾、胃、大肠、小肠、胃脾大肠区等反射区出现病理反应。望诊可见上述反射区出现凹陷、皮肤苍白等改变，触诊可有空虚、凹陷、皮下脂肪少等感觉，病人可出现酸胀感觉。

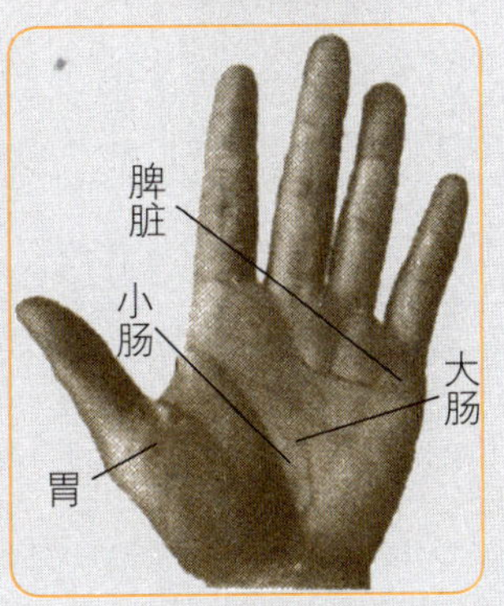

（3）脏器摘除（包括截肢）

脏器摘除（包括截肢）患者可在相应反射区出现病理反应，望诊可见反射区凹陷、皮肤苍白，触诊时，相应的反射区有凹陷现象或呈空虚感觉，截肢者其相应反射区明显凹陷。

（4）哮喘

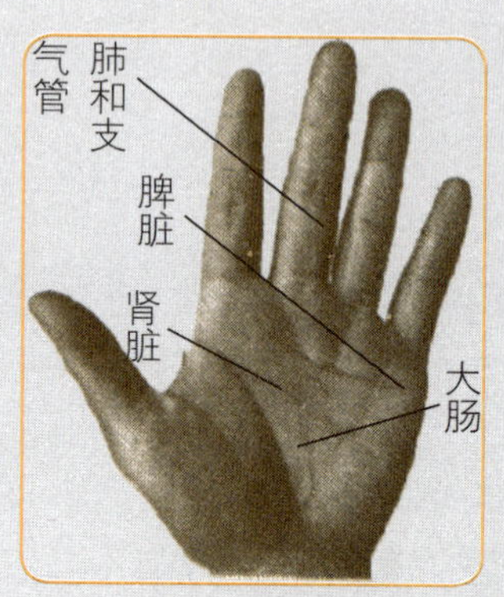

哮喘患者可在肺、大肠、肾、脾、胸腔呼吸器官等反射区出现病理反应。望诊可见肺、大肠、胸腔呼吸器官反射区出现发红、发绀，或凹陷、皮肤苍白脱屑等改变，肾、脾反射区出现皮肤苍白、干燥，或有凹陷。触诊时可在肺、胸腔呼吸器官出现条索或压痛，其他反射区出现压痛，或有酸胀感觉。

（5）失眠

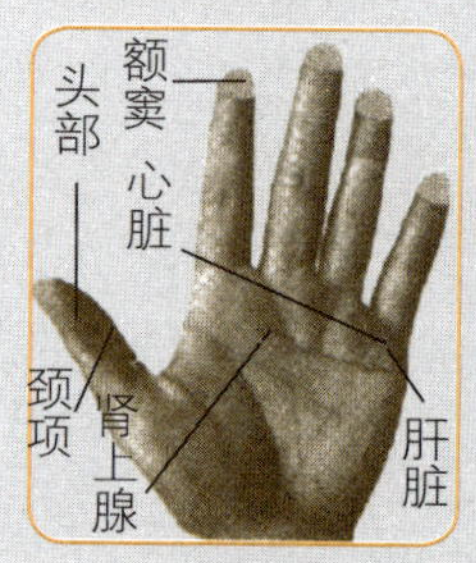

失眠患者可在大脑、额窦、颈项、心、肝、肾等反射区出现病理反应。望诊时可见上述反射区出现苍白、凹陷等反应，触诊时可有凹陷、压痛、酸痛、硬结等变化。

（6）月经不调

月经不调患者可在子宫、生殖腺、垂体、肾、肝、脾、腰椎、骶骨、尾骨等反射区出现病理反应。望诊时见发红、发绀，或皮肤苍白、凹陷等改变，触诊时可有压痛、酸胀、凹陷等改变。

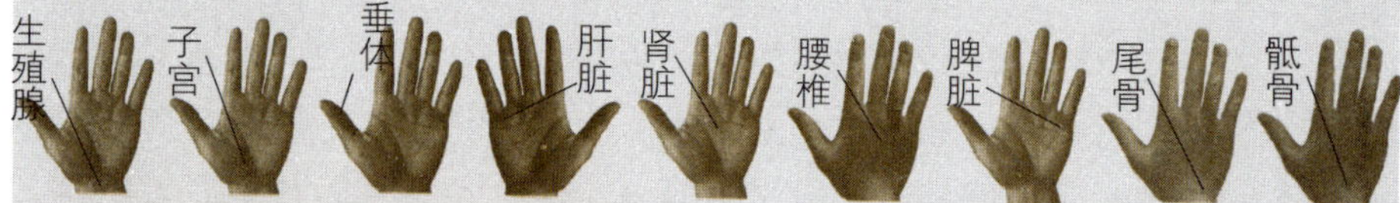

（7）类风湿关节炎

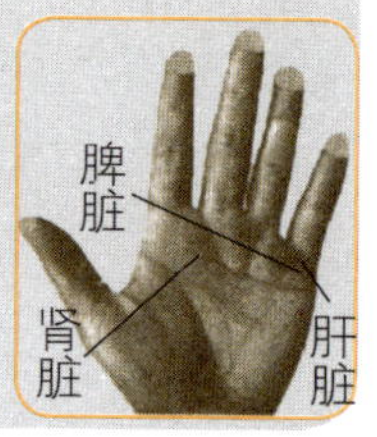

类风湿关节炎患者可在肝、肾、脾及相应关节反射区出现病理反应。望诊时见发红、肿胀、变形等，触诊时可有压痛、条索、结节、畸形等变化，在肝、肾、脾反射区出现凹陷、压痛或酸胀感觉。

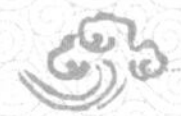

第五节 手疗简介

从狭义上来说，手疗一般就是指手部按摩疗法，就是通过手对手部某些固定的与身体内外脏器、组织有着特异联系的穴位，病理反射点或敏感点等，以特定的治疗手法的刺激，一般采用点法、揉法、按法、推法等手法，来调节相应经络、脏腑、组织、器官，以达到保健强身、治疗急慢性疾病的目的。

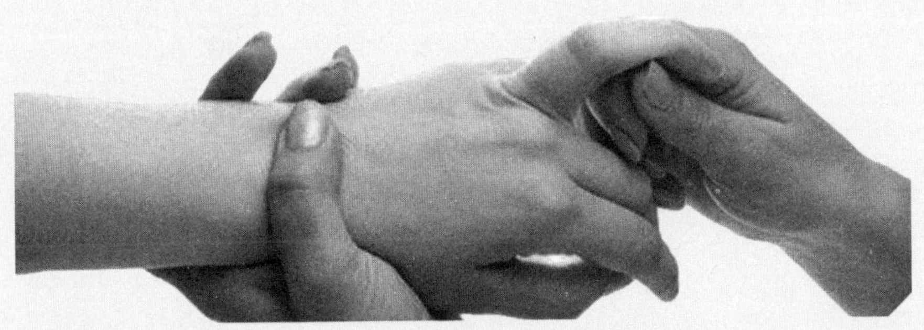

从广义上来说，手疗还包括针刺疗法、点刺疗法、七星针疗法、艾灸疗法、指针疗法、割治疗法、埋线疗法、穴位注射疗法、手部直流电疗法、握药疗法等，但是因为在手疗的这些手法中，手部按摩疗法是最有代表性、最简单方便、最经济实惠，也是流传最广，最受老百姓喜爱的，因此一般说到手疗时，其实说的就是手部按摩疗法。

手疗（以下提到手疗时均指手部按摩疗法）既可用于治疗各类病症，又可用于养生保健，用途相当广泛。通过手疗大家既可互治，又可自治，所以手疗深受大众的垂爱和欢迎。这也是由手疗的自身特点和优势决定的。

手疗的优点

范围广泛	既可用于急性病症的治疗，又可用于各种慢性病症的治疗，内科、外科、骨伤科、妇科、儿科、皮肤科、五官科等临床各科的很多常见病、多发病甚至少数疑难杂症，都可以采用手疗来进行治疗。
操作简单	手疗法无需高新技术以及复杂的医疗器械，仅凭双手以及一些简单工具便可操作，比较容易学习和掌握，可以说是一学就会，一看就懂，特别适合老百姓居家保健祛病。
安全可靠	手疗法是一种自然疗法，安全可靠，无污染，又不像药物那样会使人体产生药性依赖，也不会对人体脏腑造成任何损害。
疗效好见效快	对于手疗的各种适应症，不论是急性病还是慢性病，只要运用得当，都会起到意想不到的效果。而且，手疗还是一种不可多得的保健强身的方法，只要坚持使用，一定会获益良多。

手疗虽然适用面极广，但并不是万无一失的，有些病症并不适合手疗，或者要有选择性地使用，或者在使用时需注意一些问题，避免身体出现不适，因此在临床上，手疗的具体应用还要注意一些操作事项。

手疗的注意事项

手疗场所 空气要流通，冬天要做好保暖，避免手部受寒或者冻伤；夏季天气闷热，可以打开电风扇解热，但是要注意不可直接对着吹风，在进行手疗时，室内的旁人切不可吸烟。

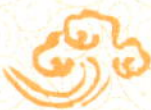

● **手疗力度** 手疗力度要适中，每穴治疗3～5分钟，每次以15～30分钟为宜。对于急性病症，每日可治疗1或2次，病愈后即止；对于慢性病症，则宜每日或隔日治疗1次，5～10次为一个疗程。

● **身体状态** 暴饮、暴食或者饥饿、极度疲劳的状态下，一个小时内均不可做手疗。在进行手疗前最好休息15分钟，如果是刚做完剧烈运动则要休息半个小时才能进行。

● **老弱人群手疗** 老年人关节僵硬，骨骼相对松脆，少年儿童皮薄肉嫩，所以对这两种对象做手疗时手法要轻柔，不可太用力。

● **病人手疗** 严重病患或者病情较为严重的人，做手疗时要配合常规疗法同时进行，或以常规疗法为主，手疗法为辅，以达到快速治愈疾病的目的。

● **手疗禁忌** 手部有感染、化脓性病灶者，都禁用手疗法；皮肤过敏者，也要慎用手疗法。

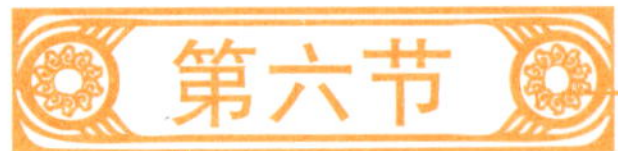

手疗基本操作手法

手部按摩保健法的基本手法大概有按、揉、点、捻、掐、推、擦、摇、转、拔、摩等十几种，在具体操作时，如果手法选择不得当，可能治疗效果会不显著，影响治疗的信心，所以只有选择合适的手疗方法才能事半功倍，达到治疗和保健的目的。

按摩的常用手法

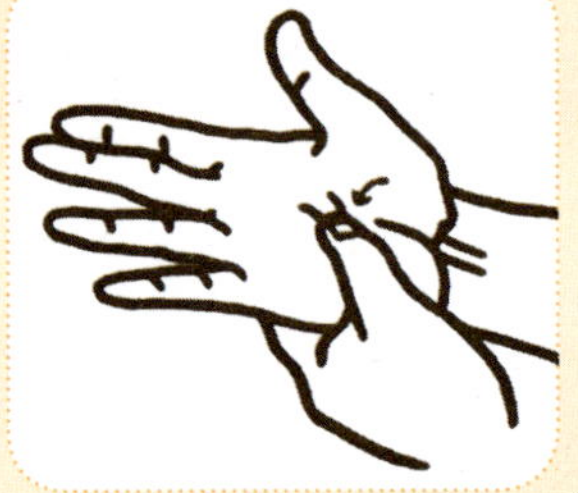

手法： 按法

定义： 用拇指指尖或指腹（肚）垂直平压穴位、反应区、反应点。

适用范围： 按法一般适用于手部大、小鱼际处等较平的穴区。可用来进行各种慢性疾病、慢性疼痛的治疗。

注意事项： 着力部位要紧贴手部表面，移动范围不宜过大，用力要逐渐加重，缓慢而持续，不要用爆发力，按压频率和力度都要均匀。

功效： 通经活络、祛寒止痛。

手法： 揉法

定义： 把手指螺纹面按在手部穴区上，放松腕部，以肘部为支点，前臂摆动，带动腕部和掌指作轻柔缓和的旋转性揉动，将力通过手指传达至各部位。

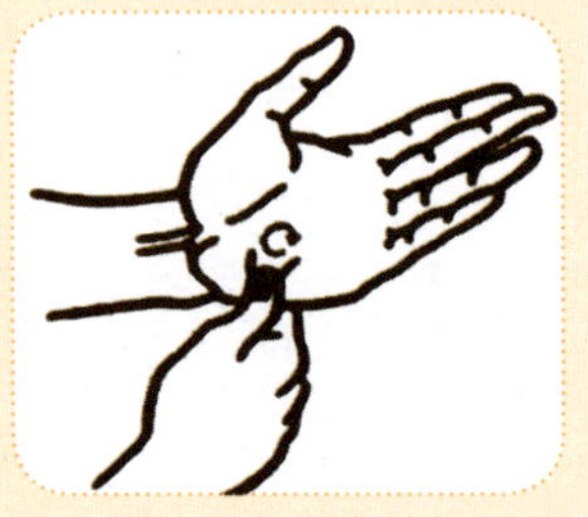

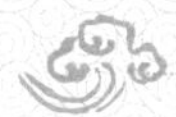

适用范围：适宜在表浅或开阔的穴位上进行。常用来治疗慢性病、虚症、劳损。

注意事项：压力宜轻柔，动作要协调有节律，持续时间最好长些。

功效：启闭开阖、调节阴阳。

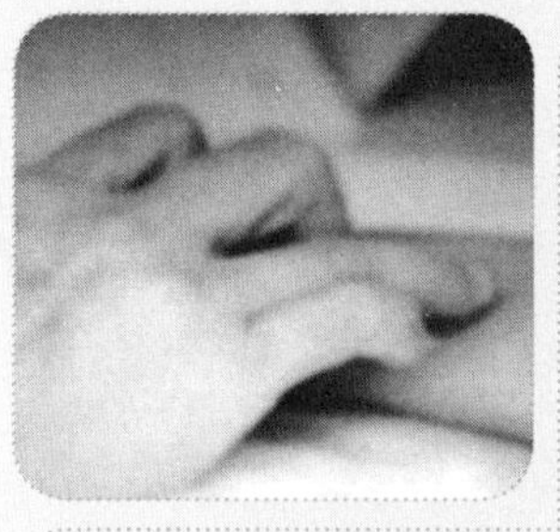

手法：点法

定义：用拇指指端或中指顶端或小指外侧尖端加上无名指、拇指固定，或屈拇指指尖关节，或屈食指以近端指尖关节等部位，点压手部穴位。

适用范围：一般用于骨缝处的穴区，多用于急症、痛症等的治疗。

注意事项：点法接触面积小，力度强，刺激量大。操作时要求准确有力，不要滑动，力量调节幅度大。

功效：快速止痛。

手法：捻法

定义：所谓捻法，就是用拇指、食指螺旋纹面夹持一定部位，用单指或两指相对做搓揉动作。

适用范围：主要用于手部每指各部小关节。也可应用于慢性病症，局部不适及保健等。

注意事项：既强调频率和作用部位，又要重而不滞，轻而不浮。

功效：活血、通络、止痛。

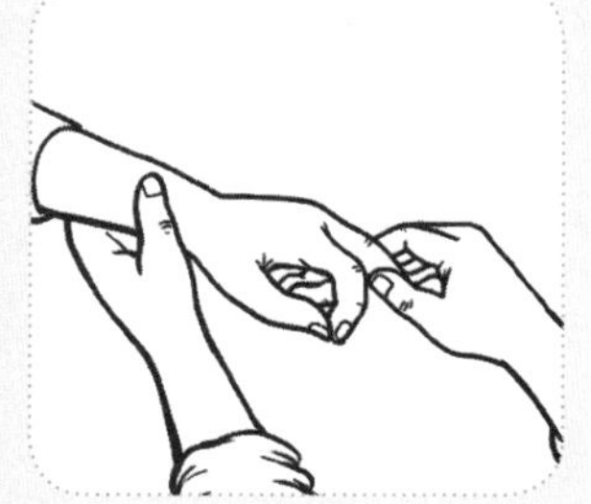

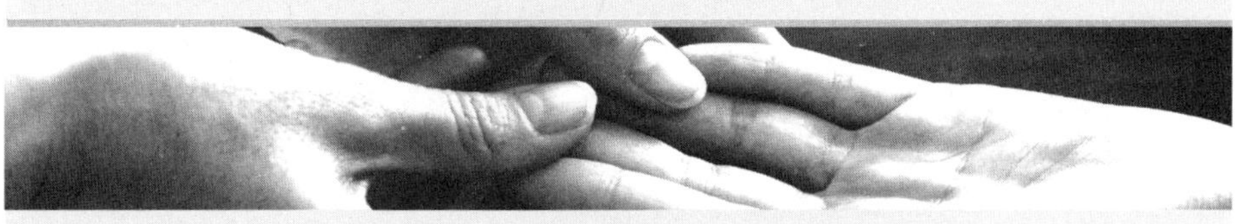

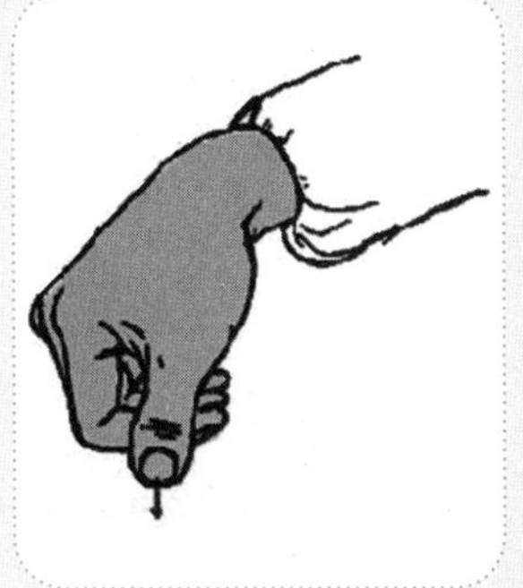

手法：掐法

定义：可以用手指顶端甲缘对手部穴位区施以重刺激，一般多用拇指顶端及桡侧甲缘施力，也有以拇指与其余各指顶端甲缘相对夹持穴区来施力。

适用范围：常用于掌指关节结合部及掌骨间缝部位的操作。用于治疗痛症、癫狂发作、急症、神经衰弱等。

注意事项：掐法属强刺激手法，掐时要慢慢用力，到引起强反应时停止。运用此法时切不可滑动，否则很容易损伤皮肤。为避免掐破皮肤，可在重掐部位覆盖一层薄布。

功效：舒筋、活络。

手法：推法

定义：用指掌、单指、多指及掌根、大小鱼际侧，着力于手部的一定穴位及反应点，单向直线移动。

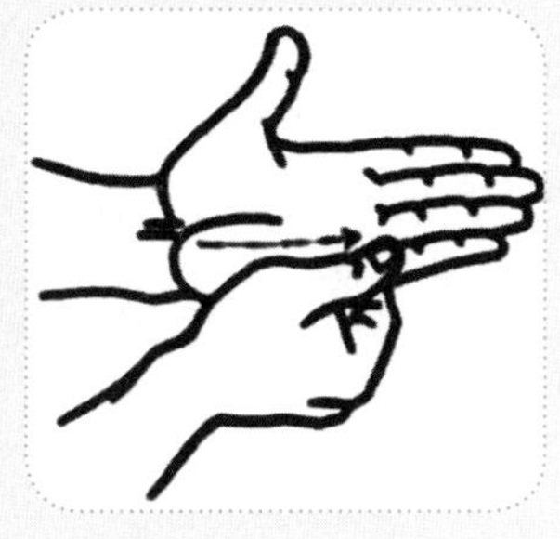

适用范围：适用于手部纵向长线进行。慢性病、劳损性疼痛、酸痛、虚寒及保健等均可用此法进行治疗。

注意事项：指掌紧贴体表用力稳妥，速度缓慢均匀。为使力度调控自如，推法一般是沿手部骨骼走向进行操作。

功效：开通穴道，活血化瘀。

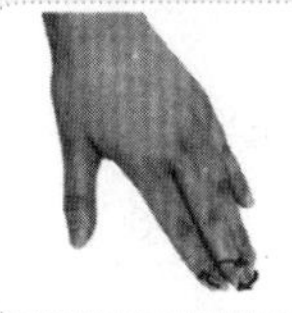

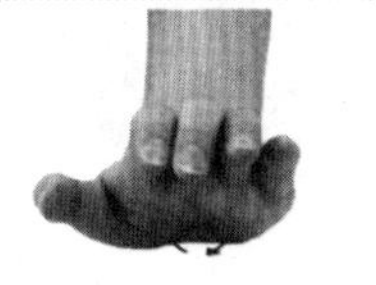

手法：擦法

定义：用单指或手掌或大小鱼际及掌根部附着于手的一定部位，紧贴皮肤进行往复快速直线运动。

适用范围：擦法适用于手掌、手指部顺骨骼走向，特别是手掌心部操作运用。适用于慢性疾病、虚寒证、精神性疾病等，也可用来强身健体。

注意事项： 腕关节要自然伸直，前臂与手保持水平，指擦的指端可微微下按，以肩关节为支点，上臂主动带动指掌做反直线移动。擦法的着力一定要轻而不浮、节奏迅速才能收到满意效果。

功效： 行气活血，温煦补益。

手法： 摩法

定义： 把手掌面或食指、中指、无名指螺纹面附于手部一定部位上，用腕关节连同臂部摆动使掌部穴区上作顺时针或逆时针的循环擦动。重手法后可用摩法进行放松调整。

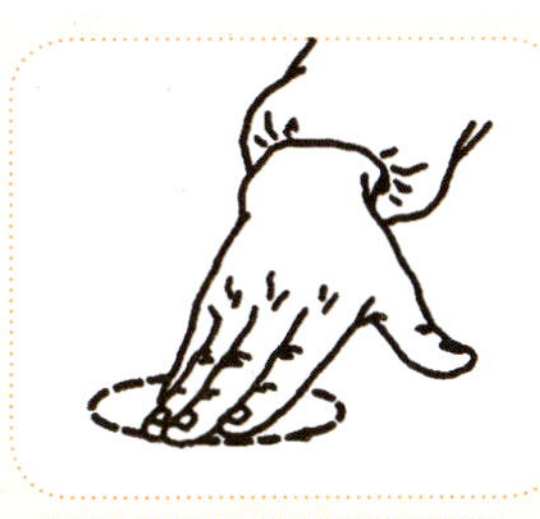

适用范围： 摩法适用于手部相对开阔的部位。常用来治疗老年疾病、慢性病、虚症、寒证等。

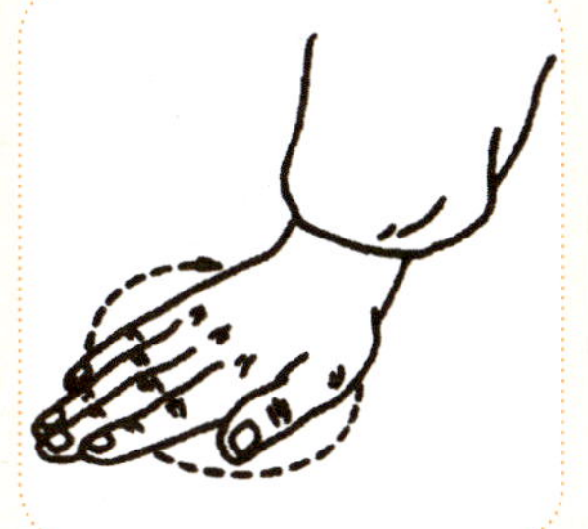

注意事项： 要求动作轻柔、速度均匀协调，频率要快。摩法操作时要持续、均匀、迅速，不应重滞不匀。

功效： 温经通络，行气活血。

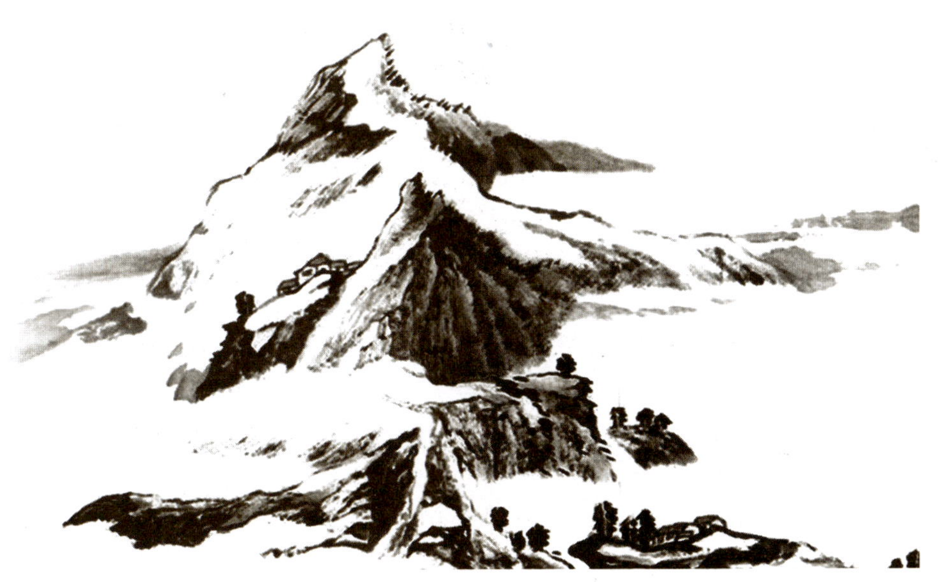

第二章

常见病的手部反射区自我按摩疗法

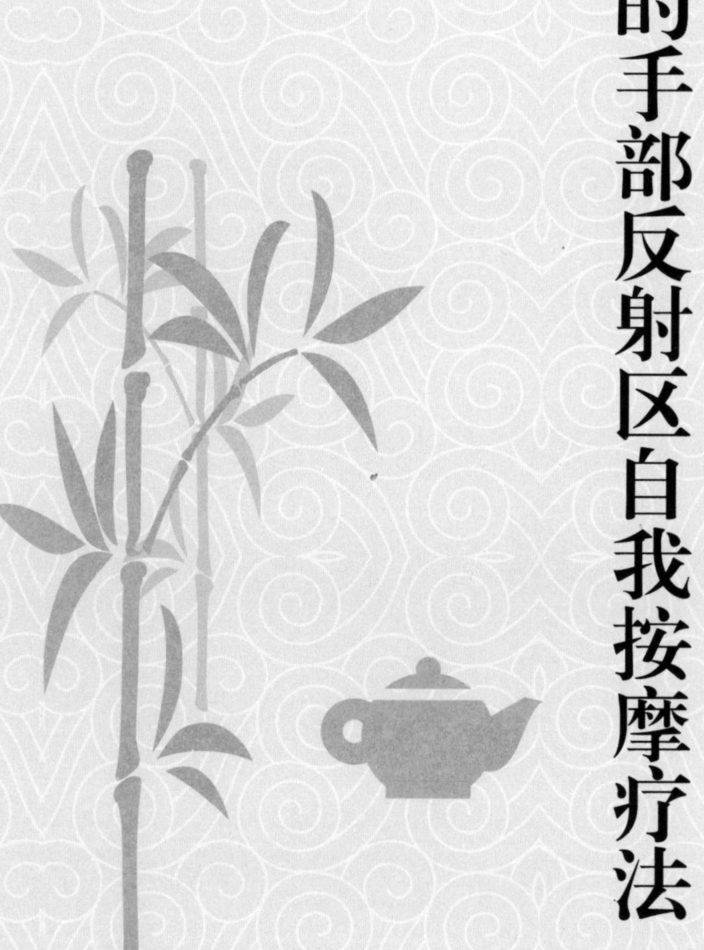

感冒

病因病理分析

感冒又称伤风，是由病毒或细菌引起的急性上呼吸道炎症。一年四季均可发病，但以春冬季及气候骤变时多发。主要临床表现为恶寒（恶风）、发热（体温一般不超过39℃）、鼻塞、流涕、打喷嚏、身重、头痛、咽痛、咳嗽、全身酸痛、乏力、食欲减退等。如在一个时期内广泛流行，症状多类似，称为时行感冒。

本病临床上常见以下三种类型

①风寒证：恶寒重，发热轻，鼻流清涕，咽痒，无汗，咳痰稀白，舌苔薄白，脉浮紧。治宜疏风散寒，宣肺解表。

②风热证：发热较重，微恶风寒，鼻流黄浊涕，咽痛，汗出，咳痰黄稠，舌苔薄黄，脉浮数。治宜疏散风热，清利肺气。

③暑湿证：身热，微恶风，汗少，鼻流浊涕，或口中黏腻，头重，胸闷，泛恶，苔腻，脉濡数。治宜清暑化湿，疏表和里。

对症手疗

按揉大脑、鼻、支气管、肺反射区。风寒证加心反射区；风热证加额窦反射区；暑湿证加肾反射区。

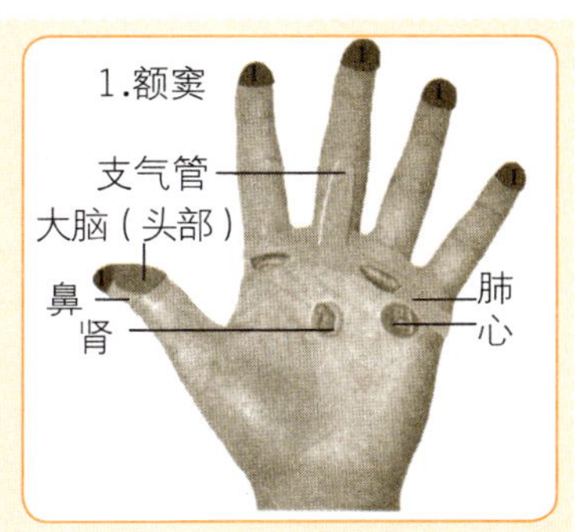

对症手疗

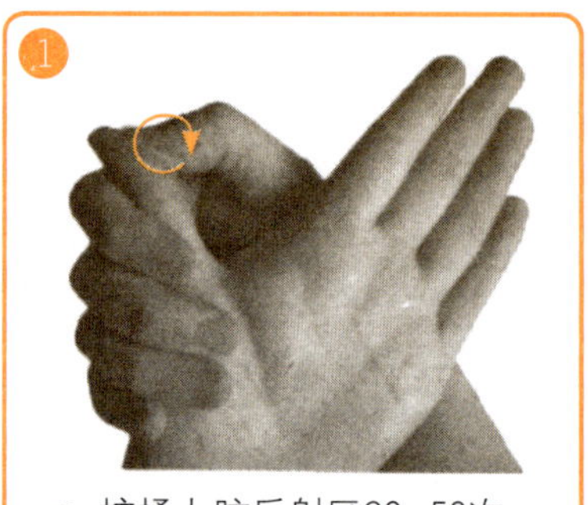
① ● 按揉大脑反射区30~50次

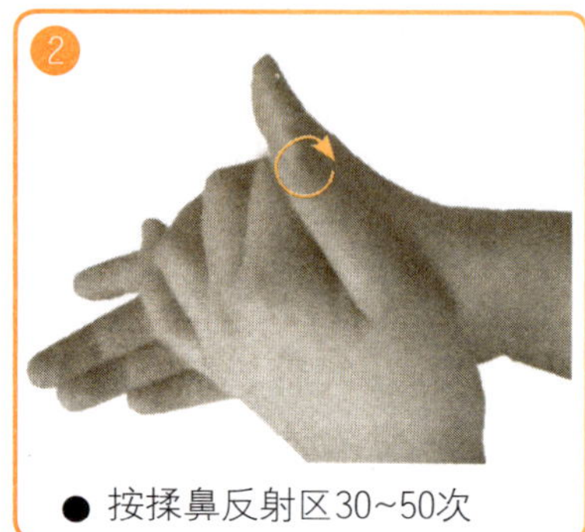
② ● 按揉鼻反射区30~50次

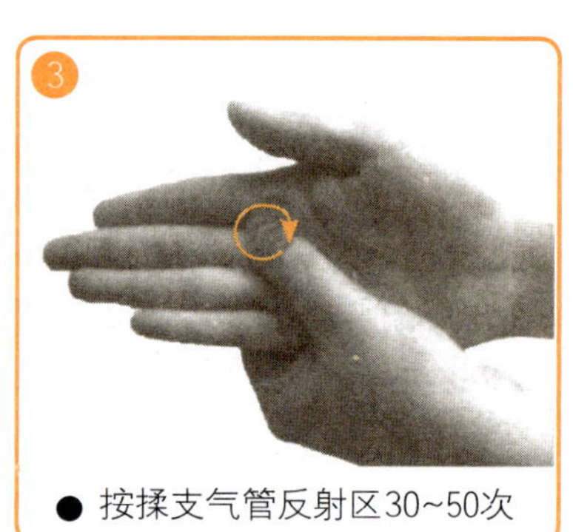
③ ● 按揉支气管反射区30~50次

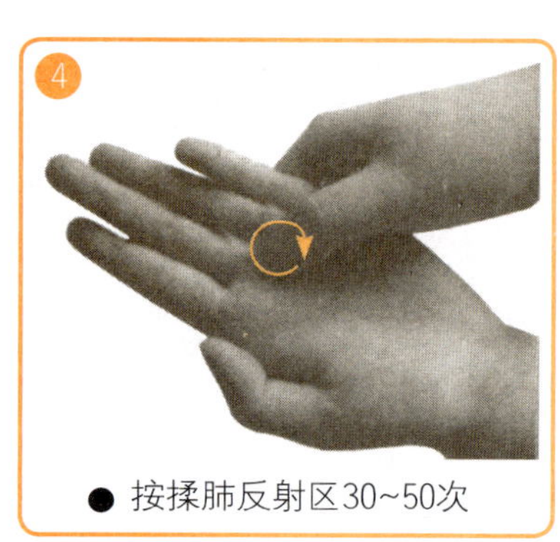
④ ● 按揉肺反射区30~50次

辩证加减

1. 风寒证：　加按揉心反射区30～50次。
2. 风热证：　加按揉额窦反射区30～50次。
3. 暑湿证：　加按揉肾反射区30～50次。

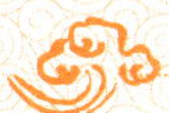

咳　嗽

病因病理分析

本病临床分为外感咳嗽（包括风寒袭肺、风热犯肺、风燥伤肺三个证型）和内伤咳嗽（包括痰湿蕴肺、肝火犯肺两个证型）两种，细分如下。

①风寒袭肺：咳嗽声重，气急，咽痒，咳痰稀薄色白，常伴鼻塞，流清涕，头痛，肢体酸痛，恶寒发热，无汗等。舌苔薄白，脉浮紧。

②风热犯肺：咳嗽频剧，气粗或咳声嘶哑，喉燥咽痛，咯痰不爽，痰黏稠或稠黄，咳时汗出，常伴鼻流黄涕，口渴，头痛，肢体酸楚，恶风，身热等。舌苔薄黄，脉浮数。

③风燥伤肺：干咳，咽痒，咽喉干痛，鼻唇干燥，无痰或痰少而粘连成丝，不易咯出，或痰中带有血丝，口干。舌苔黄，脉数。

④痰湿蕴肺：咳嗽反复发作，咳声重浊，痰多，因痰而咳，痰出咳止，痰黏腻或稠厚成块，色白或带灰色，早晨或食后则咳甚痰多，进甘甜油腻食物加重，胸闷，脘痞呕恶，食少，体倦，大便时溏，舌苔白腻，脉象濡滑。

⑤肝火犯肺：上气咳逆阵作，咳时面赤，咽干，常感痰滞咽喉，咯之难出，量少质黏，或痰如絮条，胸胁胀气，咳时引痛，口干苦，症状可随情绪波动而变化，舌苔薄黄少津，脉象弦数。

对症手疗

按摩鼻、喉、气管、肺、支气管、胸腔呼吸器官反射区。风寒袭肺加胸、大肠反射区；痰湿蕴肺加脾反射区、胃反射区；肝火犯肺加肝反射区。

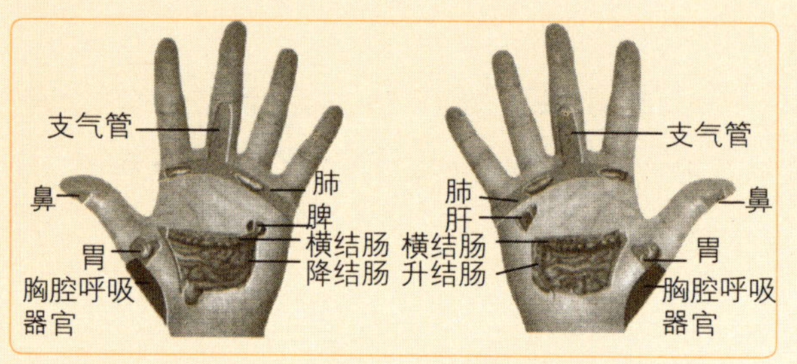

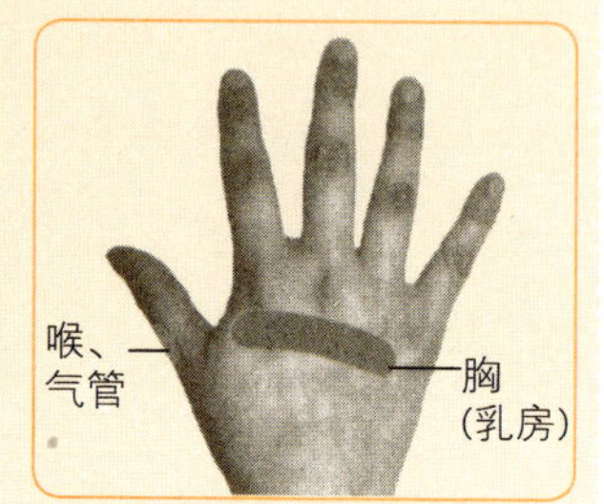

手疗流程

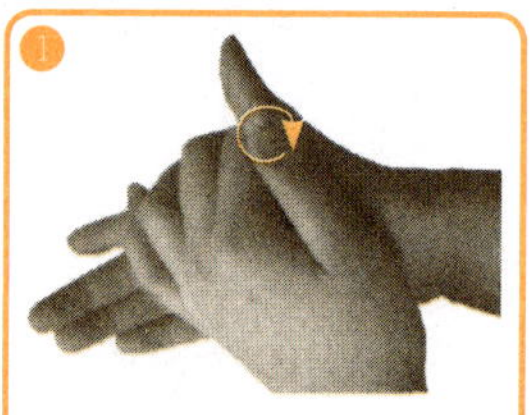

● 按揉鼻反射区1~2分钟

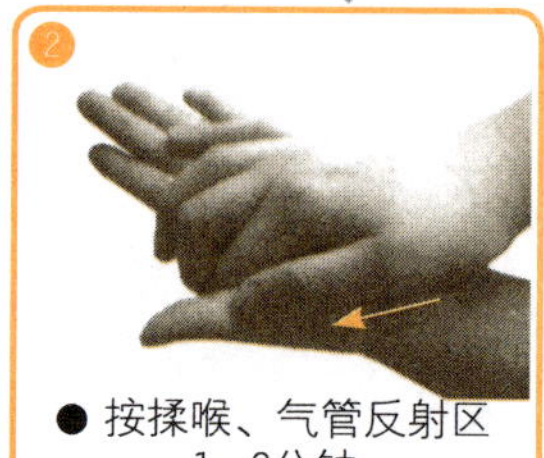

● 按揉喉、气管反射区1~2分钟

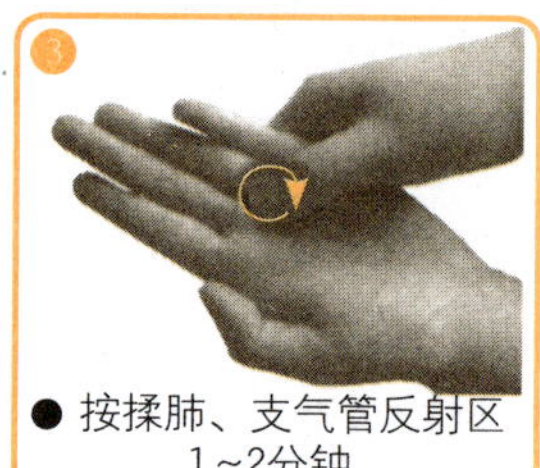

● 按揉肺、支气管反射区1~2分钟

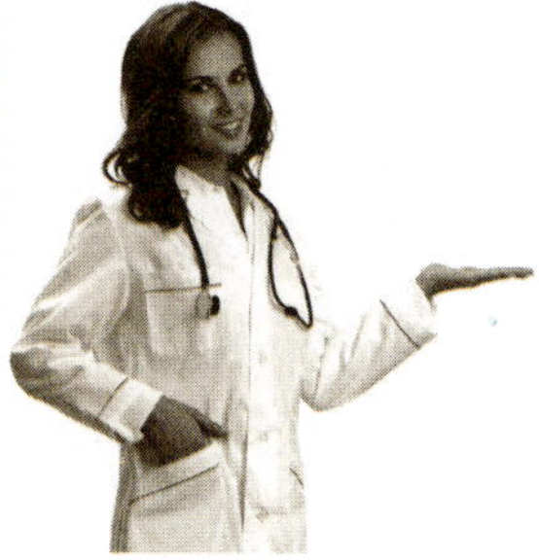

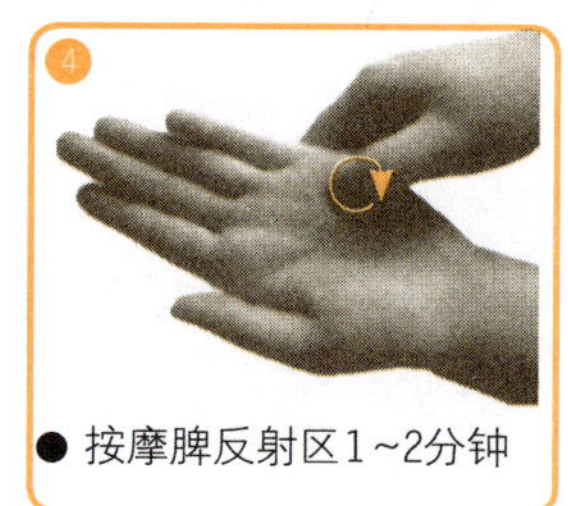

● 按摩脾反射区1~2分钟

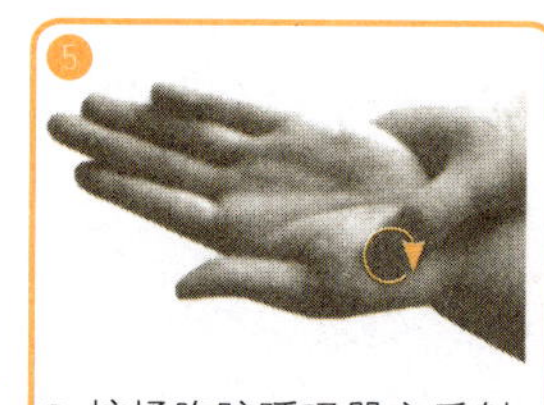

● 按揉胸腔呼吸器官反射区1~2分钟

辩证加减

1. 风寒袭肺：加按揉胸、大肠反射区，各1～2分钟。
2. 痰湿蕴肺：加按揉脾、胃反射区，各1～2分钟。
3. 肝火犯肺：加按揉肝反射区1～2分钟。

哮 喘

病因病理分析

哮为喉中鸣息有声，喘为呼吸气促困难，二者兼有称为哮喘。本病的主要病因是痰饮内伏，平时可不发病，遇某种因素致使痰饮搏击于气道而发病。

本病常见的临床证型有以下几种

①冷哮：呼吸急促，喉中痰鸣，胸痞满闷如塞，咳不甚，痰少、咳吐不爽，面色晦暗，口不渴，喜热饮，天冷或受寒易发，舌苔白滑，脉弦紧，或浮紧。

②热哮：呼吸急促，气粗息涌，喉中痰鸣，胸高胁胀，咳呛阵作，痰黄黏稠，排吐不利，口渴喜饮，口苦，不恶寒，舌质红，苔黄腻，脉滑数或弦滑。

③虚哮：形体消瘦，素体怯寒，气少无力，腰酸肢软，呼吸急促，喉中痰鸣，舌淡苔少，脉象虚弱湿，疏表和里。

对症手疗

按摩鼻、喉、气管、肺、支气管、脾、胸腔呼吸器官反射区。冷哮加摩手掌中心线；热哮加胸（乳房）反射区；虚哮加肾反射区。

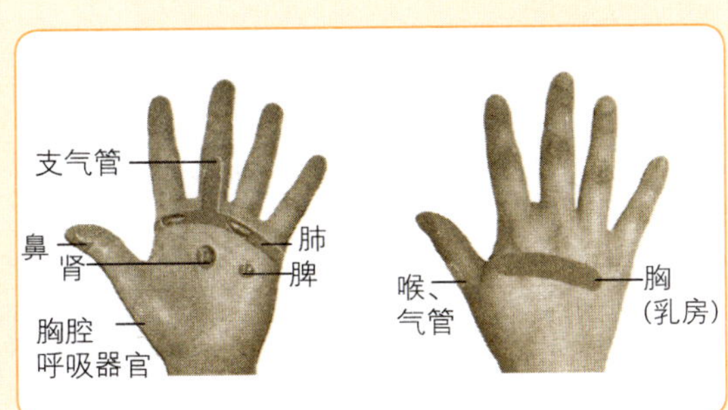

手疗流程

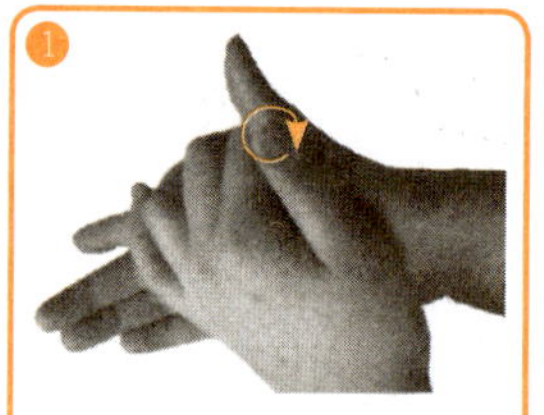

● 按揉鼻反射区1~2分钟

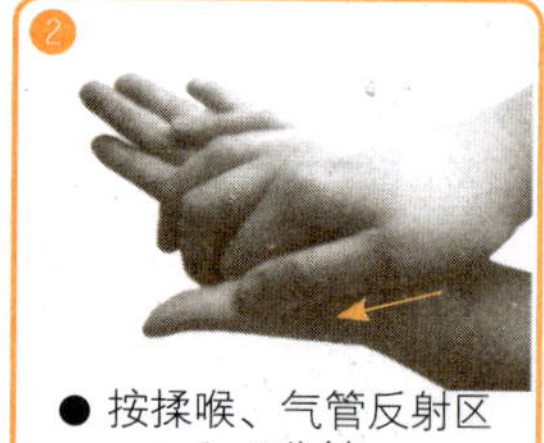

● 按揉喉、气管反射区1~2分钟

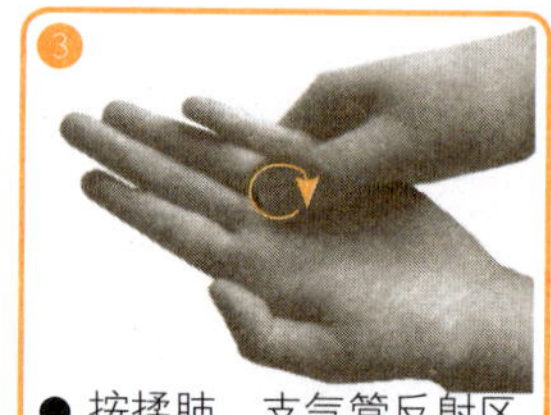

● 按揉肺、支气管反射区1~2分钟

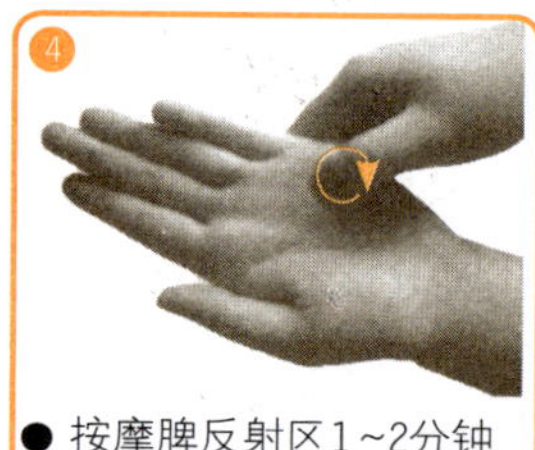

● 按摩脾反射区1~2分钟

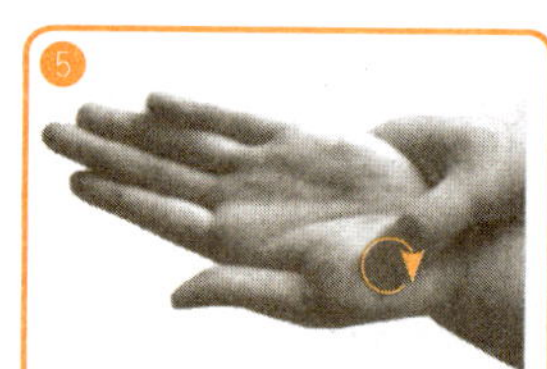

● 按揉胸腔呼吸器官反射区1~2分钟

辩证加减

1. 冷哮：加摩于掌中心线1～2分钟。
2. 热哮：加按揉胸（乳房）反射区1～2分钟。
3. 虚哮：加按揉肾反射区各1～2分钟。

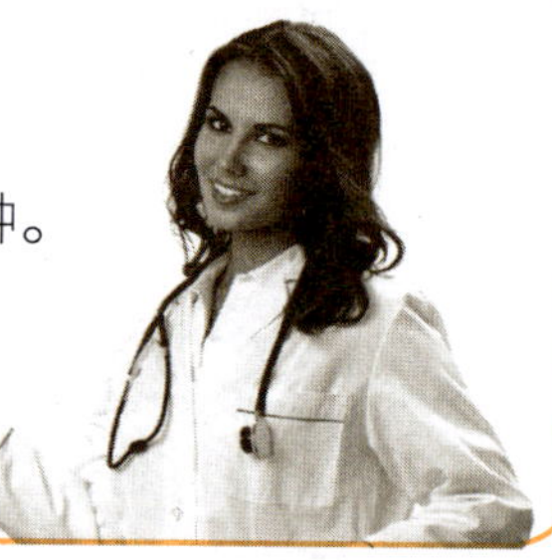

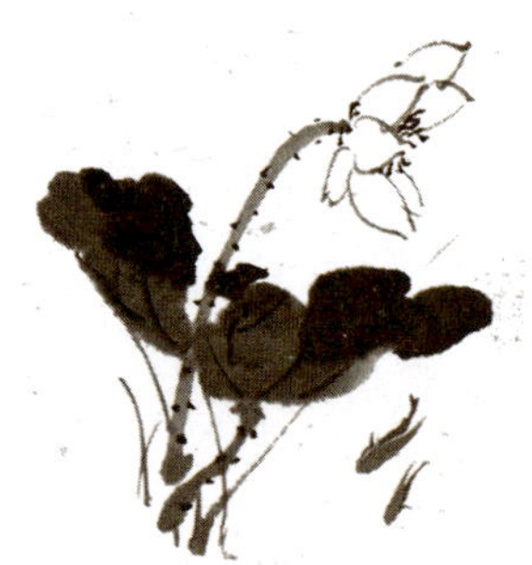

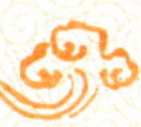

支气管炎

病因病理分析

慢性支气管炎是由于感染或非感染因素引起气管、支气管黏膜及其周围组织的慢性非特异性炎症，其特点是支气管腺体增生、黏液分泌增多。化学气体如氯、氧化氮、二氧化硫等烟雾刺激支气管黏膜，使肺清除功能遭受损害，导致慢性支气管炎；吸烟和呼吸道感染为慢性支气管炎主要的发病因素；过敏因素与慢性支气管炎的发病也有一定关系。

本病的发生与发展，常与外邪的反复侵袭、肺脾肾三脏功能失调，致使肺气上逆密切相关。1)外邪侵肺尤其是外感六淫，邪气由口鼻侵入肺系，致使肺气不降而上逆，发为咳嗽、咯痰。其中早期以风寒、风热或风燥为多见，以邪实为主。2)烟毒侵袭，长期吸烟、饮酒、过食辛辣等亦是导致本病的常见原因。尤其是烟毒侵袭，每易发为本病。3)急性发作往往由外邪（如风寒、风热）引动痰饮而致咳喘加剧；而脾肺气虚又是招致外邪入侵的内在因素。故临床每常表现为反复的外感及咳喘的急性发作。病情经久不愈，常由脾肺损及于肾，致肾气亏虚，摄纳无权，故病情重者常伴有气喘不能平卧、动则尤甚等，肾不纳气之候。

看手诊病

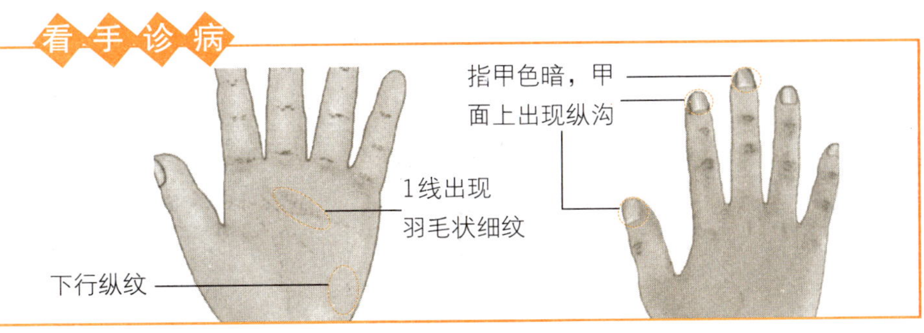

对症手疗

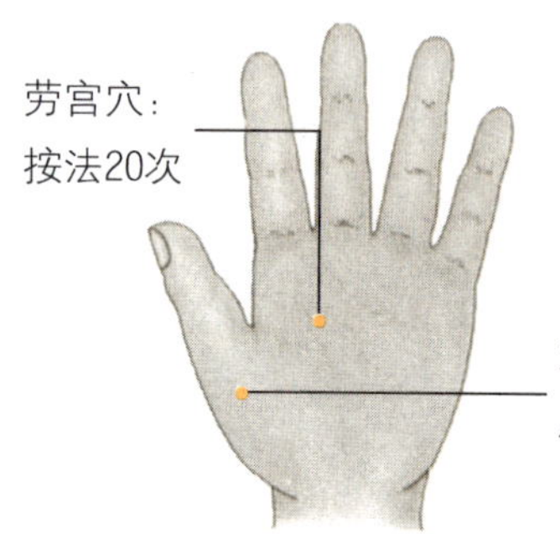

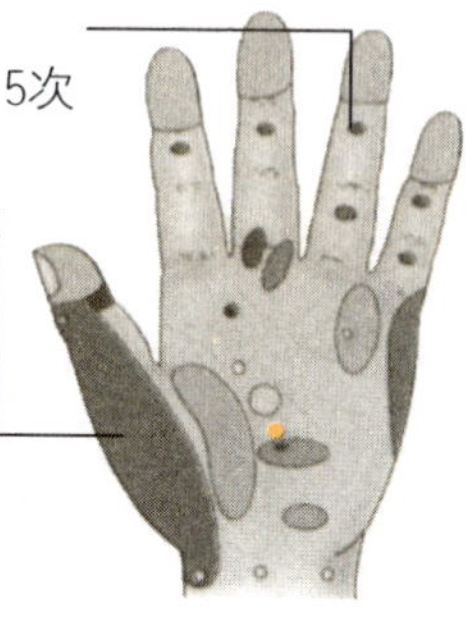

手疗流程

手疗部位	步骤	选穴	方法
手心	第一步	劳宫穴	按法20次
	第二步	鱼际穴	摩法15次
	第三步	肺穴	掐法15次
	第四步	胸腔呼吸器官区	摩法15次

对症食疗

无花果糖水

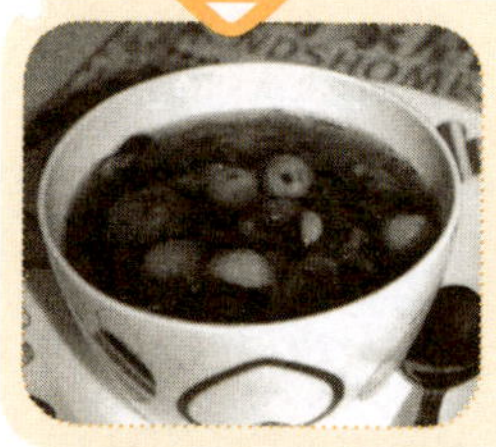

材料：无花果30克、枸杞少许、冰糖适量。

步骤：将无花果、枸杞洗净。无花果与枸杞加水一起放入沙煲内，再加入冰糖煮沸即可。

川贝梨子饮

材料：川贝10克，梨子1个，冰糖适量。

步骤：将川贝冲洗净；梨子去皮、核，切成块。川贝、梨子下入锅中，加适量的水和冰糖，煮开后再煲10分钟即可。

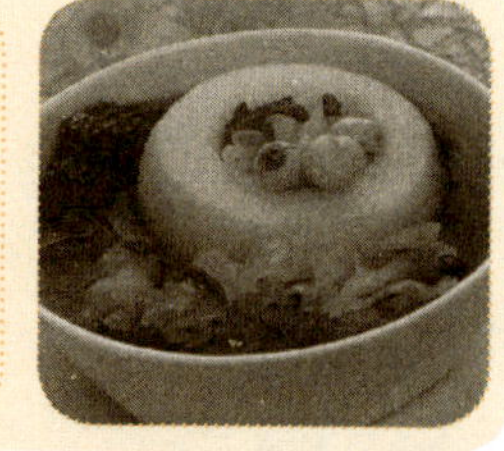

咽喉炎

病因病理分析

咽喉炎是由痛菌引起的一种疾病，属耳鼻喉科的常见疾病。可分为急性咽喉炎和慢性咽喉炎两种，咽部黏膜和淋巴组织的炎性病变为慢性咽炎。

咽喉炎常由受凉、劳累等诱发，因细菌、病毒侵犯咽喉部的黏膜而引起。长期吸烟、饮酒、食用辛辣刺激、油煎炸类食物容易引起咽喉炎。鼻炎、支气管炎、鼻窦炎、牙龈炎等疾病治疗不力都可能造成慢性咽喉炎。贫血、便秘、下呼吸道慢性炎症、心血管疾病等也可继发本病。

本病常见临床病因为：1)肺阴虚损。风热喉痹反复发作或温热病后余邪不清，耗伤阴液；或因粉尘、浊气长期刺激以及嗜好烟酒辛辣，使肺阴受伤，咽喉失养而致病。2)肝肾阴虚。久病不愈，色欲无度，下利泄泻日久，均可耗伤肝肾，阴精亏损，虚火上炎，灼伤咽喉则发为喉痹。3)脾胃虚弱。素体虚弱或久病，思虑劳倦过度或饮食不节致脾胃虚弱，清阳不升，咽喉失养，发为喉痹。4)痰瘀困结。喉痹日久，邪毒滞留，痰瘀内生，结聚于咽部而为病。

看手诊病

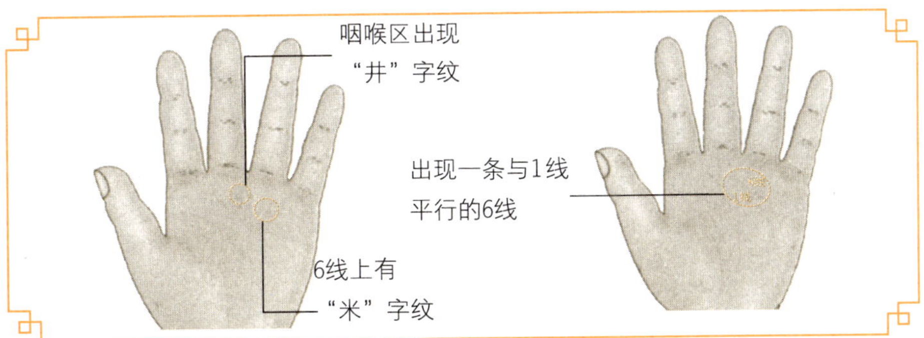

对症手疗

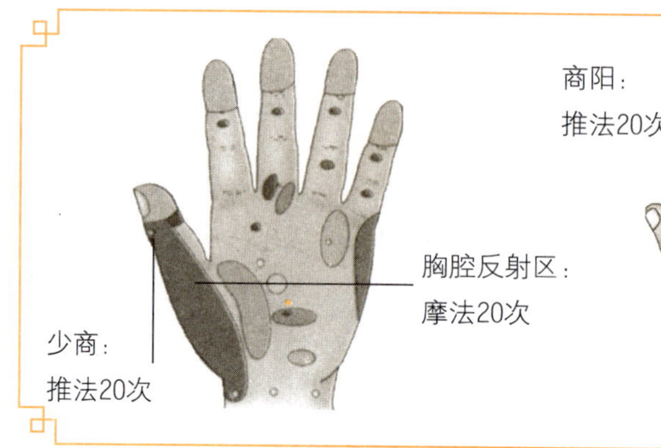

商阳：
推法20次

咽喉点：
点法20次

手疗流程

手疗部位	步骤	选穴	方法
手心	第一步	少　商	推法20次
	第二步	胸腔反射区	摩法20次
手侧	第三步	商　阳	推法20次
	第四步	咽　喉	点法20次

对症食疗

海带汤

材料：海带300克，适量白糖。

步骤：将海带洗净，切丝，用沸水烫一下捞出，加适量白糖腌3日，可佐餐食用。

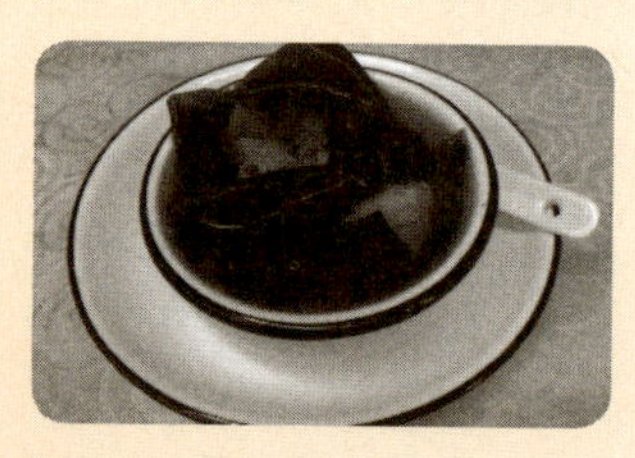

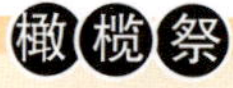

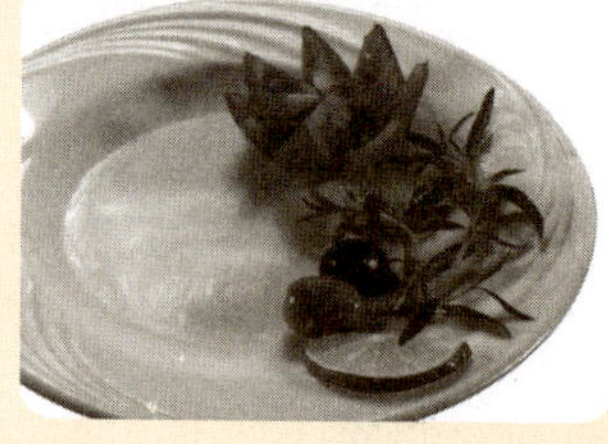

材料：橄榄两枚，绿茶1克。

步骤：先将橄榄连核切成两半，与绿茶一起放入杯中，冲入开水加盖闷5分钟后饮用。

肺结核

病因病理分析

结核病是由结核杆菌引起的一种慢性传染病。其传染途径主要是由口、鼻经呼吸道侵入，故多以肺部直接感染常见。正常人靠先天性免疫可抑制结核菌繁殖，获得免疫。如果机体免疫力低下或侵入的细菌量多，毒性强，则可形成结核病灶，导致肺结核。

肺结核是由结核杆菌引起的一种呼吸道传染病。多数患者是通过呼吸道感染的。结核杆菌在阴暗潮湿的环境中可以存活几个月。当患有活动期肺结核的病人吐痰后，结核菌就可随干了的痰迹飞散到四周，随时都可以感染健康人。

肺结核的病因有内因和外因两方面：外因为感染痨虫，侵袭肺系；内因则为正气虚弱，气血不足，阴精耗损，成为痨虫入侵的发病条件。内因和外因可以互为因果，痨虫是发病的因素，正虚是发病的基础。

看手诊病

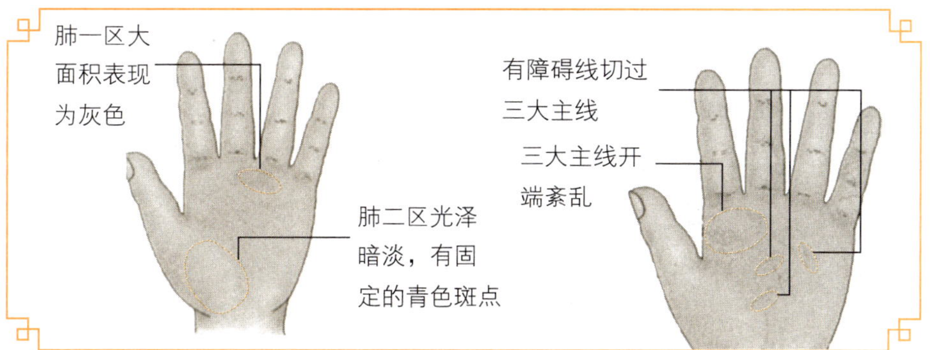

对症手疗

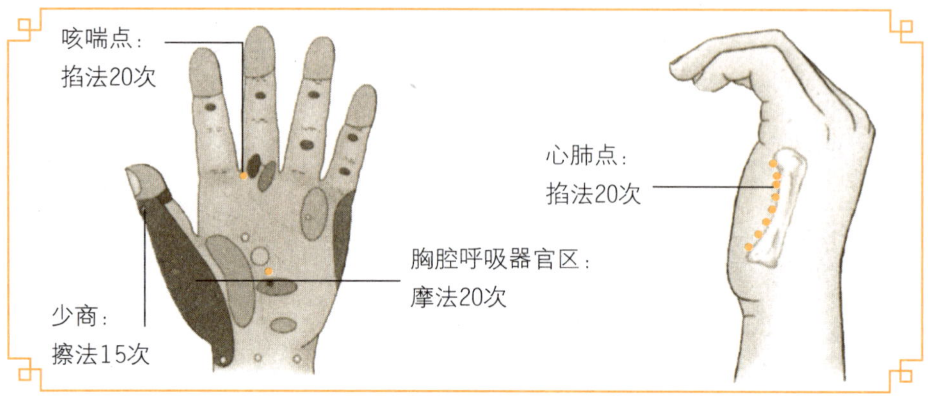

手疗流程

手疗部位	步骤	选穴	方法
手心	第一步	咳喘点	掐法20次
	第二步	少　商	擦法15次
	第三步	胸腔呼吸器官区	摩法20次
手侧	第四步	心肺穴	掐法20次

对症食疗

羊髓生地羹

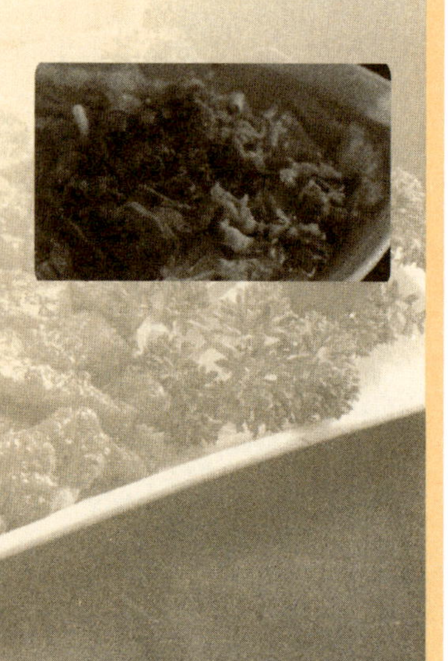

材料：羊脊髓、蜂蜜各50克，黄酒25克，熟羊脂油15克，生地10克，生姜丝、精盐各少许。

步骤：把羊脊髓、生地放入锅内，加水煮汤至熟透，去渣取汁，加入熟羊脂油、生姜丝、黄酒、蜂蜜、精盐等，加热至沸即可。

功效：具有滋阴清热，止咳化痰的功效，可用于治疗肺结核之低热、咳嗽、咳痰等症。

肺炎球菌性肺炎

病因病理分析

肺炎球菌性肺炎是肺炎链球菌引起的急性肺泡性炎症。临床上以突发寒战、高热、胸痛、咳嗽为其特点，以20～40岁的青壮年患病较多，冬春季发病率较高。

机体免疫功能正常时，肺炎链球菌是寄居在口腔及鼻咽部的一种正常菌群，其带菌率常随年龄、季节及免疫状态的变化而有差异。当患者受凉、淋雨、疲劳、醉酒、病毒感染等导致机体免疫功能受损时，有毒力的肺炎链球菌入侵人体则会致病。

按其临床表现，可分为以下四型：1)邪犯肺卫型：症见恶寒高热、咳嗽气急、痰少或无、口干烦渴，脉浮数，舌红、苔薄白或黄。2)痰热壅肺型，症见寒战高热或但热不寒，咳嗽气急，大便密结，小便黄赤。3)气阴两伤型，症见低热或午后潮热，咳嗽痰不易出，舌红苔薄黄，脉细数。4)阳气虚脱型：症见突然高热下降，面色苍白，大汗淋漓，四肢厥冷，气短，脉微细欲绝。

看手诊病

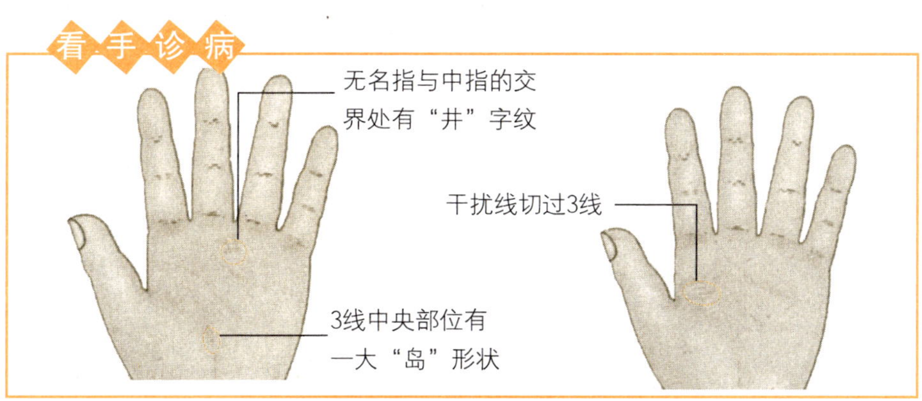

对症手疗

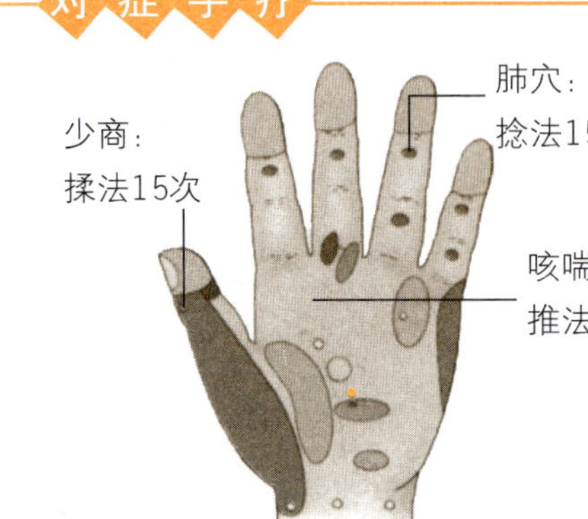

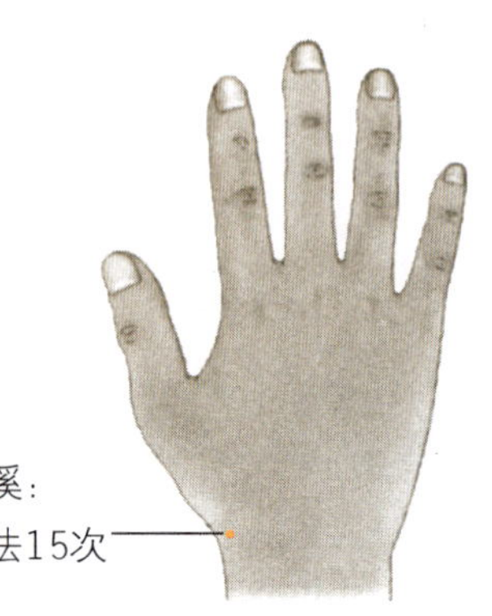

手疗流程

手疗部位	步骤	选穴	方法
手心	第一步	肺　穴	捻法15次
	第二步	咳喘点	推法20次
	第三步	少　商	推法15次
手背	第四步	阳　溪	推法15次

对症食疗

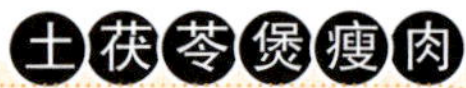

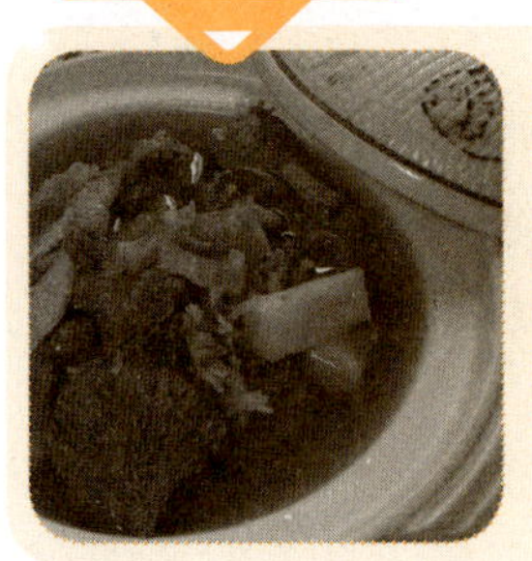

材料： 瘦猪肉450克，山药30克，土茯苓20克，盐适量。

步骤： 瘦猪肉滚烫后切成小块。全部材料入沙锅加1000毫升水，煮开后再用小火煲3小时，加盐调味起锅。

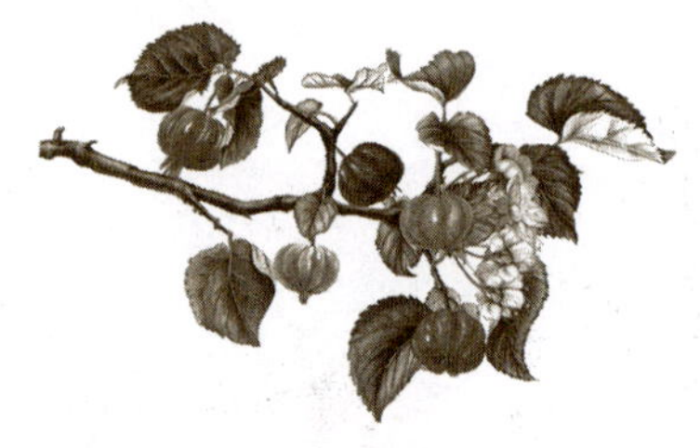

高血压

病因病理分析

高血压病是指在静息状态下动脉收缩压和（或）舒张压增高（≥140／90mmHg），常伴有脂肪和糖代谢紊乱以及心、脑、肾和视网膜等器官功能性或器质性改变，以器官重塑为特征的全身性疾病。

其病因病机主要是由于情志失调、饮食不节、劳逸过度、禀赋不足与体质偏盛偏衰等因素，导致人体脏腑阴阳失衡，气血失调，气机升降失常，风火内生，痰淤交阻而发病。病位主要在肝、肾，其次是心、脾。肝、肾阴阳失调是本病的病机重点，而其病机要点可概括为虚（肝肾阴虚）、火（肝火、肝阳）、风（肝风）、痰（痰湿）、气（气逆、气滞）、血（血淤）等六个方面。

看手诊病

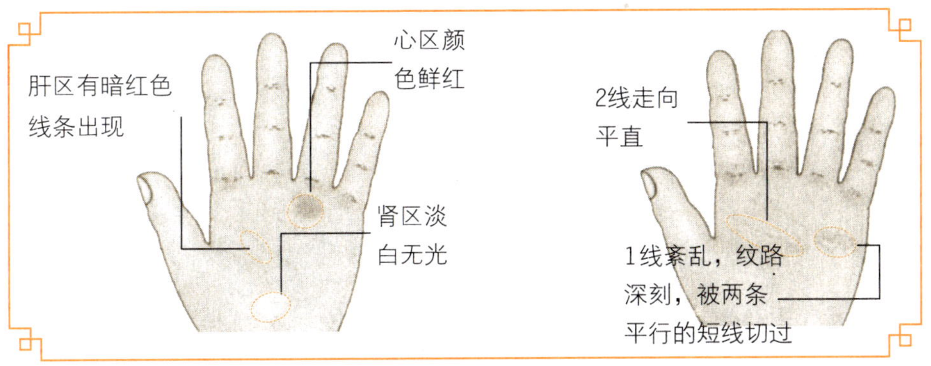

看手诊病

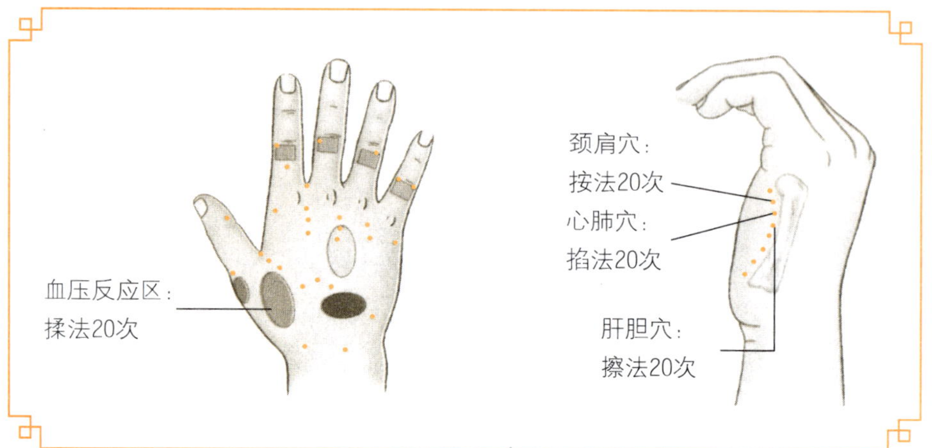

手疗流程

手疗部位	步骤	选穴	方法
手背	第一步	血压反应区	揉法20次
手侧	第二步	颈肩穴	按法20次
	第三步	心肺穴	掐法20次
	第四步	肝胆穴	擦法20次

对症食疗

山楂降压汤

材料： 山楂15克，猪瘦肉200克，食用油30毫升，姜5克，葱10克，鸡汤1000毫升。

步骤： 瘦猪肉切片；姜拍松；葱切段。锅内加入食用油，烧至六成熟时，下入姜、葱爆香，加入鸡汤，烧沸后下入猪肉、山楂、盐，用小火炖50分钟即可。

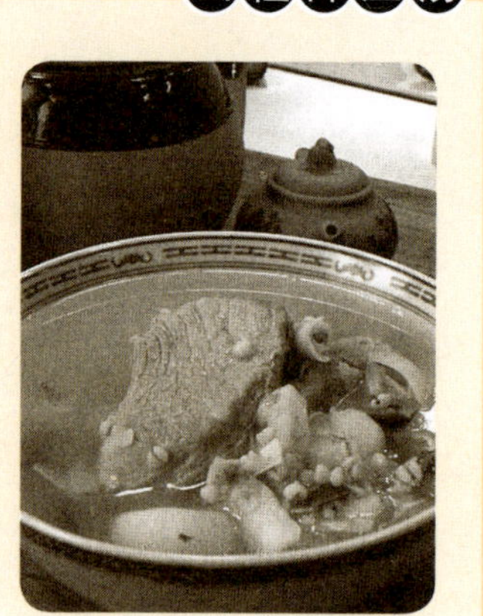

冠心病

病因病理分析

冠心病是一种最常见的心脏病，是指因冠状动脉狭窄、供血不足而引起的心肌功能障碍和（或）器质性病变，故又称缺血性心肌病。本病症状表现为胸腔中央发生一种压榨性疼痛，并可迁延至颈、颌、手臂、后背及胃部，亦可有眩晕、气促、出汗、寒战、恶心及昏厥症状。严重患者可能因为心力衰竭而死亡。

对症手疗

用力摩擦手掌，搓揉于掌心至温热，摩于掌中心线，重点揉按心反射区。若为虚证加脾、肾反射区；若为实证加胸（乳房）、胸腔呼吸器官反射区。

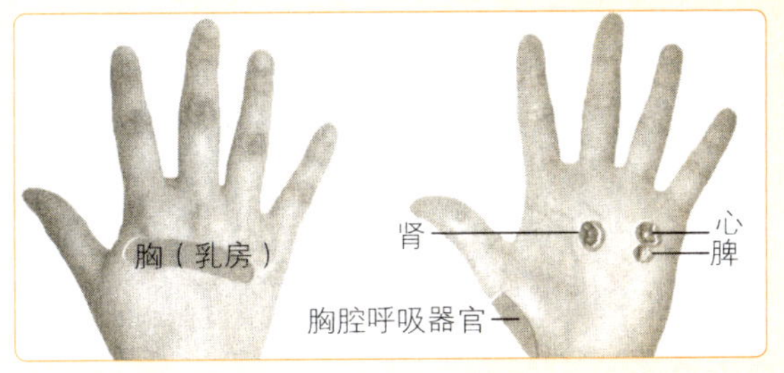

手疗流程

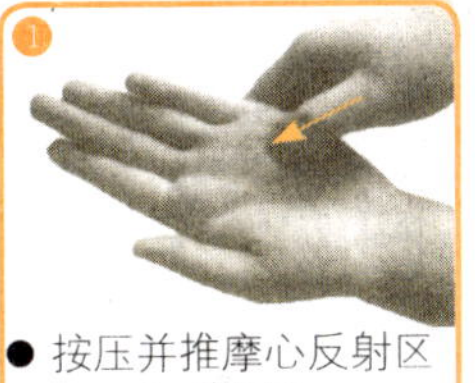

● 按压并推摩心反射区3~5分钟

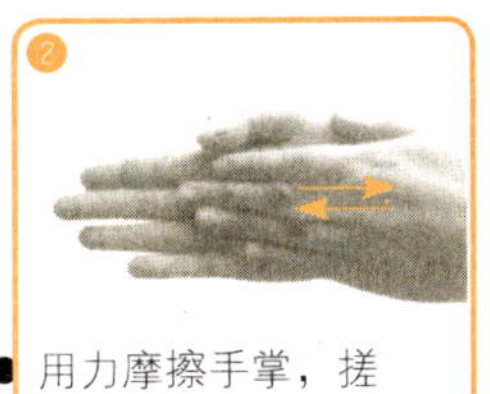

● 用力摩擦手掌，搓揉掌心至温热

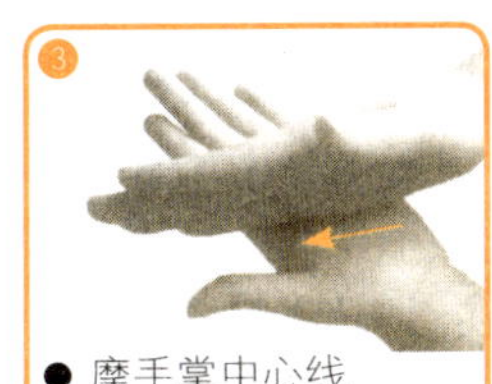

● 摩手掌中心线3~5分钟

辩证加减

① 虚证：加按揉脾、肾反射区3～5分钟。

② 实证：加按揉胸（乳房）、胸腔呼吸器官反射区3～5分钟。

风湿性心脏病

病因病理分析

风湿性心脏病是风湿热后所遗留下的心脏病变，以心脏瓣膜病变为主，又称为“风湿性心瓣膜病”，简称风心病。临床上最常见累及二尖瓣、主动脉瓣，以及二尖瓣与主动脉同时发生病变者。患病初期常常无明显症状，后期则表现为心慌气短、乏力、咳嗽、肢体水肿、咳粉红色泡沫痰，直至心力衰竭而死亡。

本病常见临床分型如下

①心血瘀阻：心悸不安，胸闷不舒，心痛时作，咳嗽甚则咯血，两颧紫红，唇甲青紫，舌质紫暗或有瘀斑。

②气血两虚：心悸气短，头晕乏力，面色无华，睡眠欠佳，舌质淡红，脉细弱。

③心肾阳虚：心悸眩晕，胸脘痞满，咳嗽喘急，甚则不得卧，水肿尿少，手足不温，舌质淡紫，脉沉细而数或结代。

对症手疗

用力摩擦手掌，搓揉手掌心至温热，并按压心反射区。心血瘀阻加按揉胸腔呼吸器官反射区；气血两虚加脾、胃反射区；心肾阳虚加肾反射区。

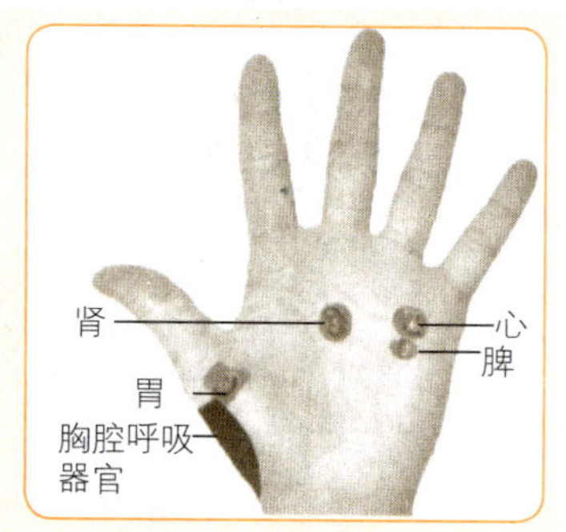

手疗流程

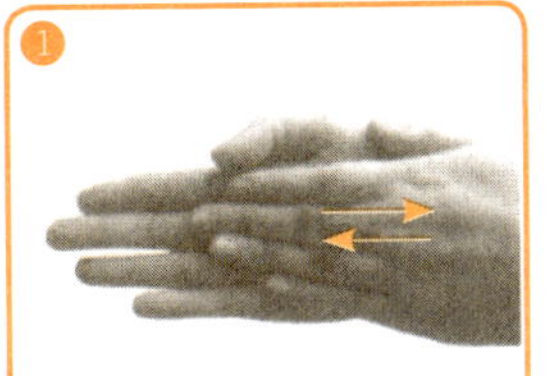
● 用力摩擦手掌，揉搓手掌心至温热

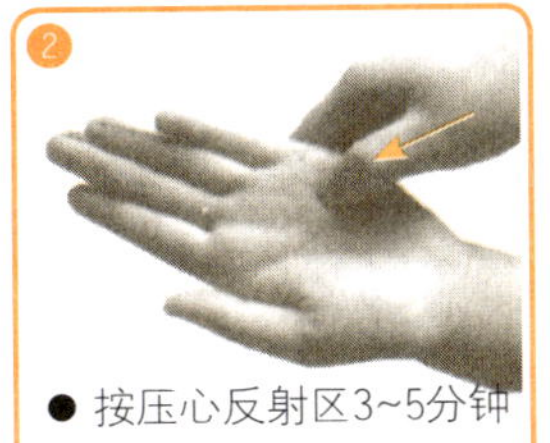
● 按压心反射区3~5分钟

辩证加减

1. 心血瘀阻：加按揉胸腔呼吸器官反射区3~5分钟。
2. 气血两虚：加按揉脾、胃反射区各3~5分钟。
3. 心肾阳虚：按压肾反射区3~5分钟。

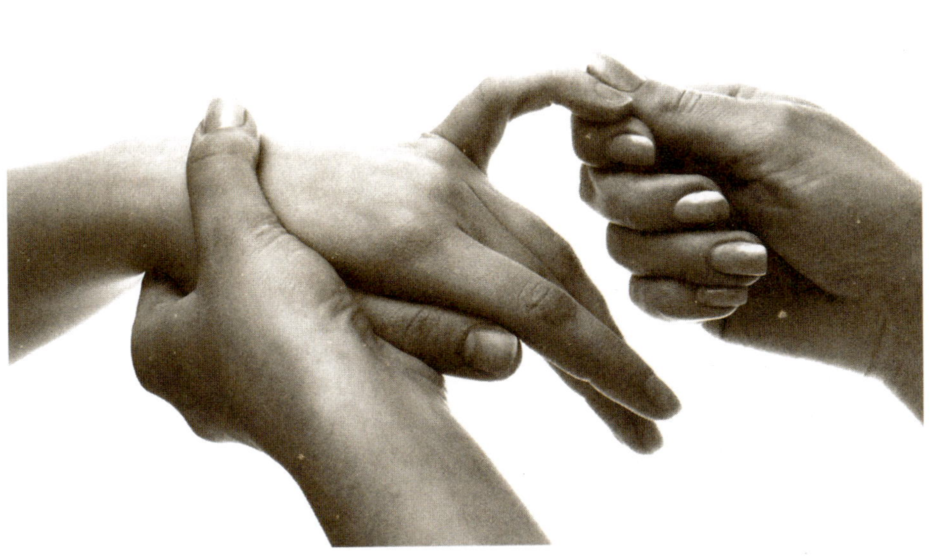

便 秘

病因病理分析

便秘是临床常见症状，虽然不是一种病，但严重影响生活质量。正常人每日大便一次。如每周大便3～4次，排出成形大便，排便时无须过分用力，便后有舒适感，也属正常排便。便秘是指大便排出困难，或排便时间间隔延长。

临床上可分为虚实两类

①实证：大便秘结，坚涩难下，腹胀而痛，伴头痛恶心，小便黄赤，苔黄脉实。

②虚证：大便秘结，头晕目眩，神疲乏力，食欲不振，排便时怒挣乏力，舌淡苔薄，脉细。

对症手疗

按摩肠、肛门、胃、脾、胃脾大肠区、腹腔神经从反射区。实证可加肝、胆反射区；虚证可用力摩擦手掌和掌中心线，搓揉手掌心至温热。

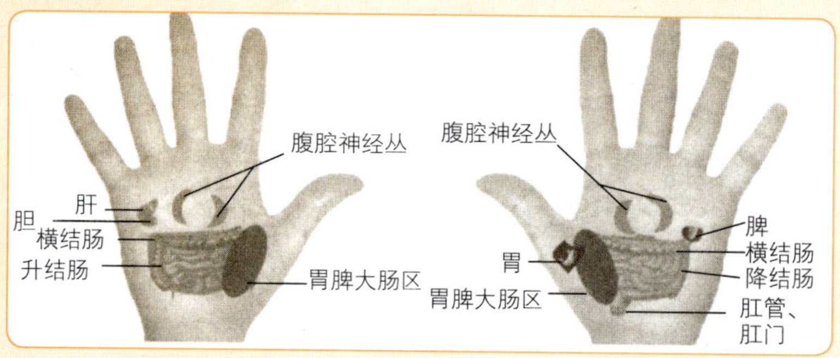

手疗流程

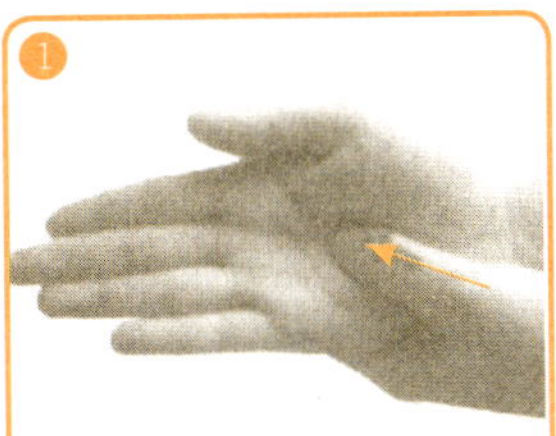

● 摩推肠反射区30~50次

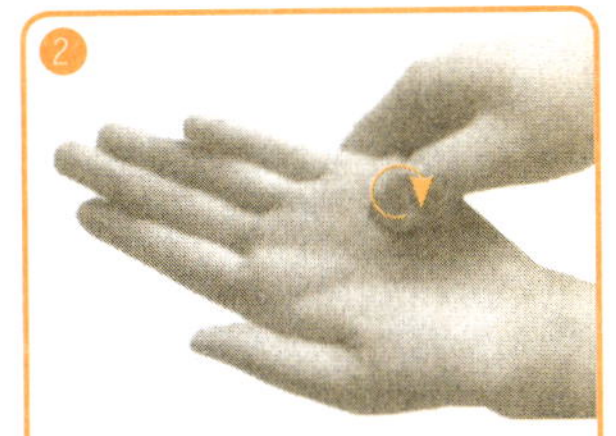

● 按摩脾反射区30~50次

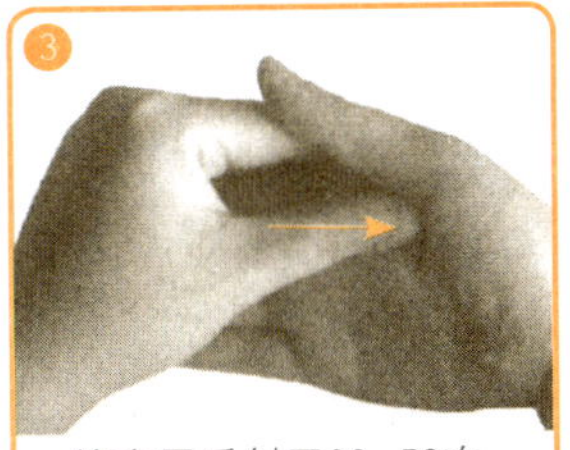

● 按摩胃反射区30~50次

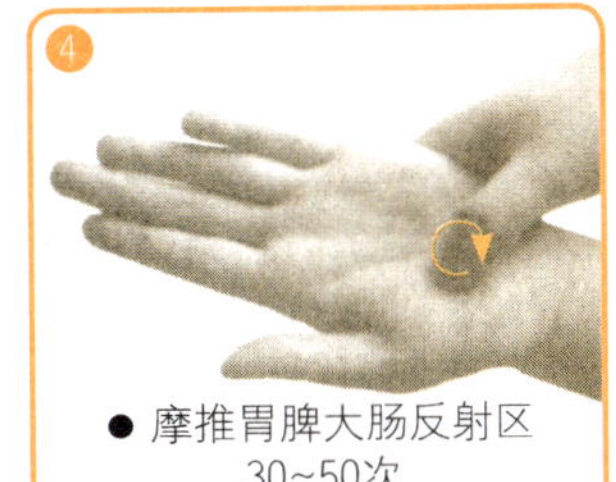

● 摩推胃脾大肠反射区30~50次

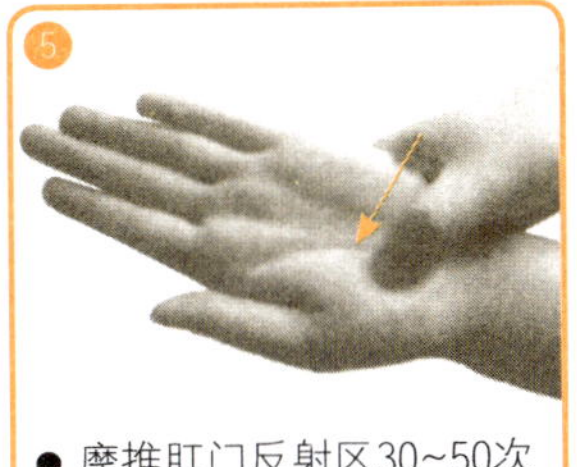

● 摩推肛门反射区30~50次

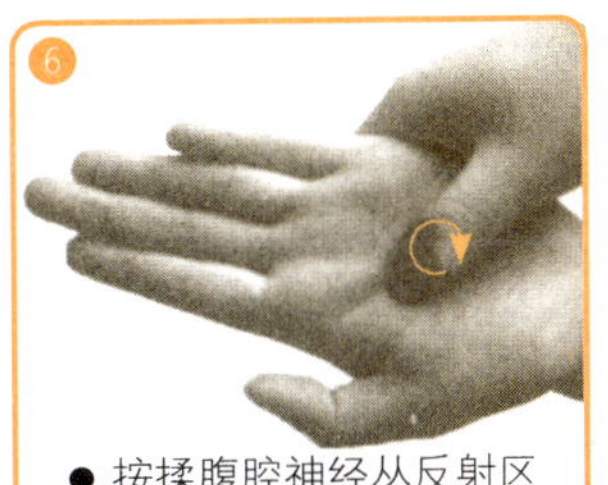

● 按揉腹腔神经丛反射区30~50次

辩证加减

1. 虚证：用力摩擦手掌和掌中心线，搓揉手掌心至温热。
2. 实证：加按揉肝、胆反射区各30～50次。

呃逆

病因病理分析

医学上称打嗝为“呃逆”。打嗝是因为横膈膜痉挛收缩而引起的。其病因病机为寒邪、胃火、食滞、气郁导致胃失和降，胃气上逆动膈；或因胃阴亏虚，下元虚寒致胃气衰败，清气不升，浊气不降，气逆动膈而发生呃逆。其临床表现有虚实两类证候。

本病常见的临床证型有以下几种

①实证：呃声响亮有力，连续发作，形体壮实，胸脘满闷，烦渴，尿黄便结，苔黄腻，脉滑实。

②虚证：呃声低微断续，面色少华，手足不温，舌淡，脉沉细。

对症手疗

按揉横膈膜、腹腔神经丛、肺、胃脾大肠反射区。实证加胸腔呼吸器官反射区；虚证加胃反射区。

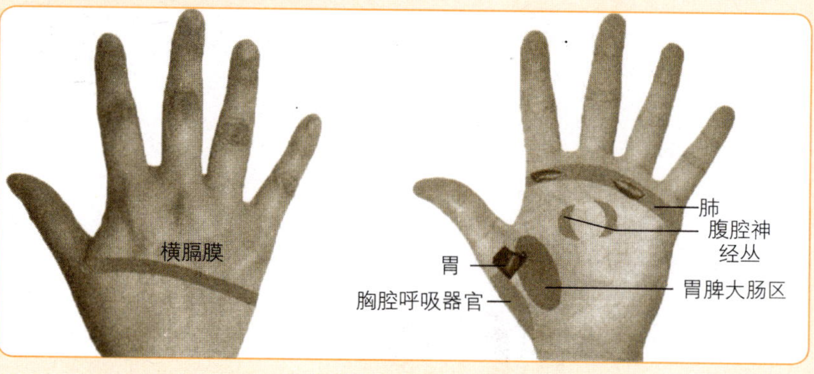

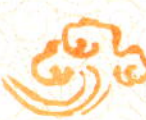

手疗流程

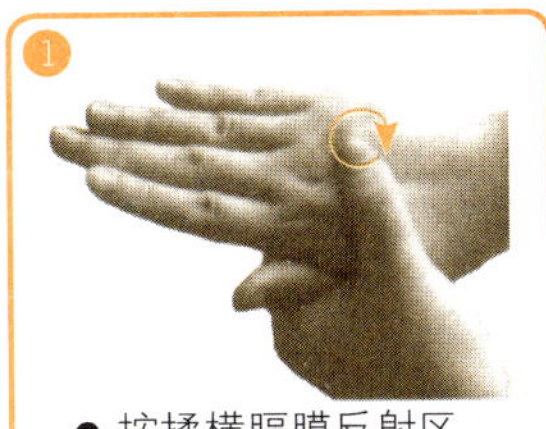

① ● 按揉横膈膜反射区30~50次

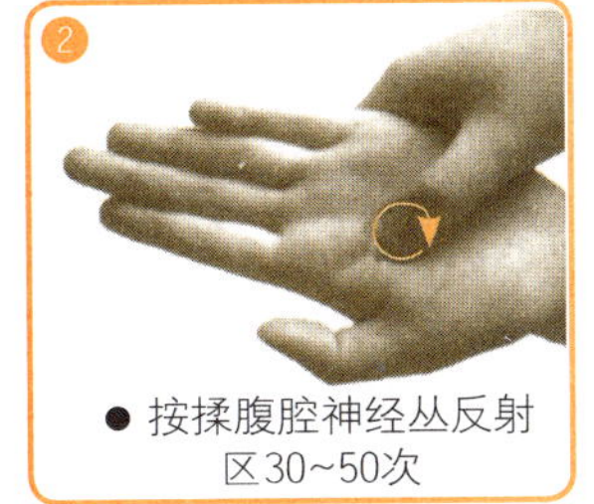

② ● 按揉腹腔神经丛反射区30~50次

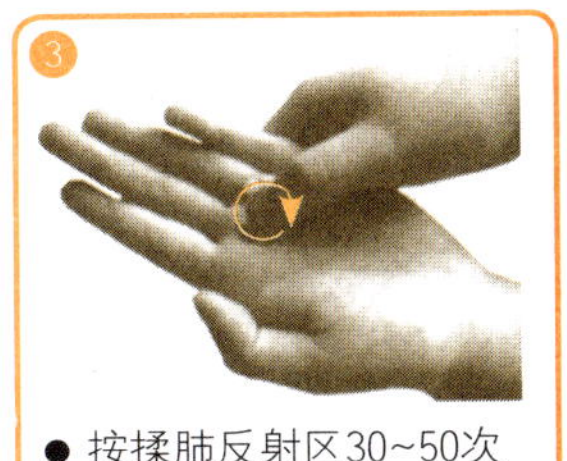

③ ● 按揉肺反射区30~50次

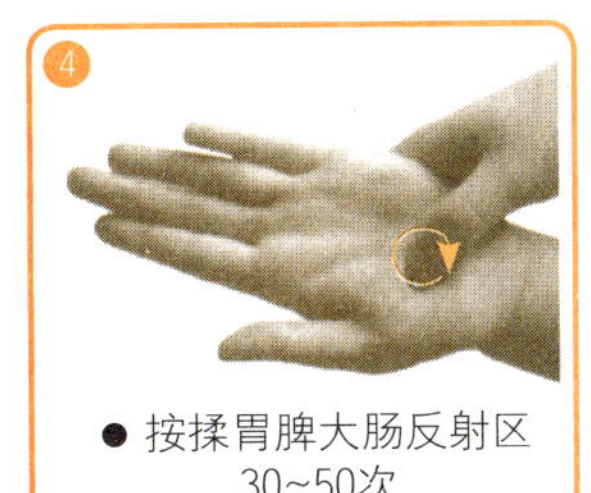

④ ● 按揉胃脾大肠反射区30~50次

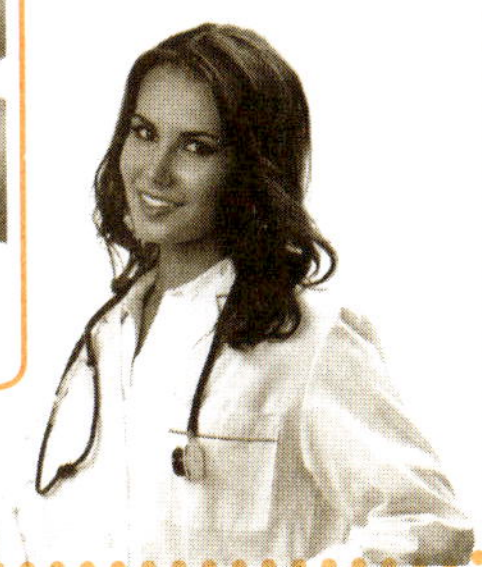

辩证加减

1. 实证：加按揉胸腔呼吸器官反射区30～50次。
2. 虚证：加按摩胃反射区30～50次。

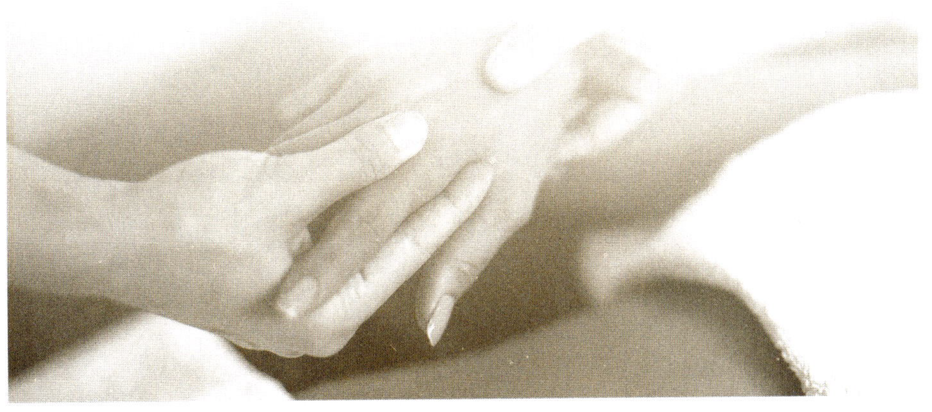

呕 吐

病因病理分析

男女老幼皆可发生本病，是临床常见病、多发病，以呕吐为主症，病有急、慢性之分：证有寒热虚实之辨。本病主要是胃失和降，胃气上逆所致。

对症手疗

推按手掌中心线，按压胃、脾、肠、腹腔神经丛反射区：肝气犯胃加肝、胆、胸腔呼吸器官反射区；若为虚证，用力摩擦手掌，搓揉手掌心至温热，并按揉胃脾大肠反射区。

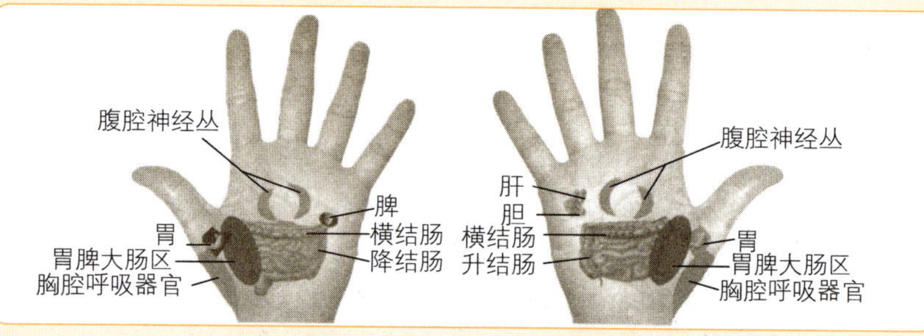

手疗流程

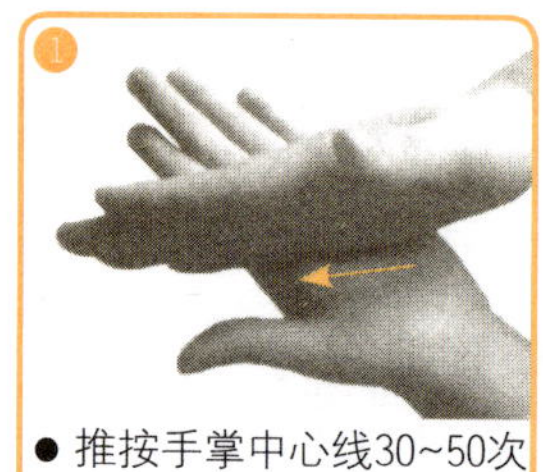

● 推按手掌中心线30~50次

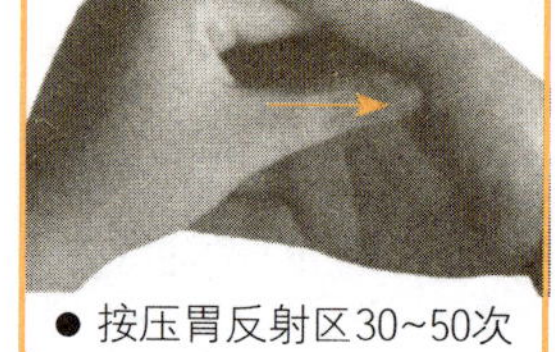

● 按压胃反射区30~50次

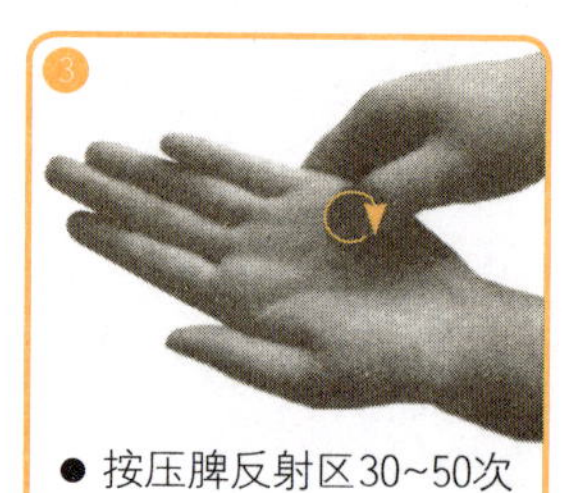

● 按压脾反射区30~50次

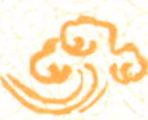

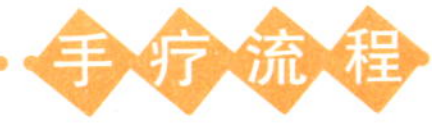

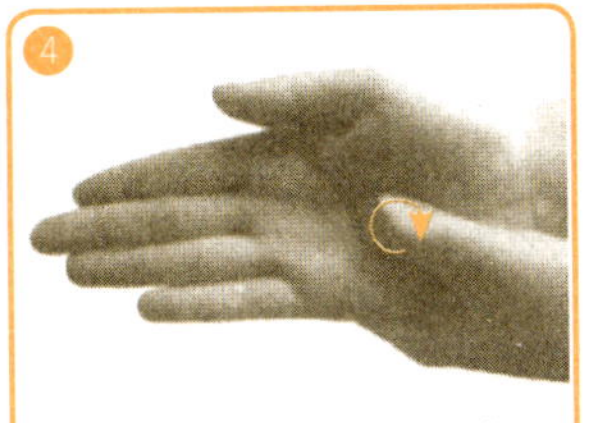

● 按揉肠反射区30~50次

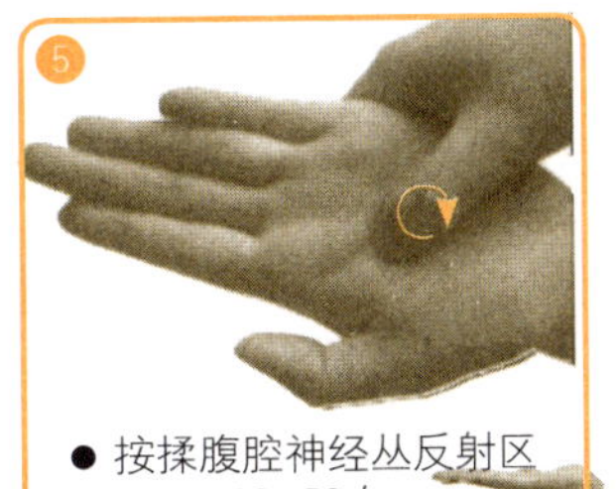

● 按揉腹腔神经丛反射区30~50次

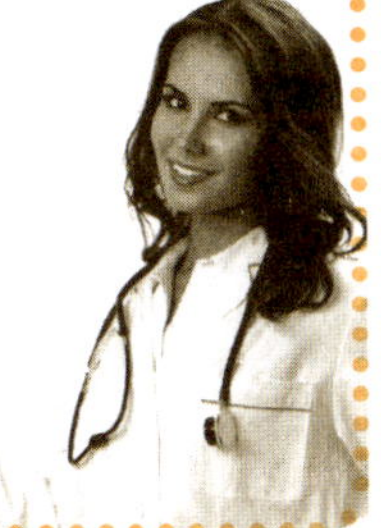

辩证加减

① 实证：加按揉肝、胆、胸腔呼吸器官反射区各30～50次。

② 虚证：用力摩擦手掌，搓揉手掌心至温热、并按揉胃脾大肠反射区30～50次。

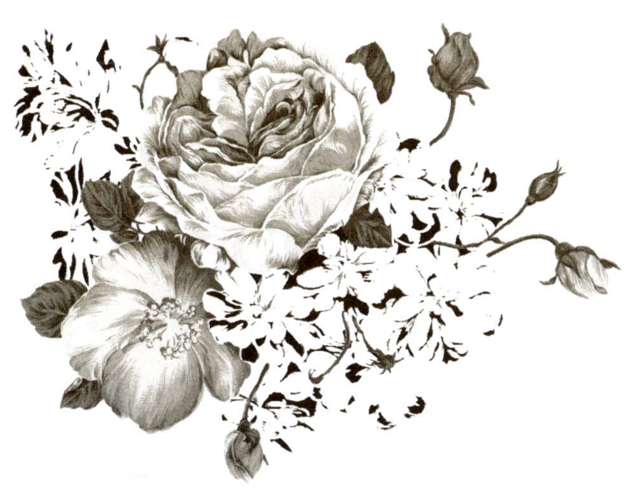

慢性胃炎

病因病理分析

本病主要临床表现为食欲减退、上腹部不适和隐痛、嗳气、泛酸、恶心、呕吐等。病程缓慢，反复发作而难愈。

临床常见脾胃虚弱和肝胃不和两证

①脾胃虚弱：胃脘隐痛，食后腹胀，恶心纳少，舌淡苔白，脉细弱。

②肝胃不和：胃脘胀满，痛连两胁，嗳气，泛酸，每因烦恼郁怒而发作疼痛，苔多薄白，脉弦。

对症手疗

摩擦手掌至掌心温热：推按手掌中心线；按胃、脾、肠、腹腔神经丛反射区。脾胃虚弱加胃脾大肠反射区；肝胃不和加肝、胆反射区。

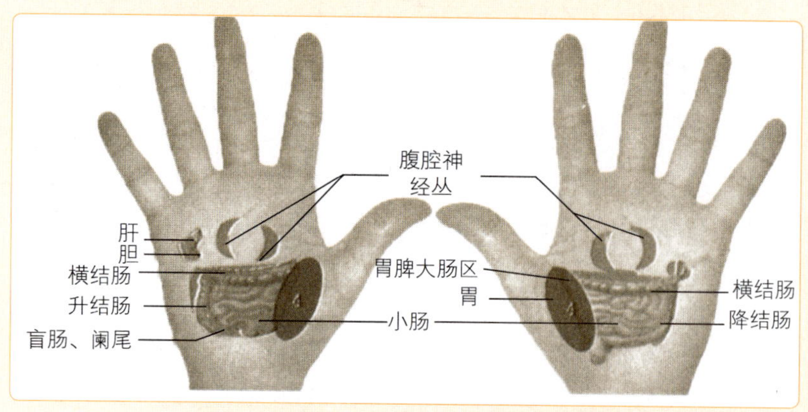

手疗流程

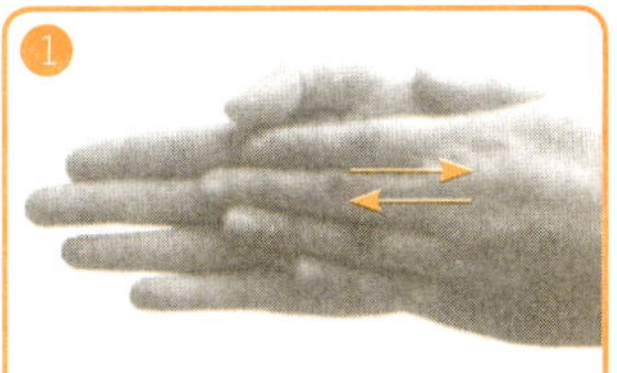

● 用力摩擦手掌，搓揉掌心至温热

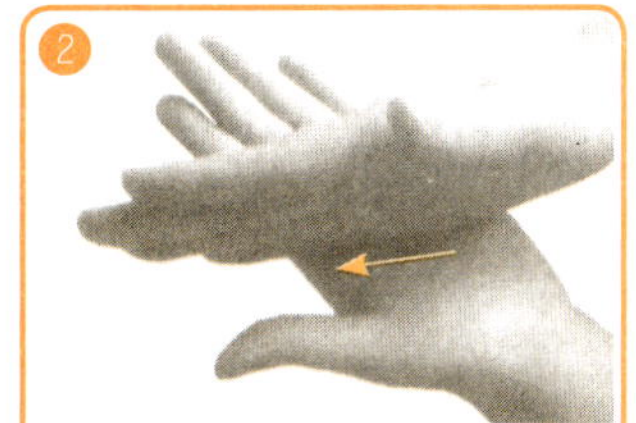

● 推按手掌中心线30~50次

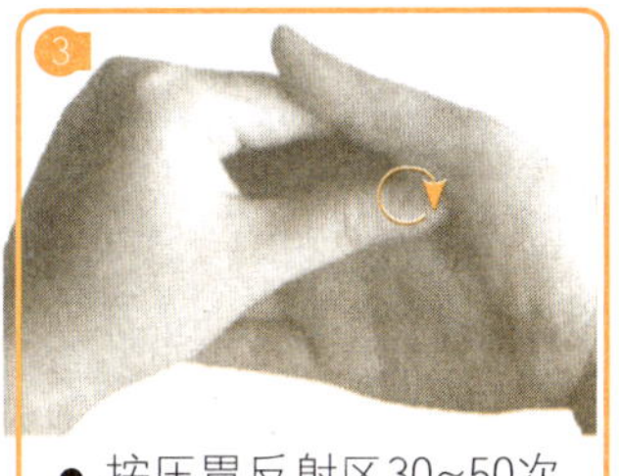

● 按压胃反射区30~50次

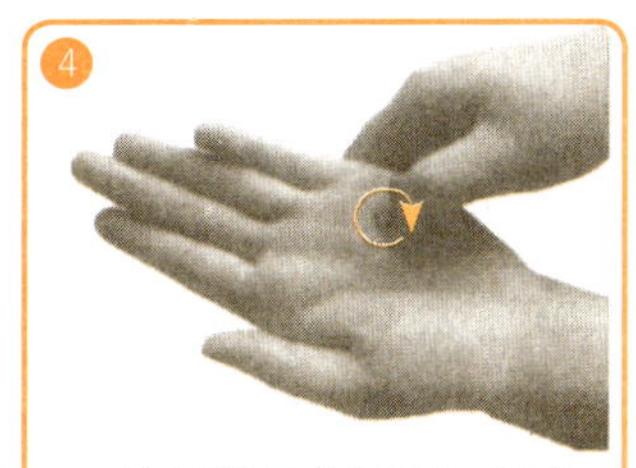

● 按压脾反射区30~50次

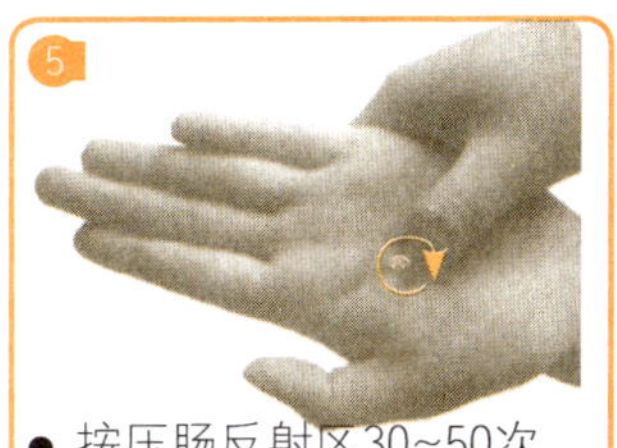

● 按压肠反射区30~50次

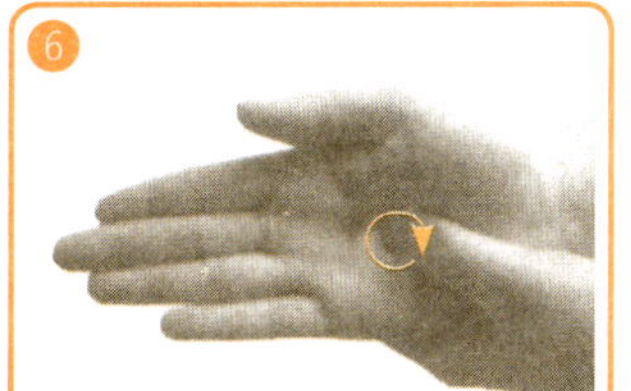

● 按揉腹腔神经丛反射区30~50次

辩证加减

1. 脾胃虚弱：加按揉胃脾大肠反射区30～50次。
2. 肝胃不和：加按揉肝、胆反射区各30～50次。

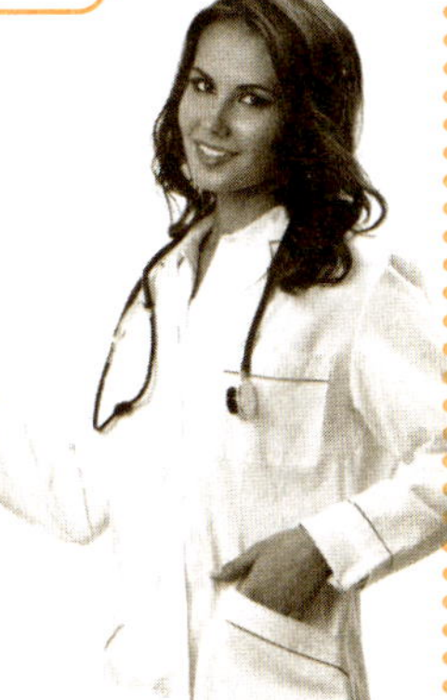

急性胃肠炎

病因病理分析

急性胃肠炎是夏秋季的常见病、多发病，多由于细菌及病毒等感染所致。主要表现为上消化道病状及程度不等的腹泻和腹部不适，随后出现电解质和体液丢失。

临床上根据不同病因分为以下三种类型

①寒湿证：突然呕吐腹泻，大便稀薄如水样，腹痛肠鸣，苔白腻，脉濡缓。

②湿热证：呕吐较剧，腹痛泄泻，粪色黄褐，气味臭秽，肛门灼热，苔黄腻，脉濡数。

③伤食证：呕吐酸腐，肚腹胀痛，大便溏泻，臭如败卵，苔厚腻，脉滑。

对症手疗

点揉胃、肠、肝、胆、腹腔神经丛反射区。寒湿证则用力摩擦手掌，搓揉手掌心、推手掌中心线至温热，并按揉胃脾大肠反射区；湿热证加脾、胃脾大肠反射区；伤食证加胸腔呼吸器官反射区。

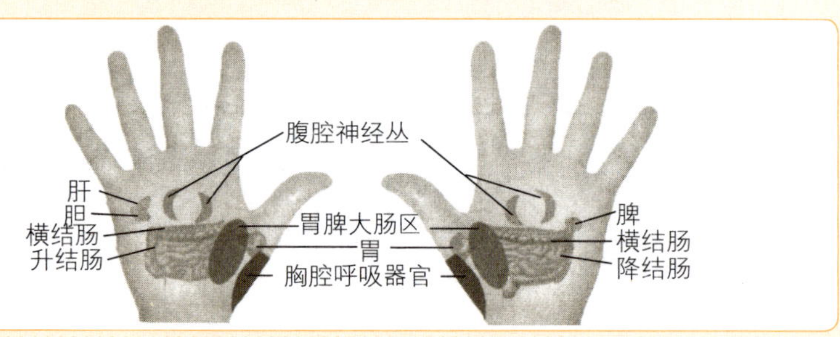

手疗流程

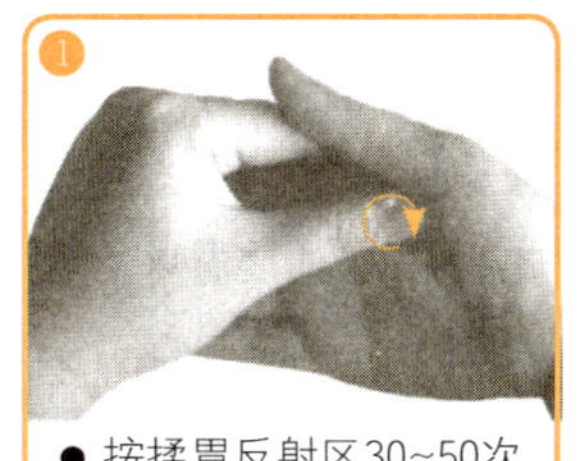

● 按揉胃反射区30~50次

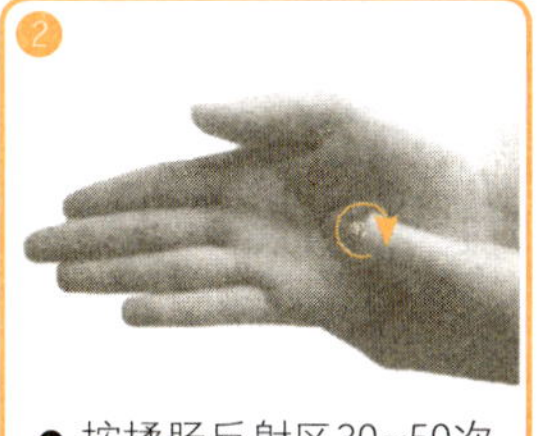

● 按揉肠反射区30~50次

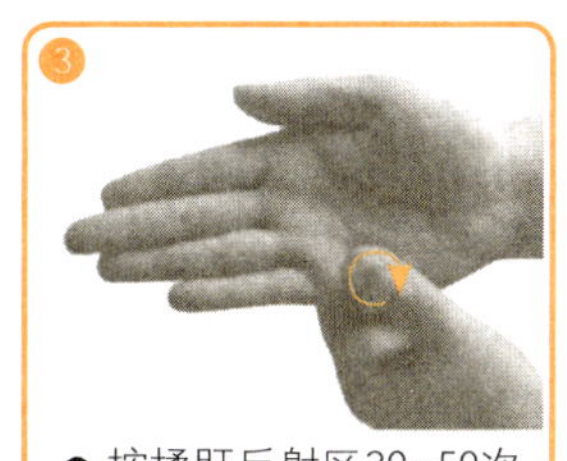

● 按揉肝反射区30~50次

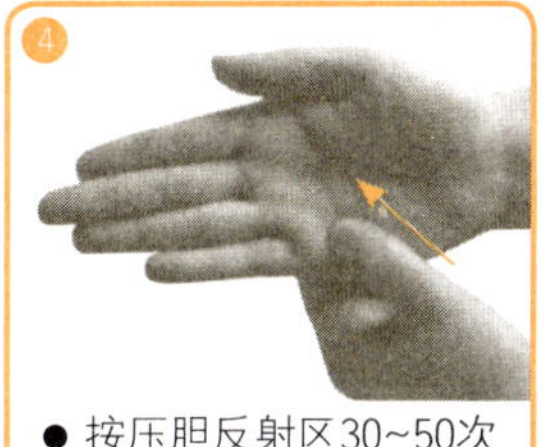

● 按压胆反射区30~50次

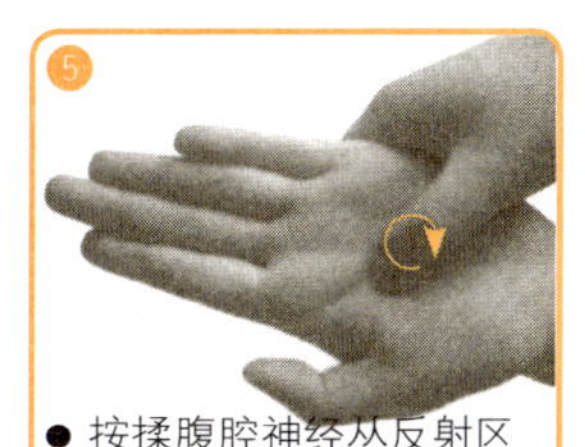

● 按揉腹腔神经丛反射区30~50次

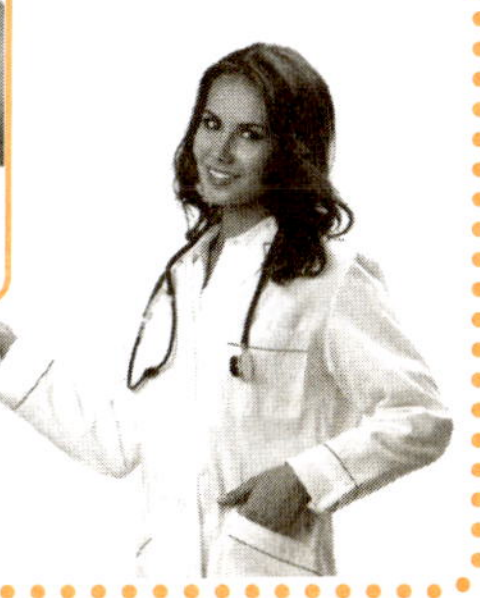

辩证加减

① 寒湿证：用力摩擦手掌，搓揉手掌心、推手掌中心线至温热，并按揉胃脾大肠反射区30～50次。

② 湿热证：加按揉脾、胃脾大肠反射区各30～50次。

③ 伤食证：加按揉胸腔呼吸器官反射区30～50次。

尿路感染

病因病理分析

尿路感染通常是指泌尿系统受细菌的直接侵犯而引起的炎症性病变。此病以大肠杆菌侵犯而感染最为常见，也有副大肠杆菌、变形杆菌、葡萄球菌等。

尿路感染常因劳倦或外感而发。尿路感染可分为上尿路感染和下尿路感染，前者为肾盂肾炎，后者主要为膀胱炎。肾盂肾炎、膀胱炎又有急性和慢性之分。根据有无基础疾病，尿路感染还可分为复杂性尿路感染和非复杂性尿路感染。尿路感染主要与湿热毒邪蕴结膀胱及脏腑功能失调有关。外阴不洁，秽浊之邪入侵膀胱，酿生湿热；饮食不节，损伤脾胃，蕴湿生热；情志不遂，气郁化火或气滞血瘀；年老体弱、禀赋不足、房室失节及久淋不愈引起脾肾亏虚等，均可导致本病的发生。

看手诊病

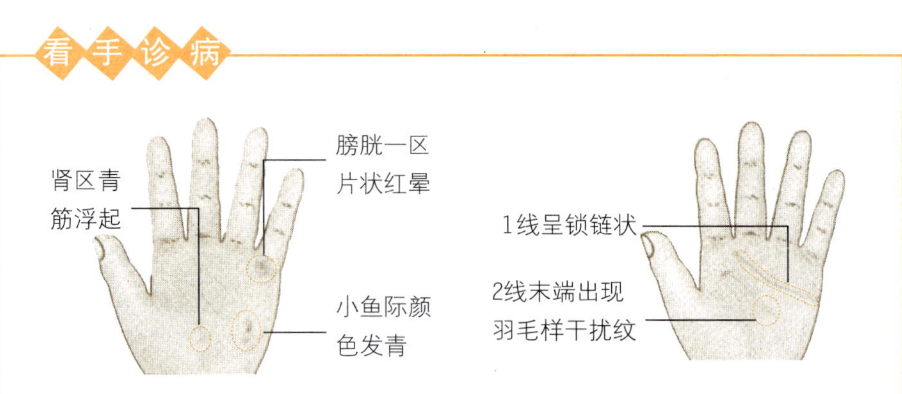

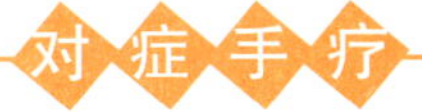

对症手疗

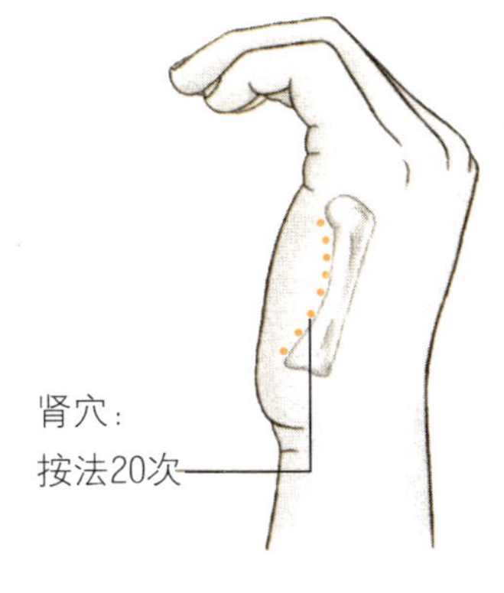

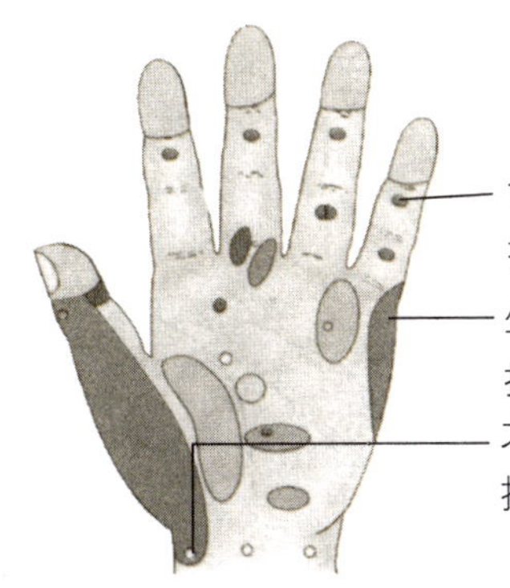

手疗流程

手疗部位	步骤	选穴	方法
手侧	第一步	肾 穴	按法20次
手心	第二步	命 门	按法20次
	第三步	生殖穴	按法20次
	第四步	太 渊	按法20次

对症食疗

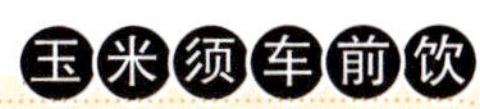

玉米须车前饮

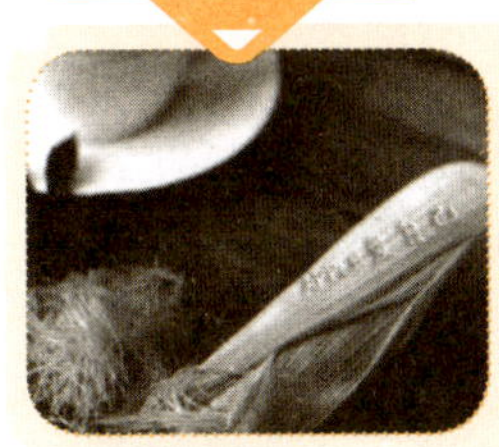

材料： 玉米须50克，车前子15克，生甘草9克。

功效： 用纱布包好车前子，与玉米须、生甘草一起放入沙锅内，加适量清水煎30分钟即可，此为一日剂量，分3次服用。需注意的是孕妇忌服。

绿豆粥

材料： 绿豆50克，粳米50克，白糖适量。

功效： 锅内加适量清水，先把绿豆下锅煮15分钟，再放入粳米继续熬煮到烂，加入白糖即可食用。此为1日剂量，分早晚两次服完。炎夏可放到冰箱内冷饮频食，当日喝完。

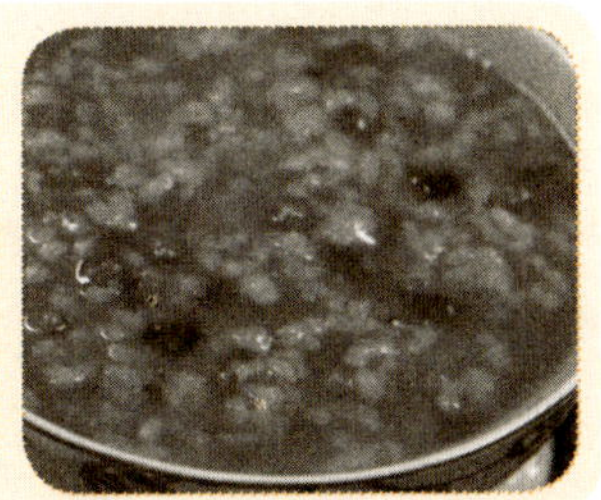

泌尿系结石

病因病理分析

泌尿系结石是泌尿系的常见病。结石可见于肾、膀胱、输尿管和尿道的任何部位。但以肾与输尿管结石为常见。

临床表现因结石所在部位不同而有异。肾与输尿管结石的典型表现为肾绞痛与血尿，在结石引起绞痛发作以前，病人没有任何感觉，由于某种诱因，如剧烈运动、劳动、长途乘车等，突然出现一侧腰部剧烈的绞痛，并向下腹及会阴部放射，伴有腹胀、恶心、呕吐、程度不同的血尿；膀胱结石主要表现是排尿困难和排尿疼痛。尿石症病人的年龄高峰在25~40岁之间，女性有两个高峰，即25~40岁及50~65岁。在中医学的病因病理中，湿热气滞是尿路结石发病的关键。湿热内蕴，砂石阻络，气机不畅。湿热之邪蕴结下焦，化火灼阴，煎熬尿液，日积月累，使尿中杂质凝结成砂石。

看手诊病

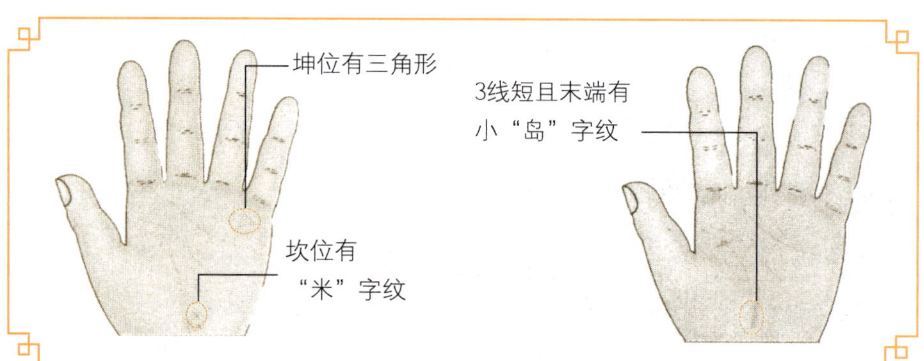

对症手疗

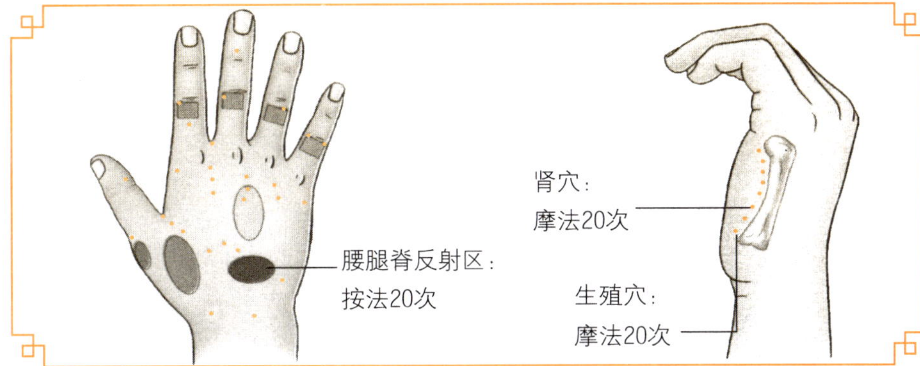

手疗流程

手疗部位	步骤	选穴	方法
手背	第一步	腰腿脊反射区	按法20次
手侧	第二步	肾　穴	摩法20次
	第三步	生殖穴	摩法20次

对症食疗

荸荠三金粥

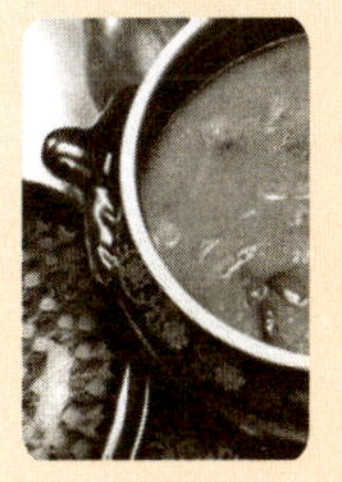

材料： 粳米100克，荸荠150克，金钱草30克，鸡内金20克，海金沙15克。

步骤： 先煎金钱草、海金沙，去渣取汁。荸荠捣烂挤汁，鸡内金研细。荸荠汁、鸡内金粉和粳米加适量水煮粥，半熟时加入药汁，煮到粥成，代早餐服用。

核桃蜂蜜膏

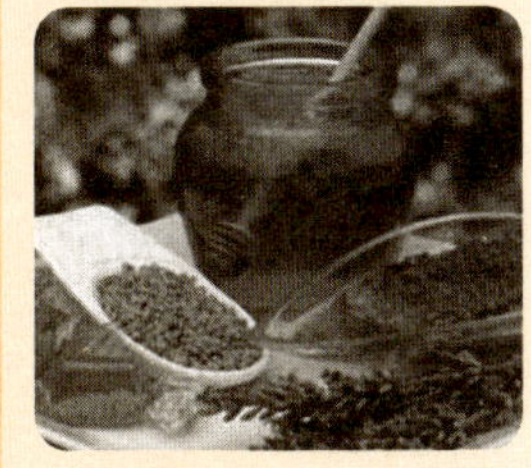

材料： 核桃仁、蜂蜜各500克，琥珀60克。

步骤： 把核桃仁、琥珀磨成细粉，放入蜂蜜调成膏状，放入瓶中备用。每日早晚各服3汤匙，用白开水调服即可。

前列腺炎

病因病理分析

前列腺炎是指前列腺特异性和非特异性感染所致的急慢性炎症，从而引起的全身或局部症状。前列腺炎可分为：1)急性细菌性前列腺炎；2)慢性细菌性前列腺炎；3)慢性非细菌性前列腺炎及前列腺痛。

其症状体征有：1)急性细菌性前列腺炎：发病突然，有寒战和高热，尿频、尿急、尿痛。可发生排尿困难或急性尿潴留。2)慢性细菌性前列腺炎：有尿频、尿急、尿痛，排尿时尿道不适或灼热。排尿后和便后常有白色分泌物自尿道口流出。前列腺缩小、变硬、表面不完整，有小硬结。3)慢性非细菌性前列腺炎及前列腺痛：主要为尿路刺激、排尿困难症状，特别是慢性盆腔疼痛综合征的表现。某些患者的前列腺液中可培养出支原体、衣原体。前列腺炎可以属于中医的“淋证”“癃闭”“精隆”等范畴，年轻人主要因湿热、血热、的因素导致，老年考虑肾虚、残精、血瘀等因素引起阴窍不利。

看手诊病

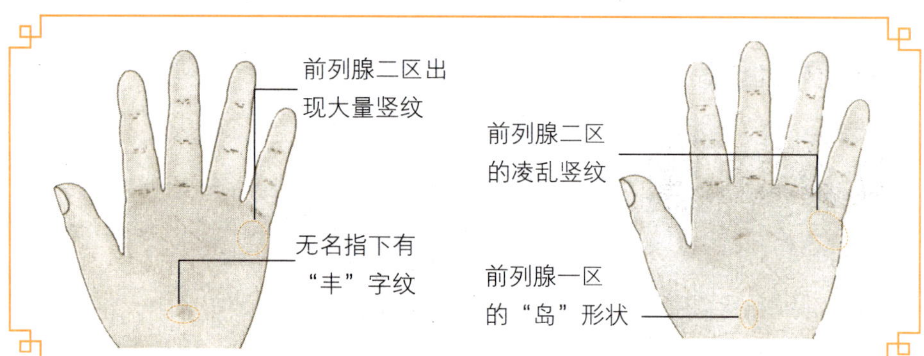

对症手疗

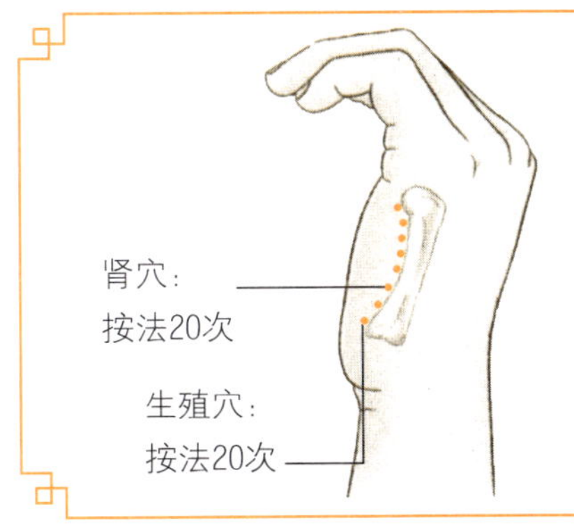

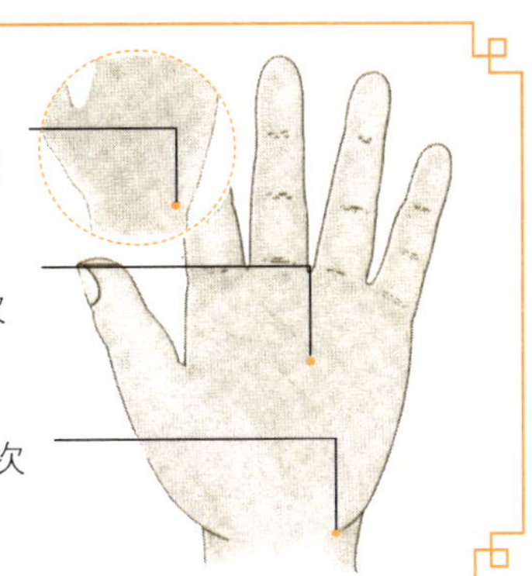

手疗流程

手疗部位	步骤	选穴	方法
手侧	第一步	肾　穴	按法20次
	第二步	生殖穴	按法20次
手心	第三步	劳　宫	按法20次
手背	第四步	阳　池	按法20次
手心	第五步	神　门	按法20次

对症食疗

冬瓜海带薏米汤

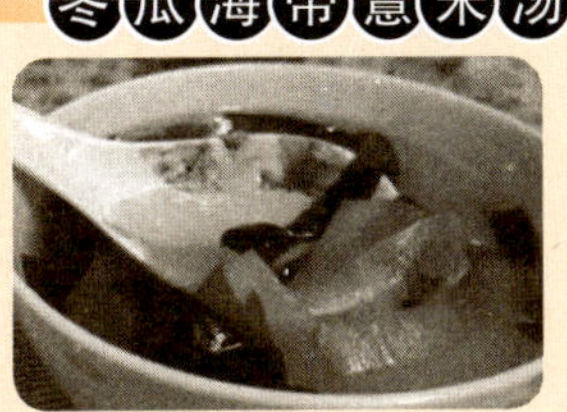

材料： 鲜冬瓜（连皮）250克，生薏米50克，海带100克。

步骤： 冬瓜切成粗块，海带切成细片状。同放进沙锅内，加适量清水煮汤食用。

公英银花粥

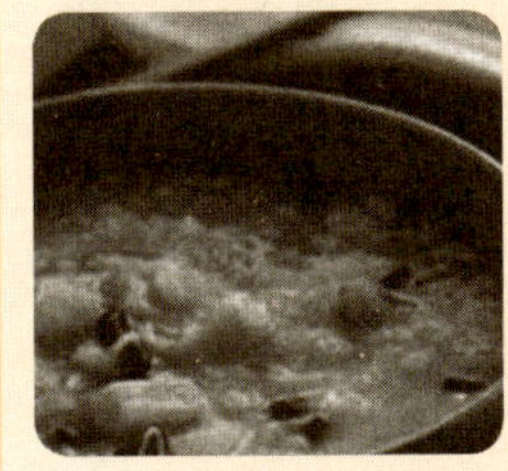

材料： 蒲公英60克，金银花30克，大米100克，砂糖适量。

步骤： 将蒲公英、金银花同放进沙锅内，加适量清水煎汁，去渣取汁，加入大米煮成稀粥。粥成后加入砂糖调味即可食用。每天2次。

肾　炎

病因病理分析

肾炎的种类很多，根据最初发病原因可分为原发性肾小球肾炎与继发性肾小球肾炎。按照时间来划分，则分为急性肾炎与慢性肾炎，又称为慢性肾小球肾炎。急性肾炎、慢性肾炎、肾病综合征等是原发性肾炎。

急性肾炎多见于链球菌感染后，而其他细菌、病毒及寄生虫感染亦可引起。慢性肾炎起始因素多为免疫介导炎症，但导致病情迁延及恶化的因素除免疫外，非免疫、非炎症因素也占重要地位。

慢性肾炎蛋白尿的中医病因病机属本虚标实，肺脾肾亏虚为本，湿热、瘀血、风邪等为标，二者互为因果，且贯穿于病程的始终。治疗上中医遵循整体观念和辨证论治的原则，兼顾虚实，方法多样，灵活多变，包括单方验方、中成药、单味中药及针灸等，从多角度综合考虑指导临床，以获得更好疗效。

看手诊病

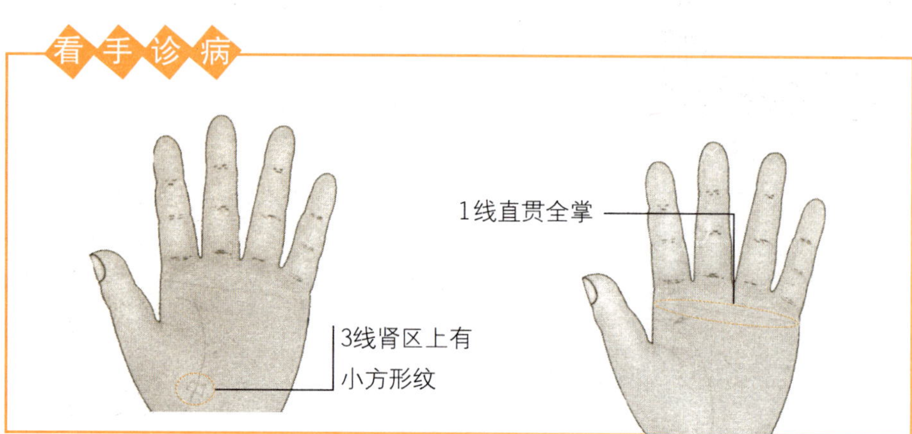

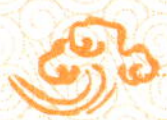

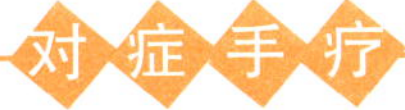

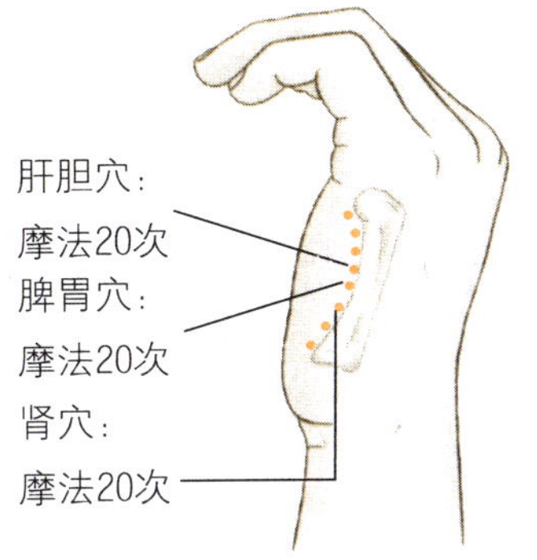

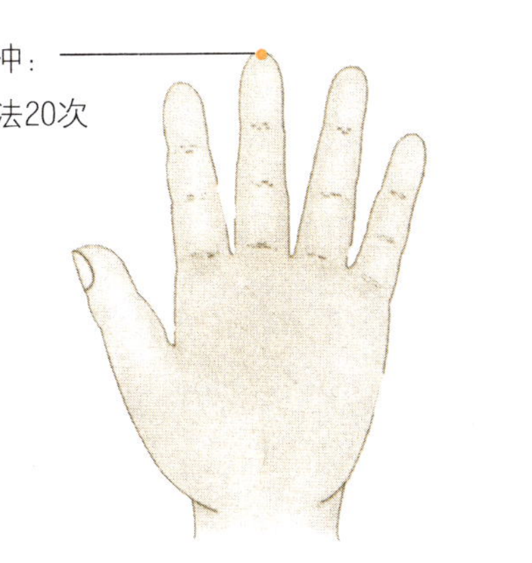

手疗流程

手疗部位	步骤	选穴	方法
手侧	第一步	肾　穴	摩法20次
	第二步	肝胆穴	摩法20次
	第三步	脾胃穴	摩法20次
手心	第四步	中　冲	摩法20次

对症食疗

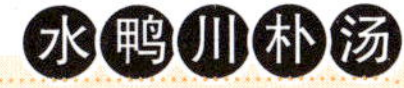

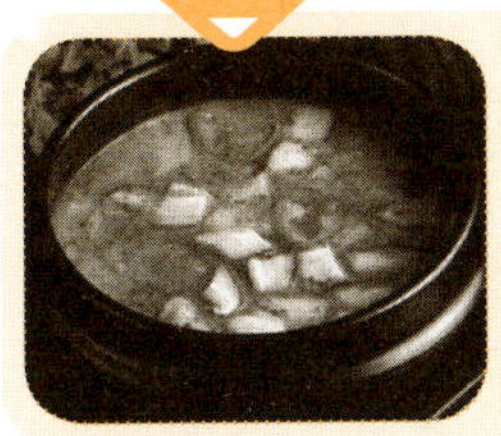

材料： 鲜水鸭1只，川厚朴15克，杜仲15克。

步骤： 把水鸭去毛去肠杂，洗净后切块，与厚朴、杜仲一起加水适量炖熟，放少许调料，吃肉饮汤，每日1剂，分数次服食。

山药粥

材料： 取生山药30克，粳米适量，加水煮熟成粥，放入白糖适量，即可服用。

功效： 此方具有健脾补肾之功，用于慢性肾炎水肿不甚而尿蛋白持续不消者。

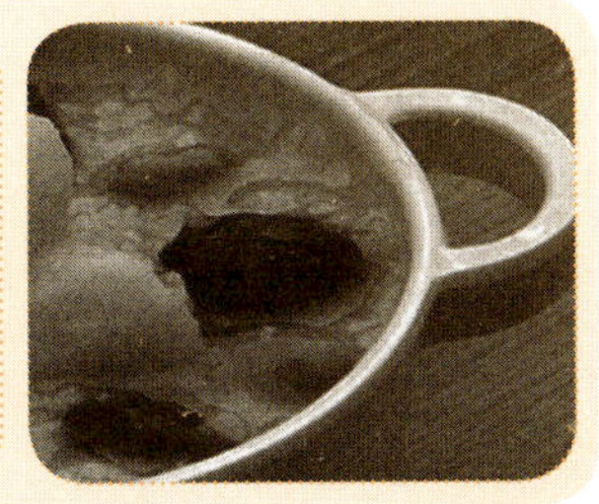

男性性功能障碍

病因病理分析

男性性功能障碍是指男性在性欲、阴茎勃起、性交、性高潮、射精等性活动的五个阶段中，其中某个阶段或几个阶段或整个阶段发生异常而影响性活动的正常进行。最多见的男性性功能障碍是阴茎勃起异常和射精异常。本病在中医学中属于“遗精”“阳痿”“早泄”范畴。其病因病机为劳神过度，耗伤心肾，阴虚火旺或忧愁思虑，损伤心脾。

临床常见以下两种证型

①阴虚火旺：遗精早泄，失眠多梦，头晕目眩，小便短黄，舌红少苔，脉细数。

②心脾两虚：阳痿早泄，头晕失眠，神疲肢倦，纳呆腹胀，舌淡苔白，脉细弱。

对症手疗

用力摩擦于掌，搓揉于掌心至温热，持续按揉肾、肾上腺、生殖腺反射区。阴虚火旺加膀胱反射区；心脾两虚型可加心、脾反射区。

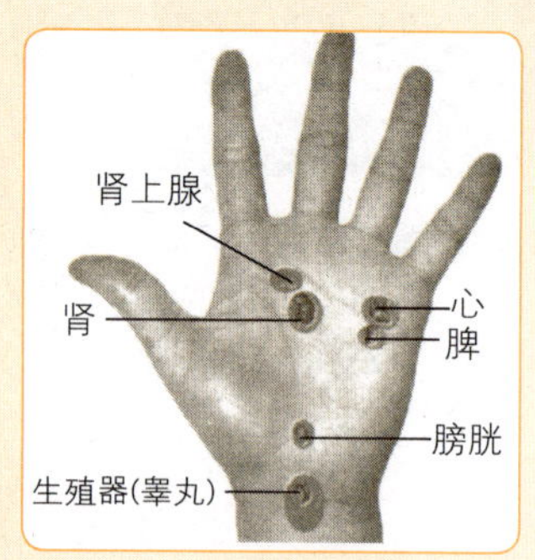

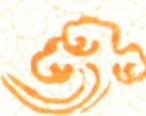

手疗流程

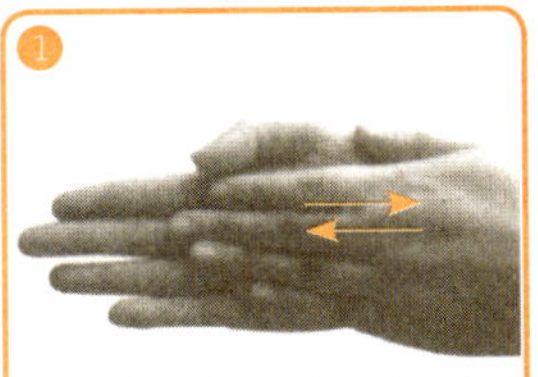

① ● 用力摩擦手掌，揉搓手掌心至温热

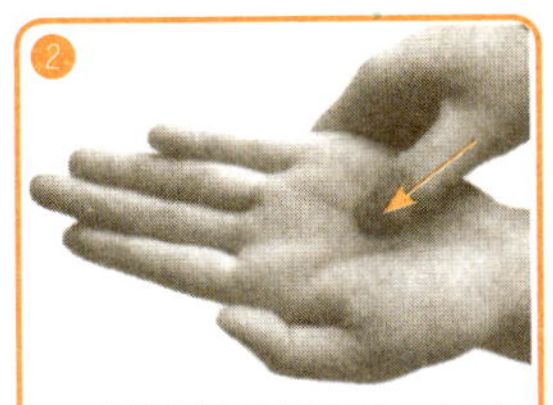

② ● 按揉肾反射区30~50次

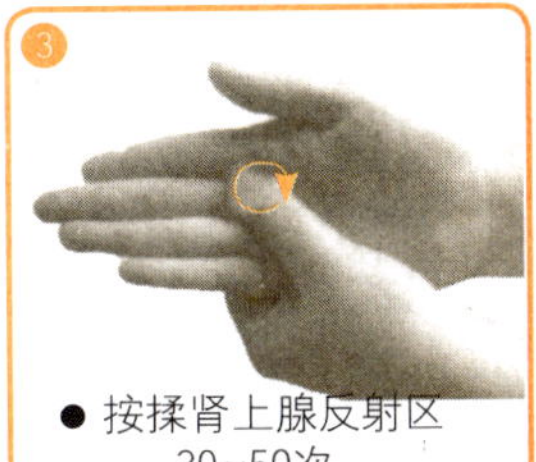

③ ● 按揉肾上腺反射区30~50次

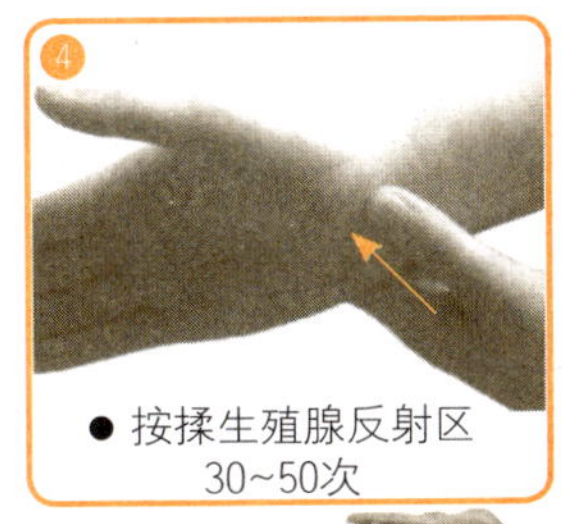

④ ● 按揉生殖腺反射区30~50次

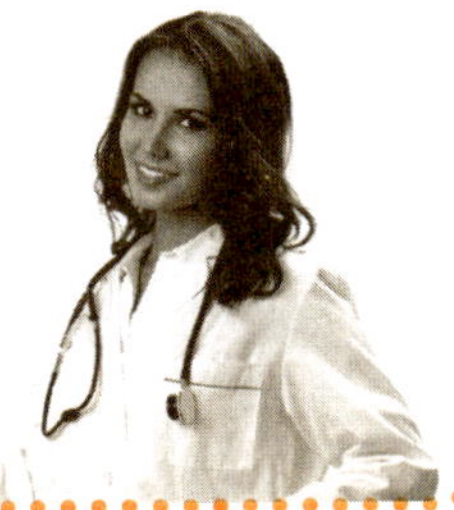

辩证加减

1. 阴虚火旺：加按揉膀胱反射区30～50次
2. 心脾两虚：加按揉心、脾反射区各30～50次。

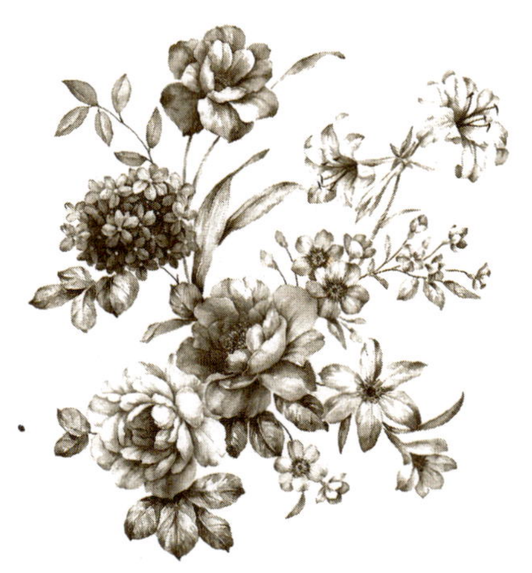

乳痈（急性乳腺炎）

病因病理分析

急性乳腺炎中医称为“乳痈”，是细菌感染所致的急性乳房炎症，主要表现为乳房胀痛，局部皮肤温度高，压迫有疼痛感，区域有肿块等。多因乳头破损，邪毒外袭，或乳汁淤积，乳络阻滞，郁久化热而成。是以乳房部结块肿胀疼痛、溃后出脓稠厚为特征的乳房疾病。发于妊娠期者称内吹乳痈，发于哺乳期者称为外吹乳痈，非上述两期所发者称为不乳儿乳痈。常见于哺乳期妇女，尤以初产妇多见，好发产后3～4周。

本病临床分型有：

气滞热壅证

这是急性乳腺炎的初期阶段，症见乳房结块，排乳不畅，皮色不变或微红，肿胀疼痛。伴恶寒发热，胸闷，呕吐，食欲不振，大便秘结等。舌质正常或红，苔薄白或薄黄，脉浮数或弦数。

热毒炽盛证

这是疾病的中期阶段，症见乳房结块增大，肿痛加重，焮红灼热。伴壮热不退，口渴喜饮，或切开排脓后引流不畅，红肿热痛不减。舌质红，苔腻，脉弦数。

正虚毒恋证

此阶段是疾病的后期，此时局部已溃脓，溃脓后乳房肿痛虽轻，但疮口脓水清稀不尽，愈合缓慢或形成乳漏。伴面色少华，神疲乏力，或低热不退，饮食量少。舌质淡，苔薄，脉弱无力。

气血凝滞证

若疾病初起阶段应用大量抗生素或过用寒凉中药，则乳房结块，质硬不消，微痛不热，皮色不变或暗红。苔薄白或黄，脉弦涩。

对症手疗

按揉乳房、胸腔呼吸器官、肝、上身淋巴结反射区，可反复操作。正虚毒恋型可配脾胃大肠反射区。

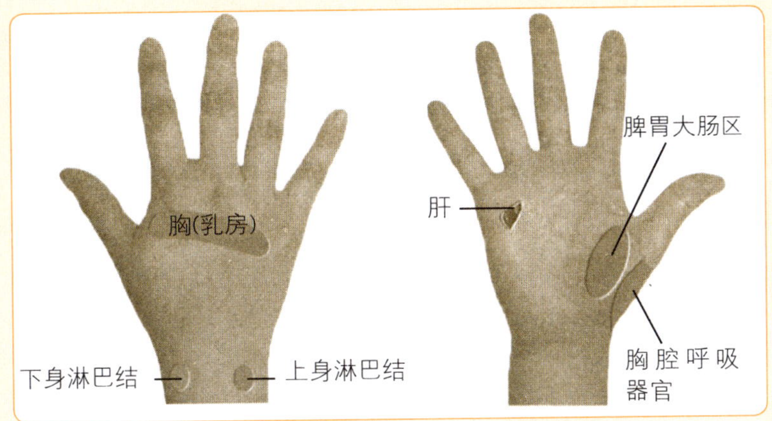

手疗流程

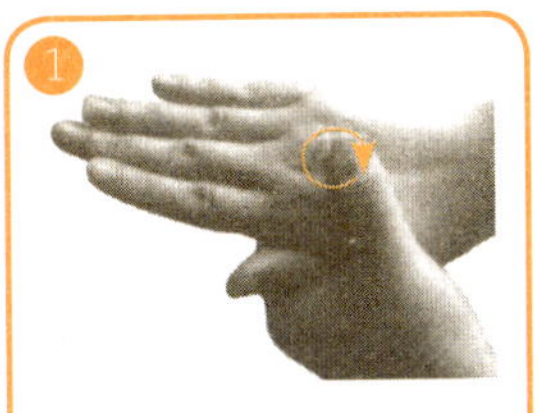

● 按揉胸（乳房）反射区30~50次

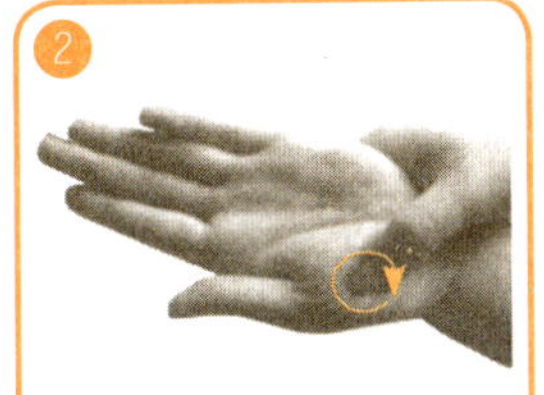

● 按揉脾胃反射区30~50次

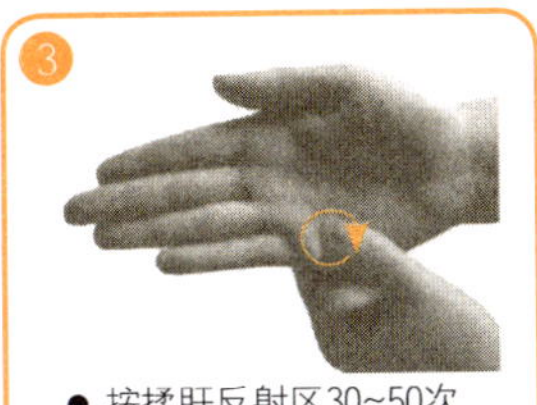

● 按揉肝反射区30~50次

● 按揉淋巴结反射区30~50次

痛 经

病因病理分析

痛经是指经期前后或行经期间出现下腹部痉挛性疼痛并有全身不适，严重者影响日常生活和工作。本病在中医学中属于“经行腹痛”范畴。其病因病机主要在于邪气内伏或经血素亏，更因经期前后冲任二脉气血的急骤生理变化，导致胞宫气血运行不畅，“不通则痛”；或胞宫失于濡养，“不荣则痛”。

临床常见以下三型

①气滞血瘀：经前或经期小腹胀痛，行经量少，血色紫暗有血块，块下痛减，胸胁乳房作胀，舌质紫暗，脉涩。

②寒湿凝滞：经前或经行小腹冷痛，得温痛减，月经延后，量少不畅，苔白腻，脉沉迟。

③气血两虚：经期或经后小腹疼痛，隐痛喜按，月经量少色淡，面色苍白无华，神疲倦怠，心悸失眠，苔薄白，脉细弱。

对症手疗

用力摩擦手掌和掌中心线，搓揉手掌心至温热；按揉子宫、生殖腺、垂体、肾、肾上腺、腰椎反射区。气滞血瘀加肝反射区；寒湿凝滞加胃脾大肠反射区；气血两虚加心、脾反射区。

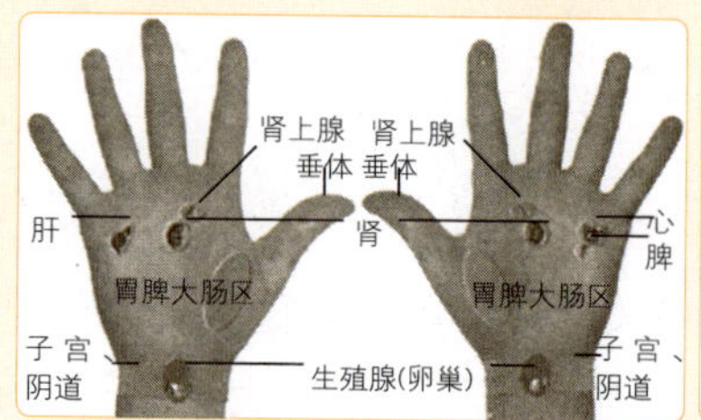

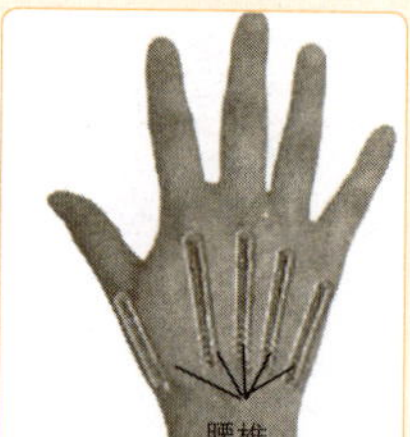

手疗流程

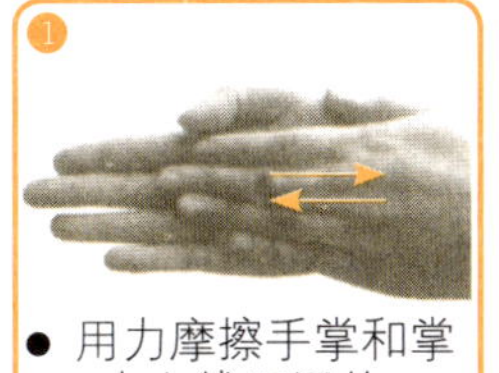

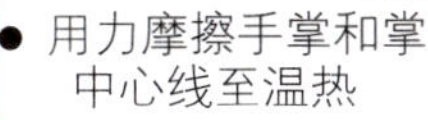

① 用力摩擦手掌和掌中心线至温热

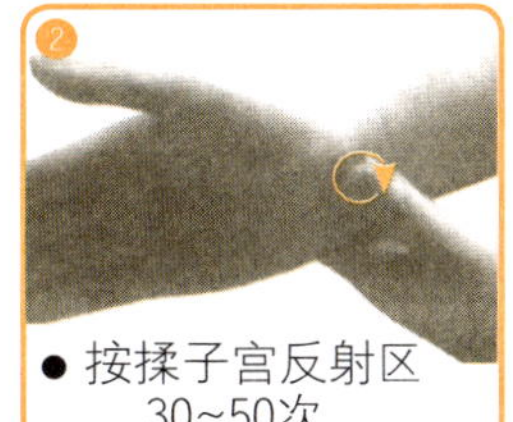

② 按揉子宫反射区30~50次

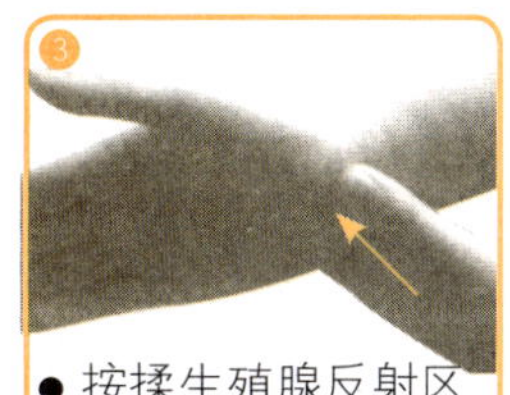

③ 按揉生殖腺反射区30~50次

④ 按揉垂体反射区30~50次

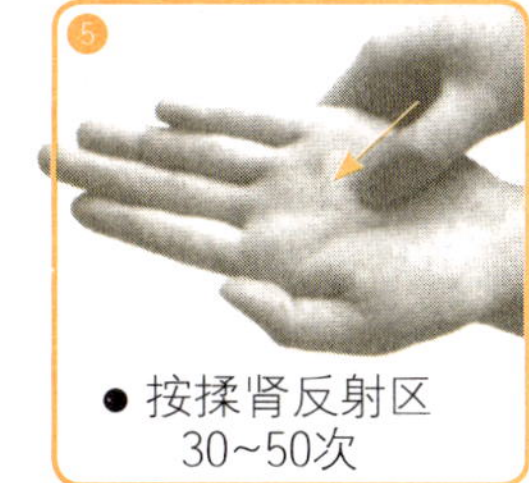

⑤ 按揉肾反射区30~50次

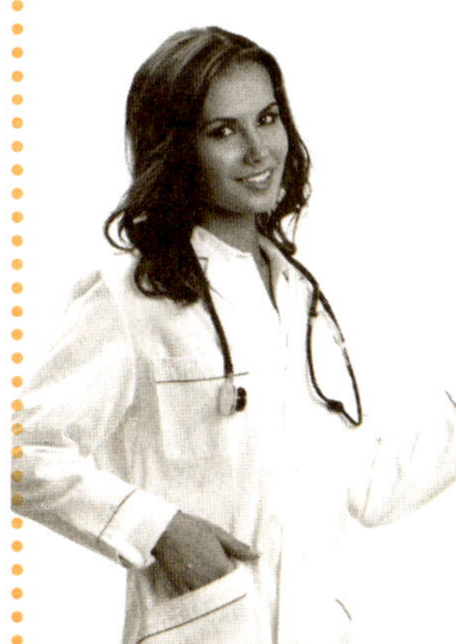

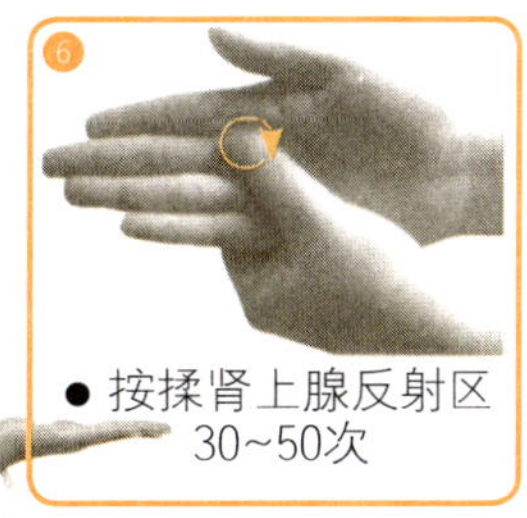

⑥ 按揉肾上腺反射区30~50次

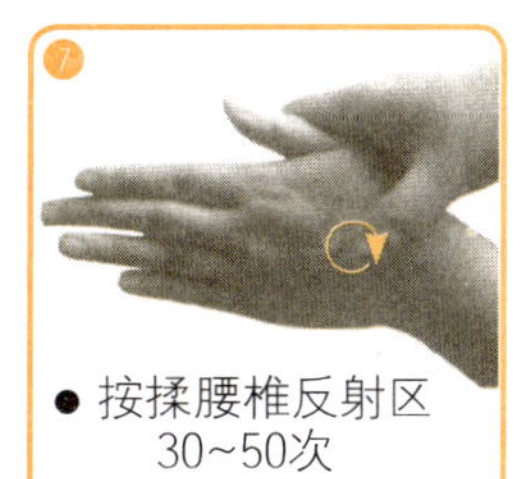

⑦ 按揉腰椎反射区30~50次

辩证加减

1. 气滞血瘀：加按揉肝反射区30～50次。
2. 寒湿凝滞：加按揉胃脾大肠反射区30～50次。
3. 气血两虚：加按揉心、脾反射区各30～50次。

【闭　经】

病因病理分析

闭经指从未有过月经或月经周期已建立后又停止的现象。年过16岁，第二性征已经发育尚未来经者或者年龄超过14岁第二性征没有发育者称为原发闭经，月经已来潮又停止6个月或3个周期者称为继发闭经。本病在中医学中属“经闭”“月水不通”“女子不月”等范畴。其病因病机为先天禀赋不足，后天脾胃失养，肝气郁结，外感寒邪而致血虚、气滞、血瘀、寒凝，使冲任失调、经闭。

临床常见以下六种证型

①肾阴不足：月经初潮较晚，量少色淡红，渐至经闭，形体消瘦，舌红少苔，脉细数。

②肾阳不足：月经闭止，腰膝冷痛，畏寒肢冷，夜尿频多，舌淡苔白，脉沉细。

③气血两亏：月经后期，量少色淡，渐至闭经，面色无华，心悸怔忡，神疲气短，唇甲色淡，舌淡红，苔白薄少，脉细弱。

④气滞血瘀：月经闭止，胸胁胀痛，小腹胀痛拒按，舌质暗红有瘀点，脉细涩。

⑤寒凝胞宫：月经闭止，腰膝冷痛，畏寒喜暖，带下稀白，舌苔白，脉沉迟。

⑥痰湿阻滞：经行延后，渐至闭止，带下量多色白，口腻痰多，苔白腻，脉滑。

对症手疗

按揉子宫、生殖腺、垂体、肾上腺、腰椎反射区。肾阴阳不足，加肾反射区；气血两亏，加心、脾反射区；气滞血瘀，加肝反射区；寒凝胞宫，用力摩擦手掌和掌中心线至温热；痰湿阻滞，加脾、胃反射区。

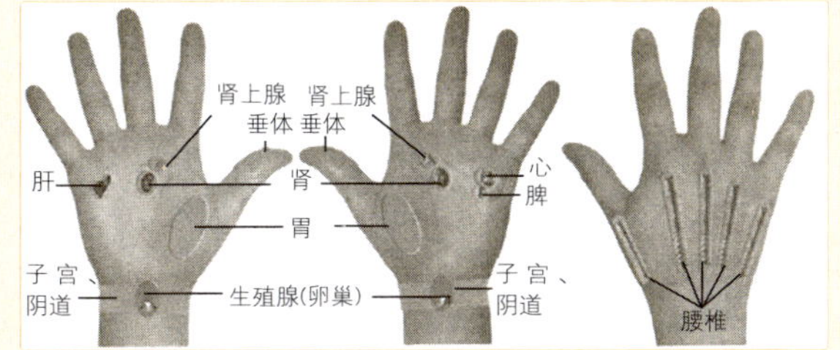

手疗流程

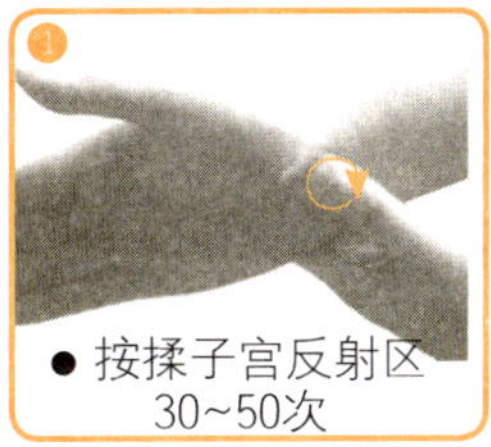

● 按揉子宫反射区30~50次

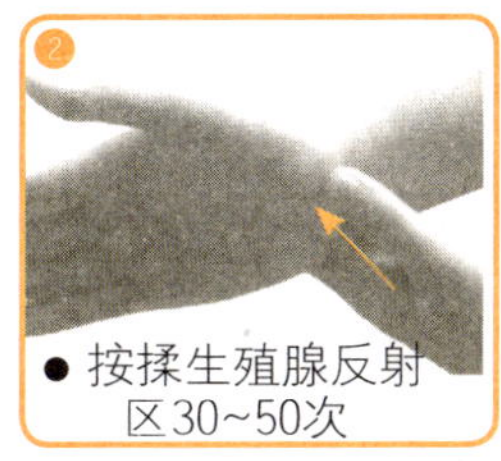

● 按揉生殖腺反射区30~50次

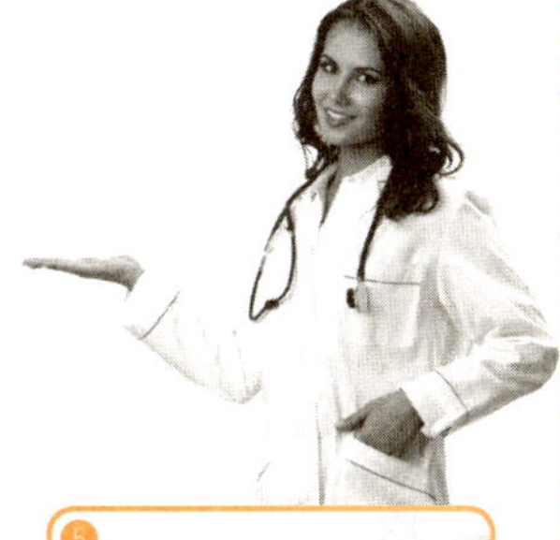

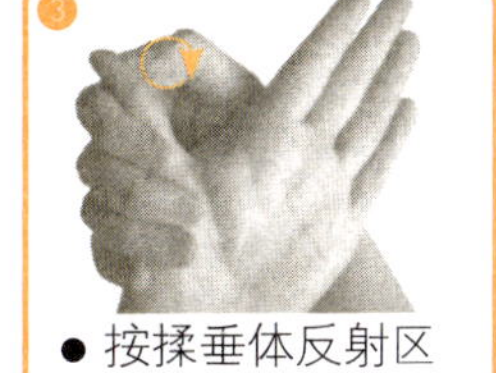

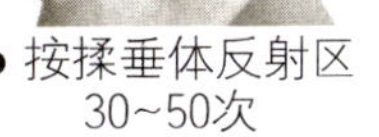

● 按揉垂体反射区30~50次

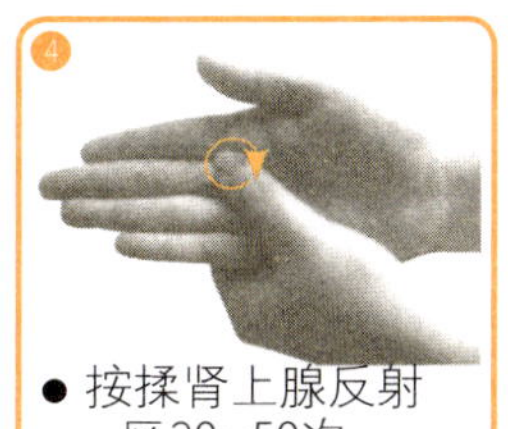

● 按揉肾上腺反射区30~50次

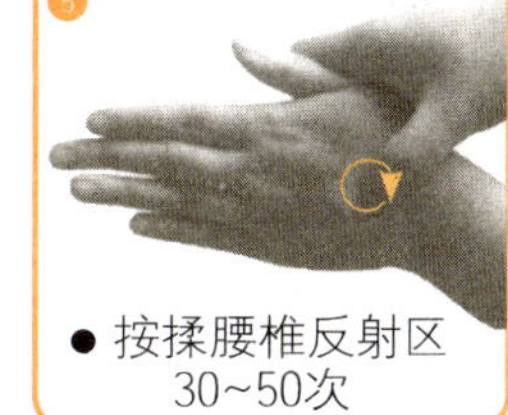

● 按揉腰椎反射区30~50次

辩证加减

1. 肾阴不足、肾阳不足：加按揉肾反射区30~50次。
2. 气血两亏：加按揉心、脾反射区各30~50次。
3. 气滞血瘀：加按揉肝反射区30~50次。
4. 寒凝胞宫：用力摩擦手掌和掌中心线至温热，反复多次。
5. 痰湿阻滞：加按揉脾、胃反射区各30~50次。

糖尿病

病因病理分析

糖尿病是因遗传因素、免疫功能紊乱等多种病因导致胰岛功能减退、胰岛素抵抗等而引发的糖、蛋白质、脂肪、水和电解质等一系列代谢紊乱综合征，临床上以高血糖为主要特点，典型病例可出现多尿、多饮、多食、消瘦等表现，即“三多一少”症状。

临床常见证型有以下几型

①上消（肺热津伤）：烦渴多饮，口干舌燥，尿频量多，舌边尖红，苔薄黄，脉洪数。

②中消（胃热炽盛）：多食易饥，身体消瘦，大便干燥，苔黄，脉滑实有力。

③下消

肾阴亏虚：尿频量多，浑浊如脂膏，或尿甜，口干唇燥，舌红，脉沉细数。

阴阳两虚：小便频数，浑浊如膏，甚至饮一溲一，面色黧黑，耳轮焦干，腰膝酸软，形寒畏冷，阳痿不举，舌淡苔白，脉沉细无力。

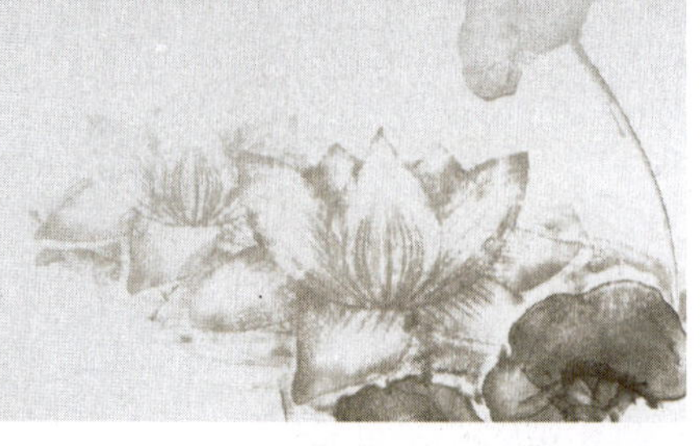

对症手疗

双手摩擦生热后，用力擦按手掌正中线，反复进行。持续点按胰腺。上消加肺反射区；中消加食管、胃反射区；下消加肾反射区。

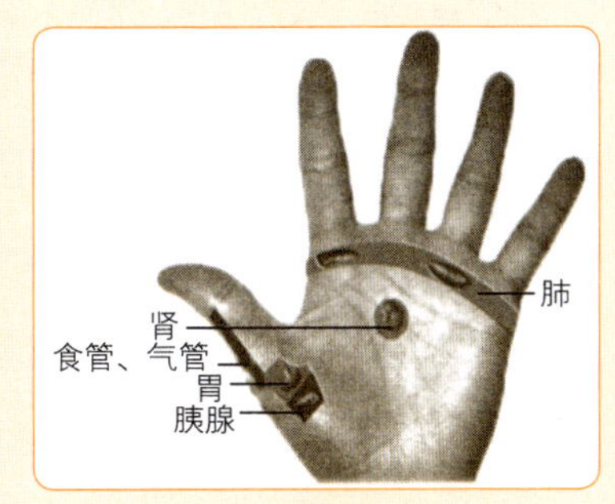

手疗流程

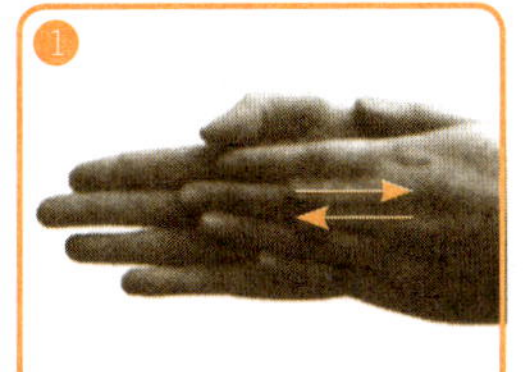
● 用力摩擦手掌，揉搓手掌心至温热

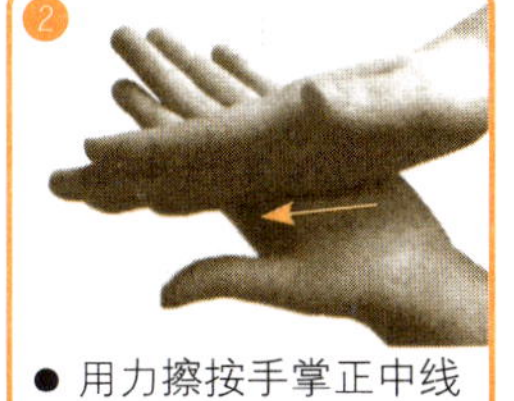
● 用力擦按手掌正中线30~50次

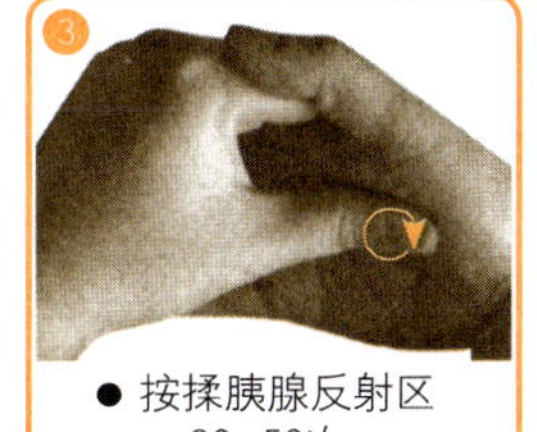
● 按揉胰腺反射区30~50次

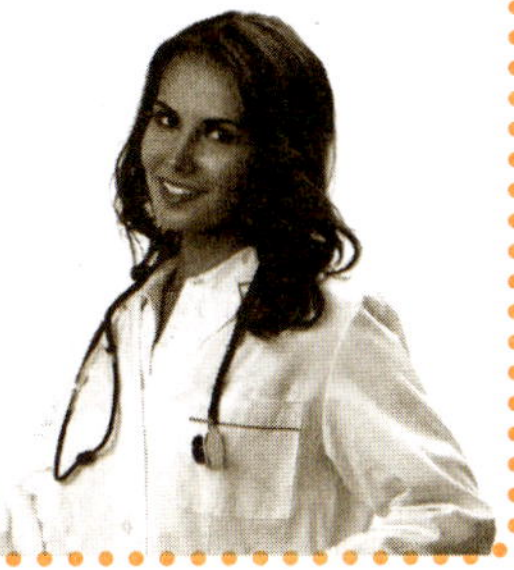

辩证加减

1. 上消：加按揉肺反射区30～50次。
2. 中消：加按揉食管、胃反射区各30～50次。
3. 下消：加按揉肾反射区30～50次。

贫 血

病因病理分析

贫血为循环血液单位容积内，血红蛋白低于正常值下限。国内诊断贫血的血红蛋白标准为：成人男性低于12g／dl，成年女性低于11g／dl，孕妇低于10g／dl。

病因病机为：1)脾胃虚弱。脾胃为后天之本，气血生化之源。如功能不健，使血之生成受到影响而出现贫血。造成脾胃功能失常原因有先天不足、饮食不节及它脏犯胃等。2)饮食损伤。人体脏腑靠气血津液滋养，气血津液靠水谷精微来化生，而饮食中营养成分过少造成血虚。3)肾气亏虚。肾主骨生髓藏精，若先天禀赋不足，或后天戕伐太过，可使其生髓藏精的功能受损。以精血同源，精可化血，精不足则血亦亏而成出血。4)耗血过多。各种原因引起的内外出血。心主血，肝藏血，脾统血，肾藏精，肺主气。诸脏受损，功能不健，均可致失血、耗血而贫血。5)劳作过度。大病久病消耗精气、或大汗、吐利、出血损伤阳气阴液；强力劳作能耗伤气血，久之则气虚血亏。

看手诊病

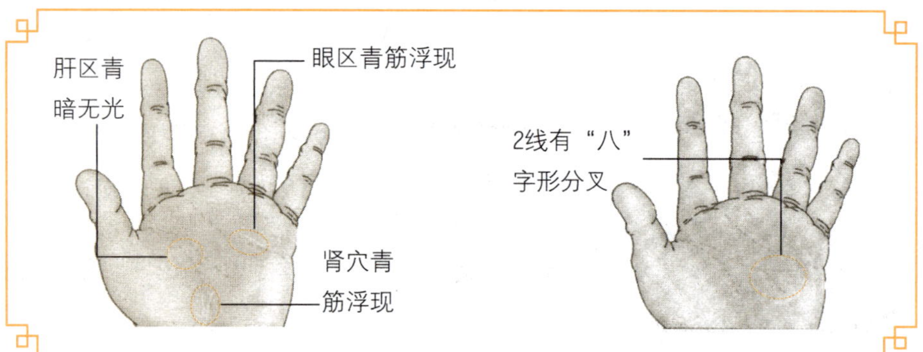

对症手疗

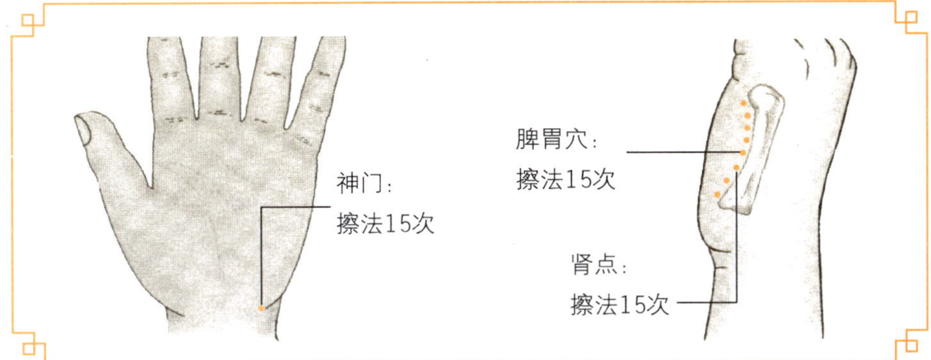

手疗流程

手疗部位	步骤	选穴	方法
手心	第一步	神　门	擦法15次
手侧	第二步	脾胃穴	擦法15次
	第三步	肾　穴	擦法15次

对症食疗

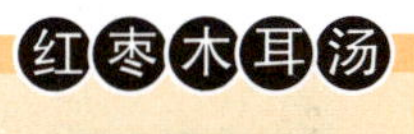

材料：红枣30枚，黑木耳25克。

步骤：把黑木耳用冷水泡发后，洗净撕成小朵，放进沙锅，加适量水，先用大火煮沸，再用小火炖煮半小时，等木耳熟烂时，加适量红枣和红糖，煮至红糖完全溶化即可。

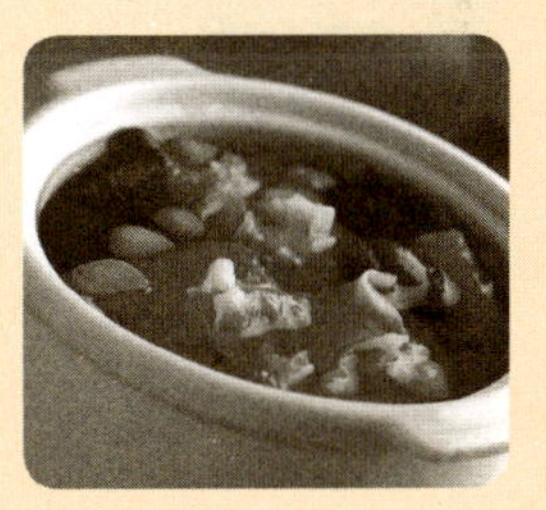

韭菜炒猪肝

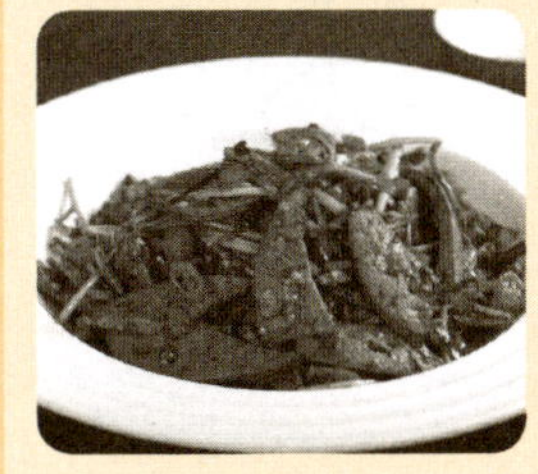

材料：猪肝100克，韭菜50克，洋葱80克，色拉油1大匙。

步骤：把猪肝洗净，切成薄片，煮至七成熟后，与新鲜韭菜、洋葱一起炒，用适量调味料调味即可。

甲亢

病因病理分析

甲状腺功能亢进症简称甲亢，是由多种原因引起的甲状腺激素分泌过多所致的一组内分泌病症。临床上以弥漫性甲状腺肿伴甲状腺功能的亢进和结节性甲状腺肿伴甲状腺功能亢进占绝大多数。

病因病机既有先天禀赋不足，又有后天调理失度，更有外邪侵袭而发病。所谓禀赋不足者与现代所称之遗传因素相似。人之先天禀赋与肾之关系最为密切，肾为先天之本，肾阴为人体阴液之本，肾阳为人体阳气之本，先天不足、劳欲伤肾均可导致肾之阴阳不足。

看手诊病

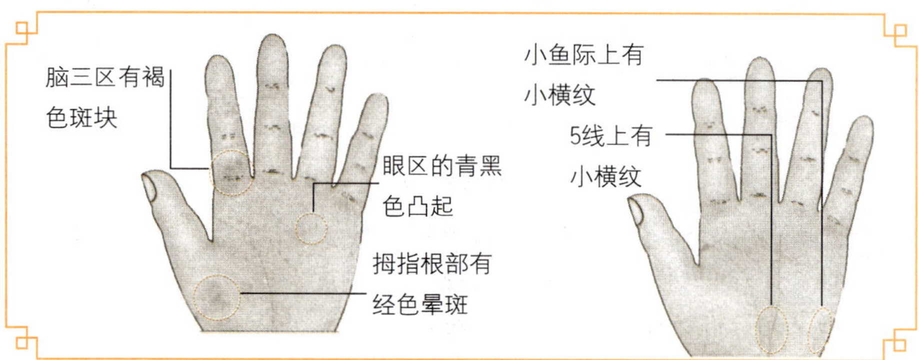

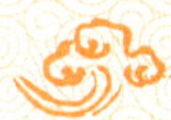

对症手疗

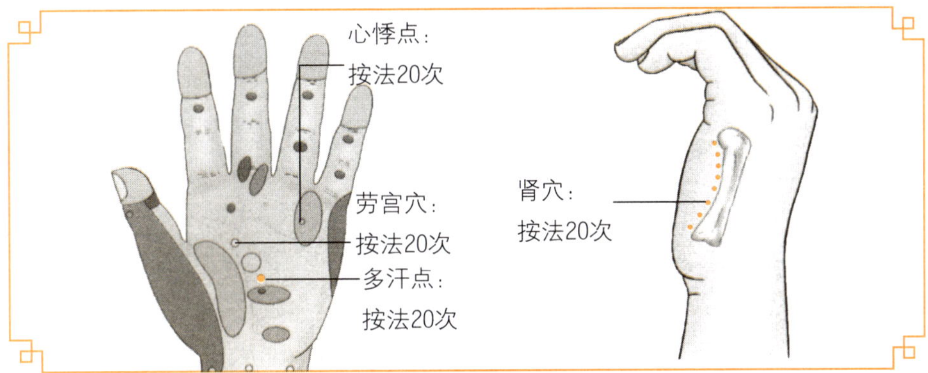

手疗流程

手疗部位	步骤	选穴	方法
手心	第一步	劳宫穴	按法20次
	第二步	心悸点	按法20次
	第三步	多汗点	按法20次
手侧	第四步	肾　穴	按法20次

对症食疗

莲子茯苓门冬糕

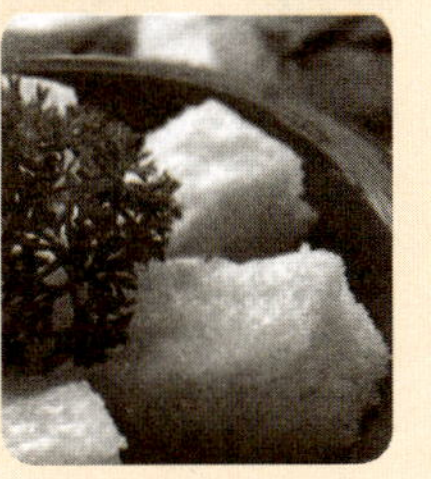

材料：麦门冬500克，莲子500克，茯苓500克，白糖、桂花适量。

步骤：莲子、茯苓洗净，把莲子去皮心，茯苓切片，与麦门冬同研成细粉，拌入白糖、桂花，用水调匀，上笼蒸20分钟。每天2次，每次50克。

灵芝茶

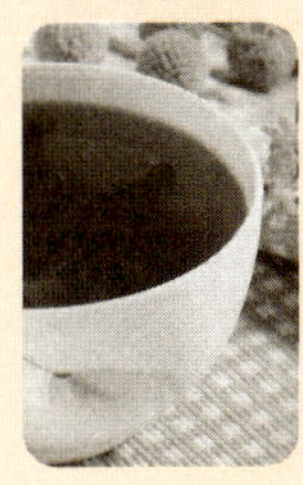

材料：灵芝片10克，水1000毫升，红糖30克。

步骤：先把灵芝洗净，切成碎块。锅内放入1000毫升水，倒入切好的灵芝碎块，先用大火把水烧开，再转小火继续煮半个小时，熄火后，滤掉药渣，加入红糖调味，即可食用。注意体质过于虚弱者不宜天天服用。

更年期综合征

病因病理分析

更年期综合征是指一部分妇女在自然绝经后，由于卵巢功能衰退，所引起的生理变化和自主神经功能紊乱为主的症候群。

更年期综合征是由雌激素水平下降而引起的一系列症状。更年期妇女，由于卵巢功能减退，垂体功能亢进，分泌过多的性腺激素，引起自主神经功能紊乱，从而出现一系列程度不同的症状。通常来说，绝经后的妇女在更年期会出现以下四大症状:一、潮热——是更年期女性经常遭遇的症状。二、心悸——也就是心慌，也是更年期最常见的症状之一。三、精神、神经症状表现异常。四、腰酸背痛——是更年期妇女骨质疏松的早期症状。经过临床观察更年期综合征的中医病因病机可以概括为肾虚肝实、五脏失调。在治疗上以补肾疏肝为其大法，在此前提下可用交通心肾，滋阴泻火，疏肝健脾，养血安神等方法。

看手诊病

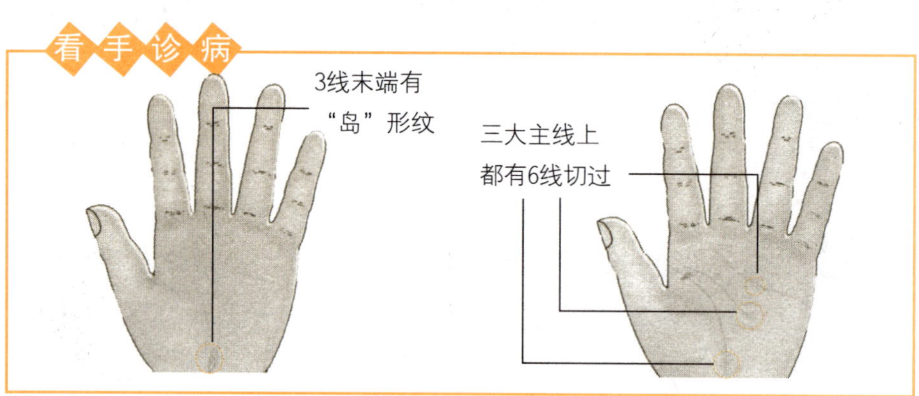

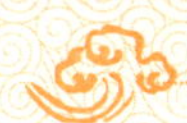

对症手疗

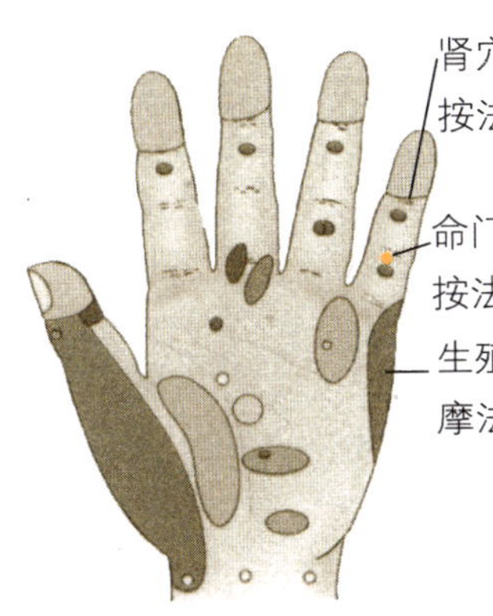

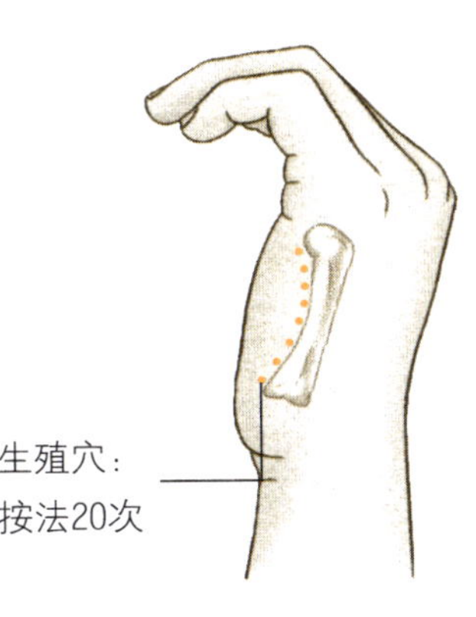

手疗流程

手疗部位	步骤	选穴	方法
手心	第一步	肾　穴	按法20次
	第二步	命　门	按法20次
	第三步	生殖区	摩法20次
手侧	第四步	生殖穴	按法20次

对症食疗

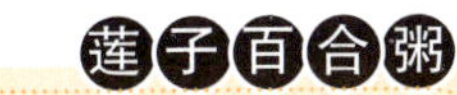

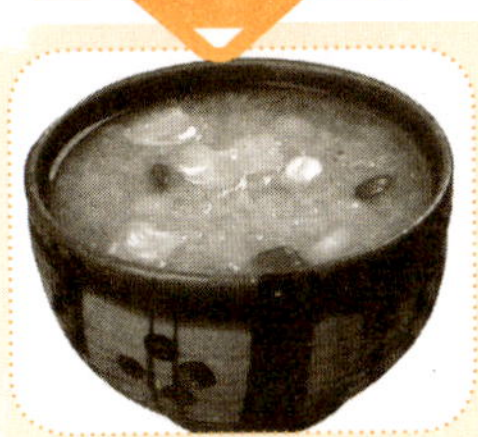

材料： 莲子、百合、粳米各30克同煮粥，每日早晚各服1次。

功效： 适用于绝经前后伴有心悸不寐、怔忡健忘、肢体乏力、皮肤粗糙者。

甘麦饮

材料： 小麦30克，红枣10枚，甘草10克，水煎。

功效： 每日早晚各服1次。适用于绝经前后伴有潮热出汗、烦躁心悸、忧郁易怒、面色无华者。

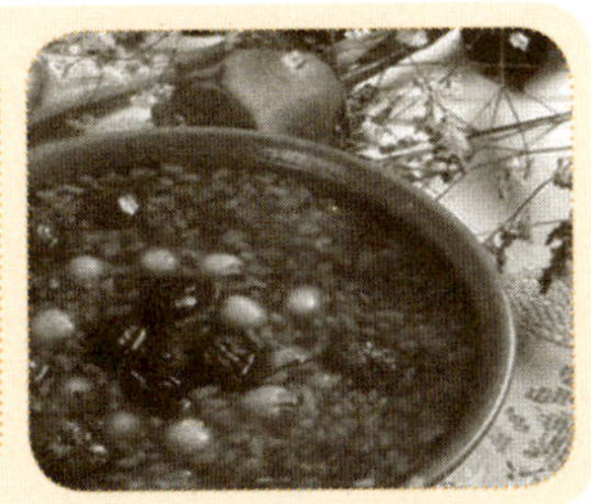

落 枕

病因病理分析

落枕又称失枕，中医学认为本病的发生与手太阳、足太阳经脉和经筋有关。多因体质虚弱，劳累过度，睡眠时头颈部姿势不当，或枕头过高或过硬，或因跌仆闪挫，使颈肩部脉络受伤，或因汗出当风，或夜卧受寒，或久居寒湿之地，风寒侵袭人体，稽留于肌肤筋肉之间，导致经气不畅，气血瘀滞，不通则痛。以单纯性颈项强痛，活动受限为主要临床表现。本病为常见的颈部伤筋，一年四季均可发生。多见于成年人，儿童罹患极少，中、老年患者往往有颈椎病变的反映，并有反复发作的特点。

临床上常见以下两种证型

①气滞血瘀：晨起颈项疼痛，活动不利，活动时患侧疼痛加剧，头部歪向病侧，局部有明显压痛点，有时可见筋结，舌紫暗，脉弦紧。

②风寒外袭：颈项部强痛，拘紧麻木，可兼有恶风、微发热、头痛等表证，舌淡，苔薄白，脉弦紧。

对症手疗

揉按颈肩、颈项、颈椎、斜方肌反射区。风寒外袭，加肺反射区；气滞血瘀加肝反射区。也可用牙签束点刺或用香烟艾灸，另外，还可用橡皮膏将王不留行籽贴于颈肩区以维持穴位刺激。

手疗流程

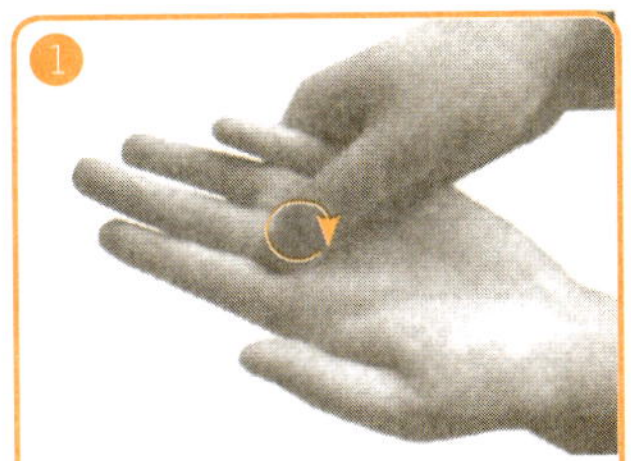
● 按揉颈肩反射区30~50次

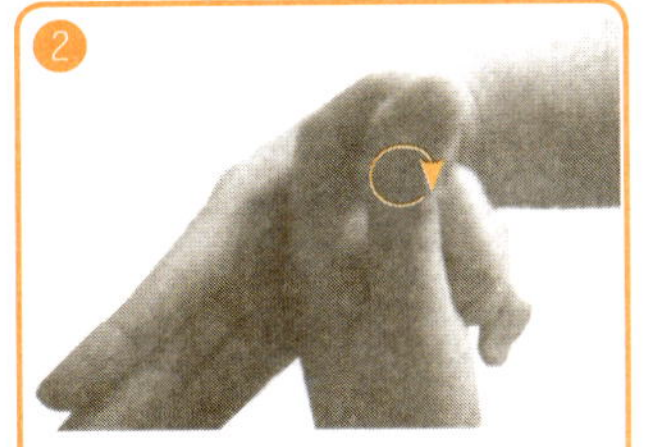
● 按揉颈项反射区30~50次

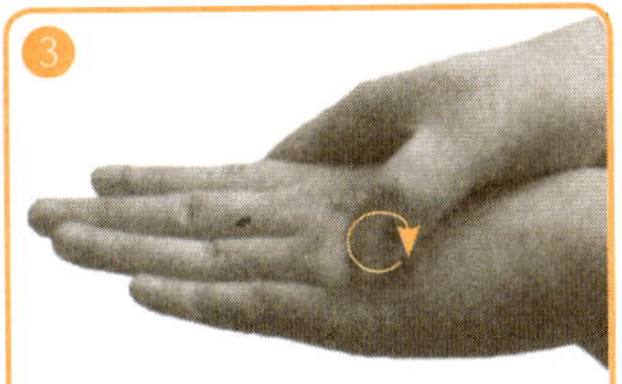
● 按揉颈椎反射区30~50次

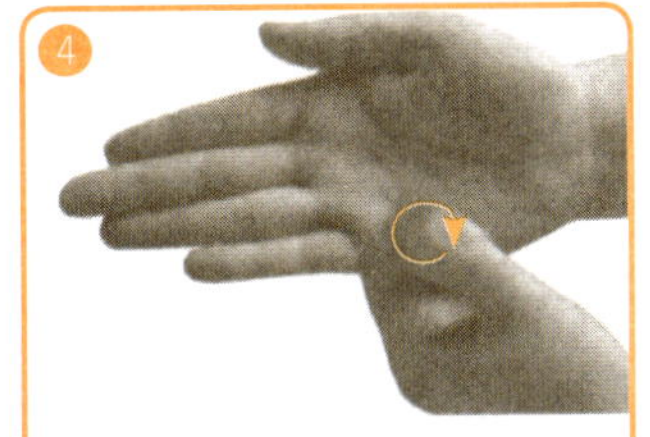
● 按揉斜方肌反射区30~50次

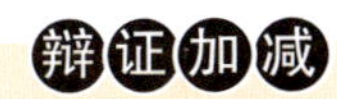

辩证加减

1. 风寒外袭：加按揉肺反射区30～50次。
2. 气滞血瘀：加按揉肝反射区30～50次。

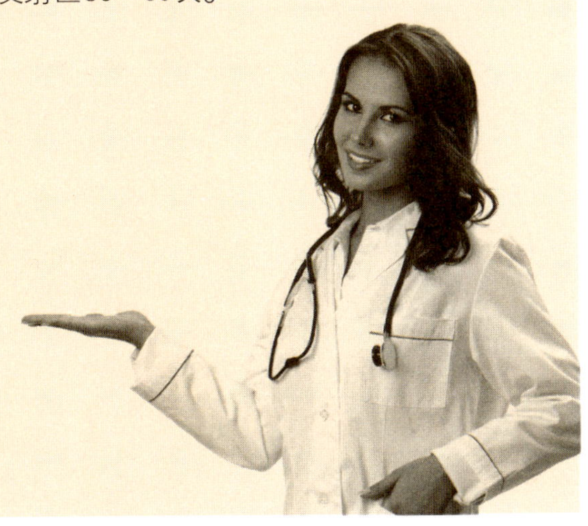

颈椎病

病因病理分析

颈椎病又称颈椎综合征，是一种以退行性病理改变为基础的疾病，是颈椎骨关节炎、增生性颈椎炎、颈神经根综合征、颈椎间盘脱出症的总称。

颈椎病通常是神经根受到刺激和压迫而引发的疾病，长期低头工作，姿势不当或者急速冲撞所造成的颈部伤害等急、慢性损伤，颈椎退化改变、颈部外伤和慢性酸痛，是引起颈椎病的主要因素。其病因病理为：1)太阳经输不利。足太阳膀胱经挟脊而行，下抵腰中，上从巅入络脑，与脊柱的关系也最密切。故感受风寒，太阳经输不利，营卫失和是本病的常见因素之一。2)痰浊壅阻。由于痰浊壅阻，致动脉硬化引起颈椎营养代谢障碍，是颈椎病的重要内因。3)颈部感受风寒、七情郁结、劳损感受风寒、郁思恚结、低头劳损皆可导致颈椎的气血运行受障，亦是导致颈椎病的重要因素。

看手诊病

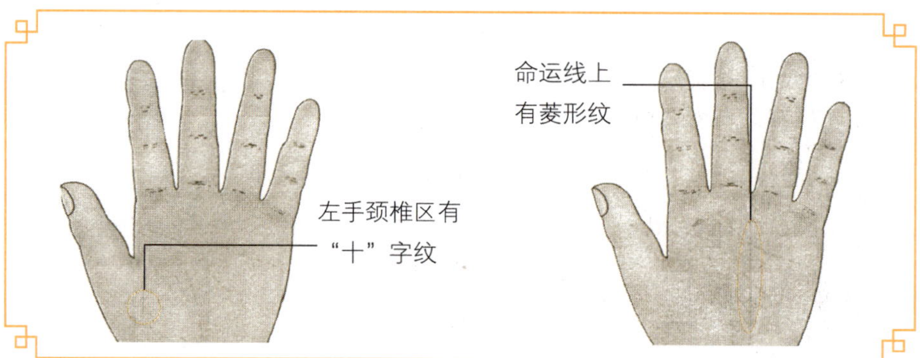

对症手疗

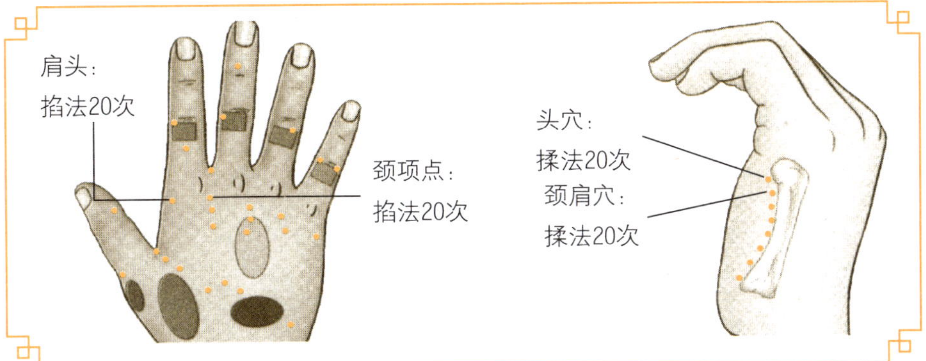

手疗流程

手疗部位	步骤	选穴	方法
手背	第一步	颈项点	掐法20次
	第二步	肩　点	掐法20次
手侧	第三步	头　穴	揉法20次
	第四步	颈肩穴	揉法20次

对症食疗

薏米赤豆汤

材料：薏米50克，赤豆50克，山药15克，梨（去皮）200克。

步骤：将原料洗净，加适量水，武火煮沸后文火煎，加适量冰糖即可食用。

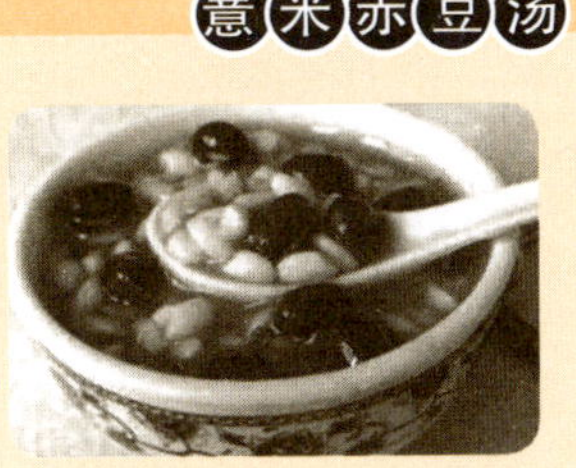

木瓜陈皮粥

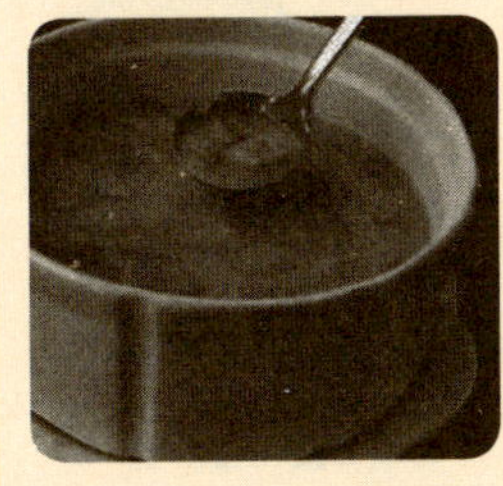

材料：木瓜、陈皮、丝瓜络、川贝母各10克，粳米50克。

步骤：将所有原料洗净，先煎木瓜、陈皮、丝瓜络，去渣取汁后，加入切碎的川贝母，用适量冰糖调味即可食用。

肩周炎

病因病理分析

肩周炎，又称漏肩风、冻结肩，全称为肩关节周围炎，本病好发于50岁左右的人，故又称“五十肩”。因患病以后，肩关节不能运动，仿佛被冻结或凝固，故称“冻结肩”“肩凝症”。

起病多因肩关节周围组织，如肌膛、滑囊等受冷冻、外伤、感染所致。不少患者是由风湿病引起的。其主要症状为颈肩持续疼痛，患侧上肢抬高、旋转、前后摆动受限，遇风遇冷感觉有沉重隐痛。如不及时治疗，拖延日久可使关节粘连，患侧上肢变细，无力甚至形成废用性萎缩。该病多见于50岁左右的中年人，青年与老年人也有发生。疼痛特点是胳膊一动就痛，不动不痛或稍痛，梳头、穿衣、提物、举高都有困难。发作严重时可疼痛难忍，彻夜不眠。究其病因，中医学认为，该病由经脉空虚外邪侵入引起。

看手诊病

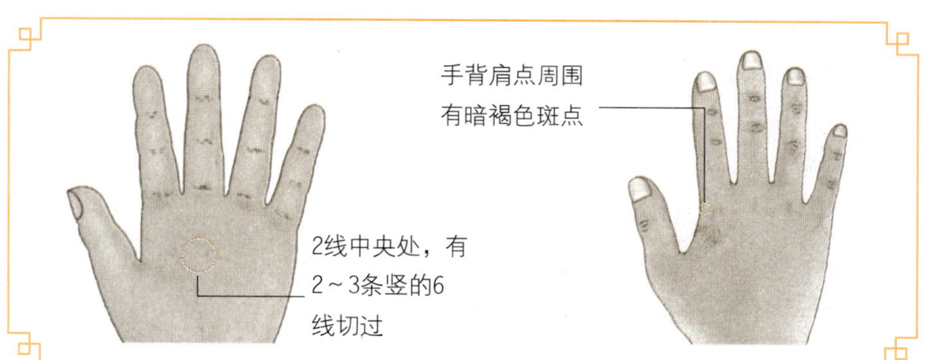

对症手疗

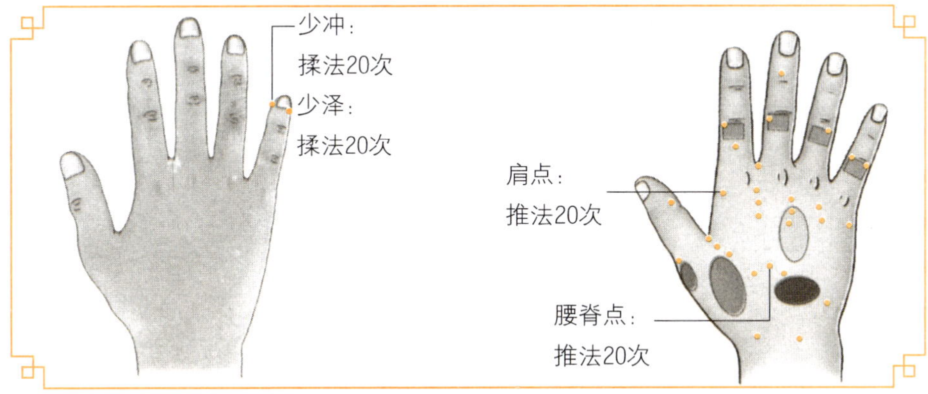

手疗流程

手疗部位	步骤	选穴	方法
手背	第一步	少泽	揉法20次
	第二步	少冲	揉法20次
手背	第三步	肩点	推法20次
	第四步	腰脊点	推法20次

对症食疗

川乌苡米粥

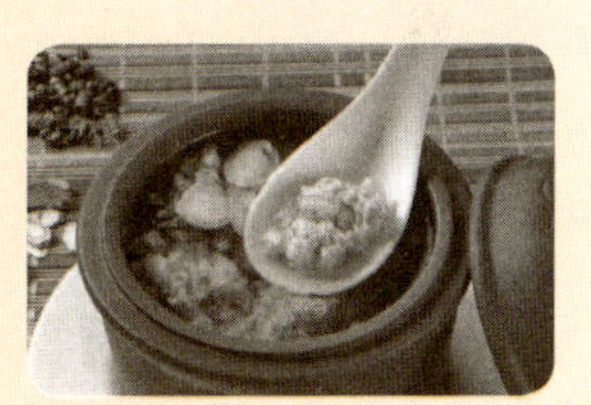

材料：生川乌粉末12克，薏苡米30克。

步骤：将材料放入锅中加水，先用大火煮沸，再用小火慢慢熬煮，成稀粥后加入姜汁5毫升，蜂蜜10克，搅匀后即成，空腹温热服下，每日1剂。

莲党杞子粥

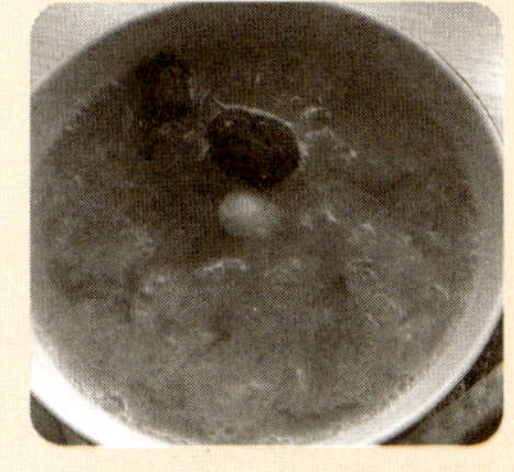

材料：粳米50克、生党参50克、莲子50克、枸杞子15克、冰糖适量。

步骤：用温水浸泡莲子，剥皮。全部原料放锅中，加水用武火烧沸，再用文火煮熟，加入冰糖调味，冰糖融化后即可食用。

腰肌劳损

病因病理分析

腰肌劳损是一种常见的腰部疾病，患者多有腰部过劳或不同程度的外伤史。腰部酸痛，时轻时重，反复发作，劳累时加重，休息后减轻。弯腰工作困难，弯腰稍久则疼痛加重，常喜用双手捶腰，以减轻疼痛。检查腰部外形多无异常，俯仰活动多无障碍。本病在中医学中属“腰痛”范畴。其病因病机为寒湿外袭，阻滞腰络；或跌打损伤，气血瘀滞；或肾精亏虚，腰府失养。

临床上常见以下三种证型

①寒湿型：腰部冷痛重着，活动转侧不利，阴雨天加重，休息后不缓解，舌苔白腻，脉迟缓。

②瘀血型：腰部刺痛，固定不移，疼痛拒按，舌紫暗或有瘀斑，脉细涩。

③肾虚型：腰部酸痛，绵绵不止，喜按喜揉，腰膝无力，劳累痛重，休息缓解，苔白，脉沉细。

对症手疗

按揉腰椎反射区。寒湿型加肾反射区；瘀血型加肝反射区；肾虚型加肾反射区、肾上腺反射区。

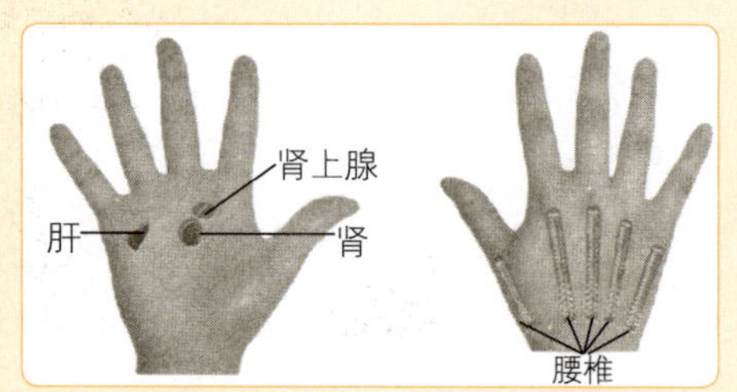

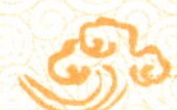

手疗流程

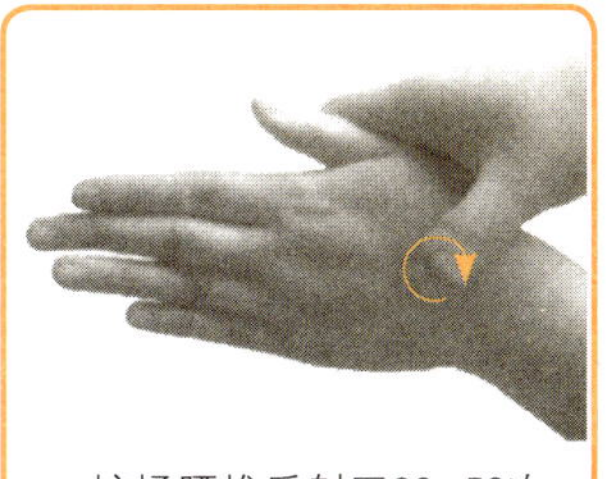
● 按揉腰椎反射区30~50次

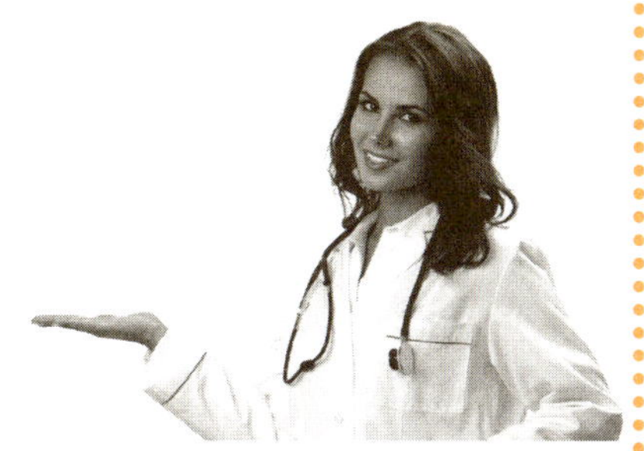

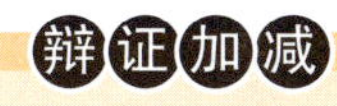

1. 寒湿型：加按揉肾反射区30～50次。
2. 瘀血型：加按揉肝反射区30～50次。
3. 肾虚型：加按揉肾、肾上腺反射区各30～50次。

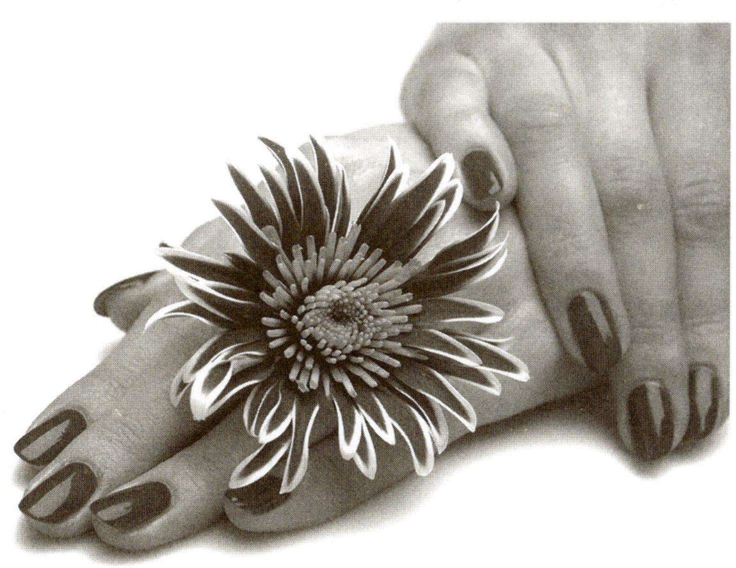

腰椎间盘突出

病因病理分析

腰椎间盘位于两个腰椎体之间，由纤维环、髓核和骨骺软骨板等三部分组成，随着年龄的增长，椎间盘逐渐发生变性、萎缩、弹性减退。当腰部受到一次较重的外伤或多次不明显的损伤时，就可能引起椎间盘的纤维环破裂，髓核从破裂口凸出，如向后凸，压迫邻近的神经根，则产生典型的坐骨神经痛症状。

日常生活和劳动中的一些积累性损伤，使腰椎间盘反复承受挤压、屈曲和扭转等负荷，纤维环的后部就容易产生裂缝。随着反复的承重，裂缝逐渐增大，如果再发生外伤，就可能使纤维环破裂，神经根或马尾受到压迫，引起腰痛和放射性下肢痛。

腰椎间盘突出症是西医的诊断，中医没有此病名。而是把该症统归于“腰痛”“腰腿痛”这一范畴内。对于腰腿痛祖国医学早有记载，认识也很深刻，如《素问·刺腰痛篇》中说：“衡络之脉令人腰痛，不可以俯仰，仰则恐仆，得之举重伤腰。”又云：“肉里之脉令人腰痛，不可以咳，咳则筋缩急。”《医学心悟》也说：“腰痛拘急，牵引腿足”。

看手诊病

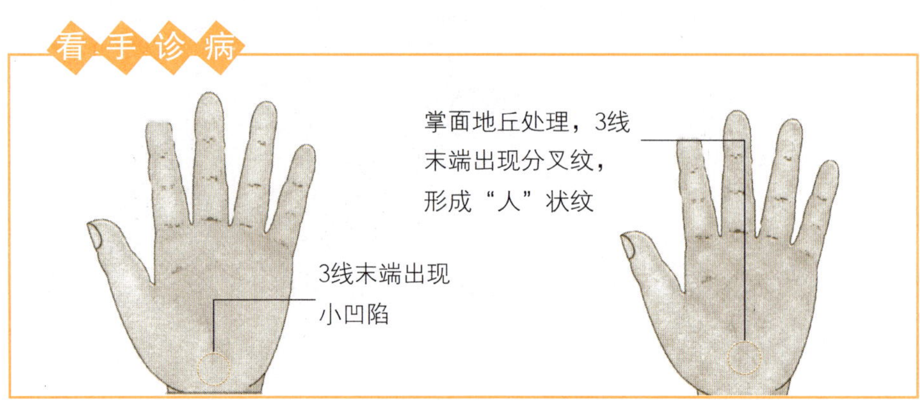

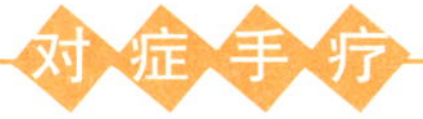

对症手疗

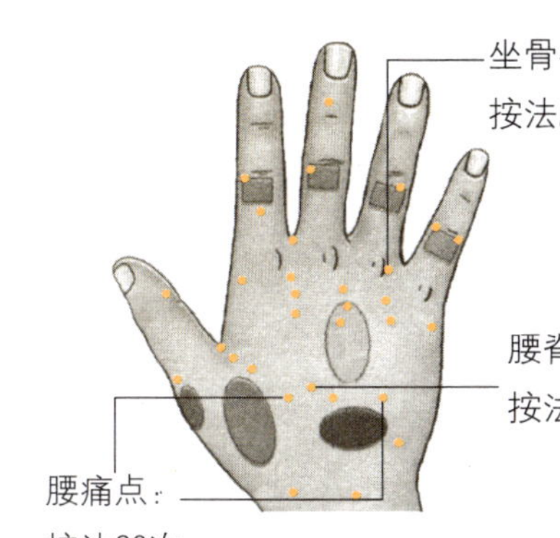

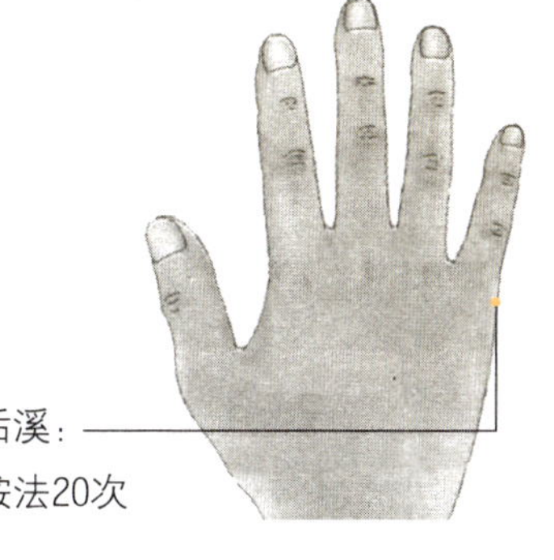

手疗流程

手疗部位	步骤	选穴	方法
手背	第一步	腰脊点	按法20次
	第二步	腰痛点	按法20次
	第三步	坐骨神经点	按法20次
手背	第四步	后溪	按法20次

对症食疗

桑枝母鸡汤

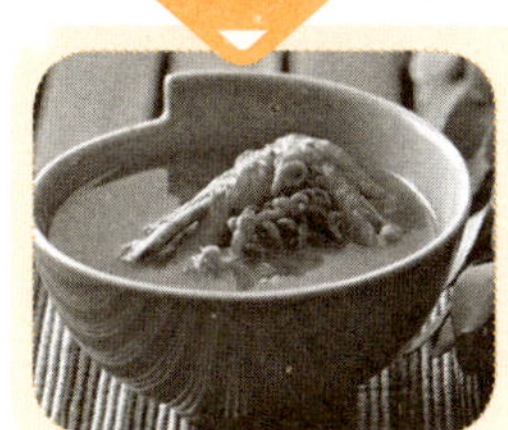

材料：鲜水鸭1只，川厚朴15克，杜仲15克。

步骤：把水鸭去毛去肠杂，洗净后切块，与厚朴、杜仲一起加水适量炖熟，放少许调料，吃肉饮汤，每日1剂，分数次服食。

杜仲酒

材料：杜仲30克，白酒500克。

步骤：将杜仲浸于白酒中，密封7日后开封饮服。每次10～20克，每天2～3次。

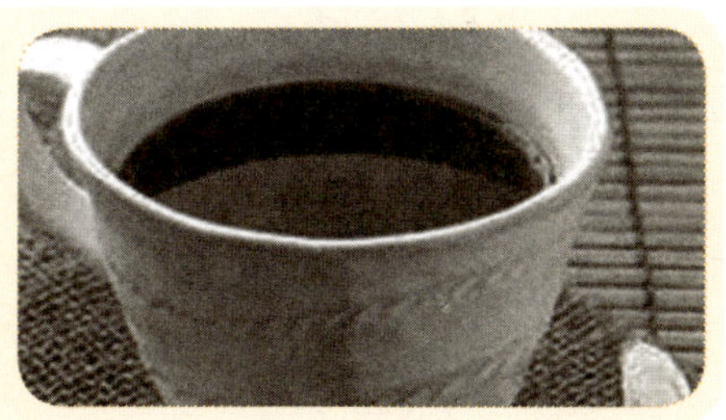

眩　晕

病因病理分析

眩晕是眩和晕两种症状的总称。眩即目眩，眼前昏花缭乱；晕为头晕，是头部运转不定的感觉。两者可以单独出现，也可以同时兼见。

临床常分以下证型

①心脾两虚：头晕乏力，失眠多梦，神疲肢倦，心悸，纳呆腹胀，舌淡苔白，脉细弱。

②肝阳上扰：头痛如劈如裂，伴头晕耳鸣，失眠多梦，面目红赤，口干口苦，小便黄赤，大便秘结，舌红、苔黄，脉弦数。女性患者多有乳房胀痛并可扪及包块。

③肝肾不足：头晕头痛，耳鸣目眩，失眠多梦，面色无华，口唇淡白，舌红或少苔，脉弦细数或弦滑。

对症手疗

用力摩擦手掌，搓揉手掌心至温热；按揉大脑、额窦反射区。心脾两虚加心、脾反射区；肝阳上扰加肝、内耳迷路反射区；肝肾不足加肝、肾反射区。

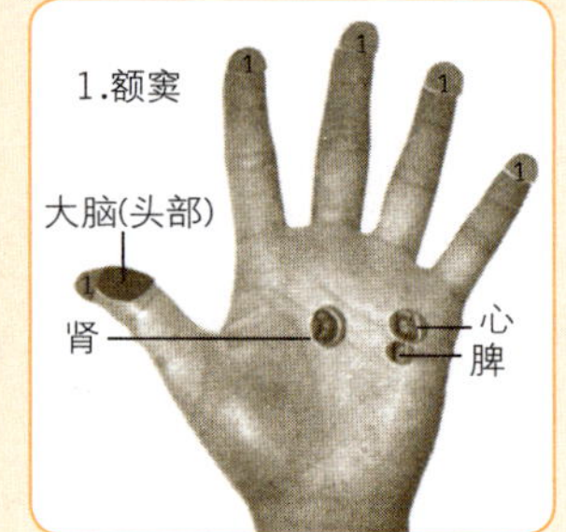

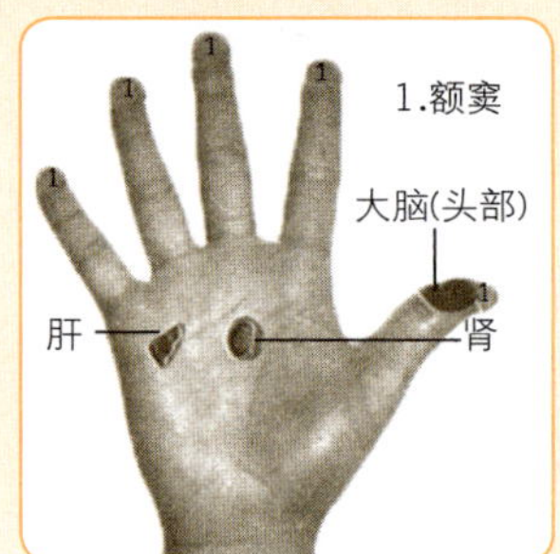

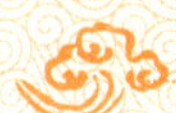

手疗流程

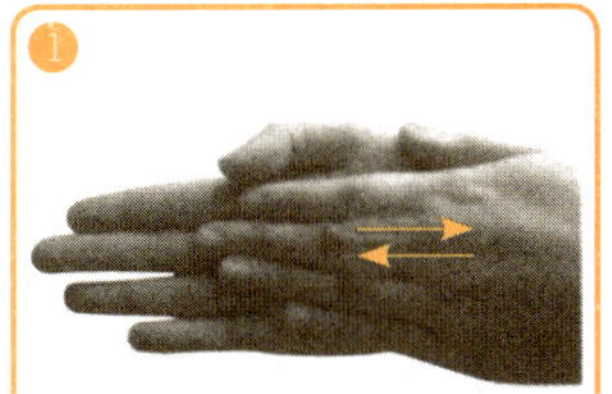
● 用力摩擦手掌，揉搓手掌心至温热

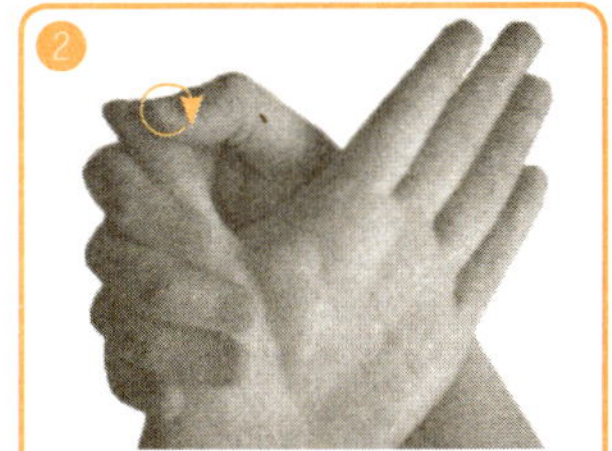
● 按揉大脑反射区30~50次

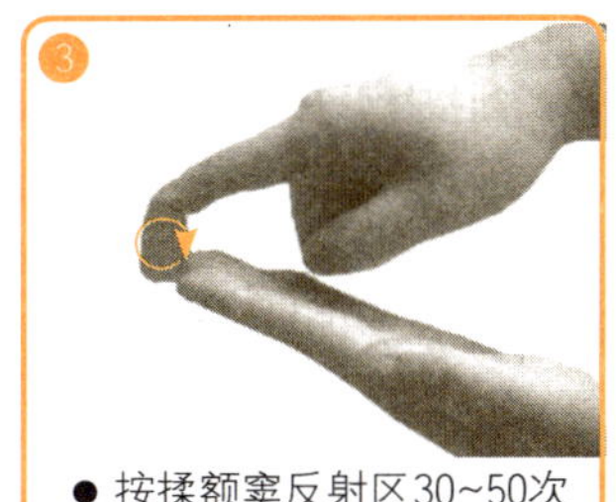
● 按揉额窦反射区30~50次

辩证加减

1. 心脾两虚：加按揉心、脾反射区各30~50次。
2. 肝阳上扰：加按揉肝、内耳迷路反射区各30~50次。
3. 肝肾不足：加按揉肝、肾反射区各30~50次。

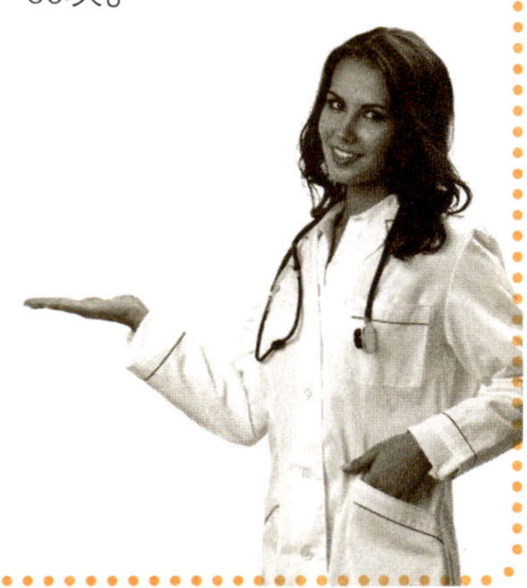

头　痛

病因病理分析

无论外感与内伤皆可引起头部气血不和，经脉阻滞不通而致头痛。其病因病机不外乎风寒外袭，上犯巅顶；或风热上扰，气血逆乱；或因肝郁化火伤阴，上扰清窍；或由脾虚致气血生化不足，不能上荣于脑；或脾不化湿，痰浊内生，或为肾精亏虚，脑失所养而致病。

偏头痛是最常见的一种反复发作的头痛病。本病与颅脑血管舒缩功能失调有关，常因体内的一些生化因素和激素变化而引起发作。本病有家族史，多见于女性，青春期容易发作。发作呈周期性，频度因人而异。本病病因病机为肝失疏泄，肝阳上亢，上扰清窍。

偏头痛中医又称为“偏头风”，辨证属少阳头痛，主要与阳明前头痛、太阳后头痛和厥阴头顶痛相分别。

对症手疗

摩热双手，点按大脑、额窦、垂体反射区。另外，可根据疼痛部位不同点按其他相关反射区，各30～50次。

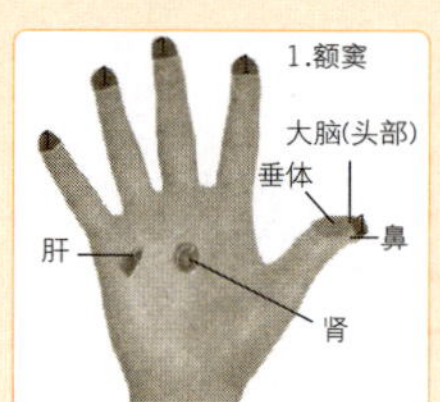

手疗流程

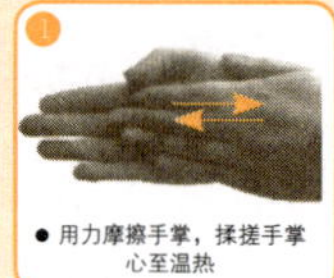
● 用力摩擦手掌，揉搓手掌心至温热

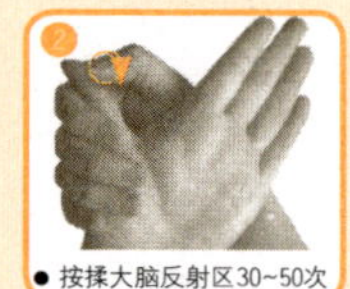
● 按揉大脑反射区30~50次

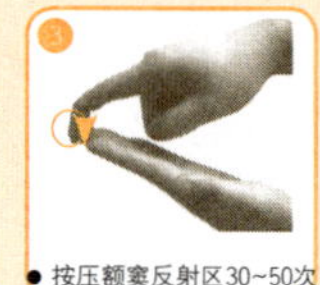
● 按压额窦反射区30~50次

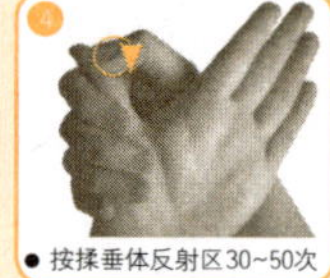
● 按揉垂体反射区30~50次

失眠

病因病理分析

失眠是指到了睡觉时间，自己很想睡觉，但躺在床上又很难入睡（超过30分钟不能入睡即为很难入睡），即使勉强入睡，也容易惊醒或反复醒来，几乎每次醒来的时间超过30分钟，也就是说不能维持良好的睡眠。如果有以上表现，而且每天早晨起床后觉得身体疲乏、头脑不清醒、头痛、头晕等，且持续时间较长，影响了正常的生活和工作，则称之为失眠。

临床常见以下证型

①心脾两虚：失眠多梦，头晕乏力，神疲肢倦，心悸，纳呆腹胀，舌淡苔白，脉细弱。

②胃气不和：失眠，胃脘不适，肠鸣腹胀，食纳减退，大便失调，舌苔白腻，脉弦滑。

③阴虚火旺：失眠多梦，头晕目眩，小便短黄，舌红少苔，脉细数。

④肝肾阴亏：失眠多梦，头晕头痛，耳鸣目眩，舌红或苔腻，脉弦细数或弦滑。

⑤心胆气虚：惊悸失眠，夜多噩梦，时易惊醒，惧闻响声，遇事易惊，善太息，神疲乏力，舌淡，脉弦细。

对症手疗

搓热双手，用力推擦掌心；按揉大脑、额窦反射区。心脾两虚加心、脾反射区；若为胃气不和加胃、肠反射区；阴虚火旺和肝肾阴亏加肝、肾反射区；心胆气虚加心、胆反射区。

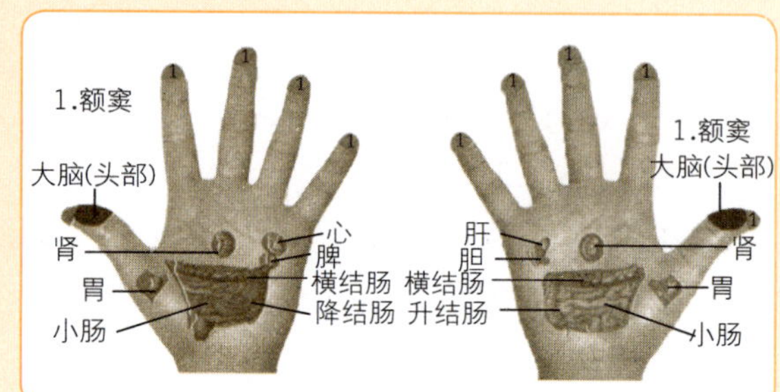

手疗流程

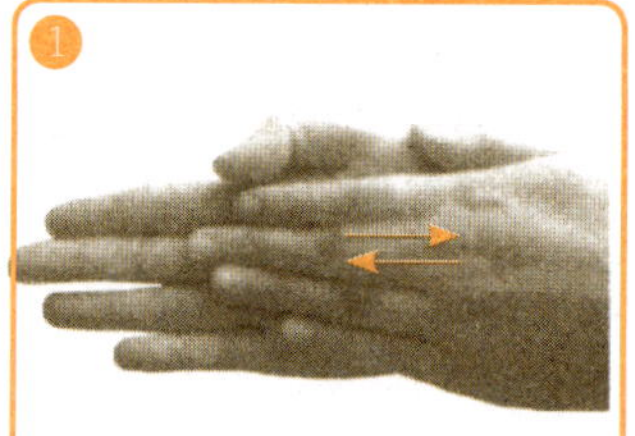

● 用力摩擦手掌，揉搓手掌心至温热

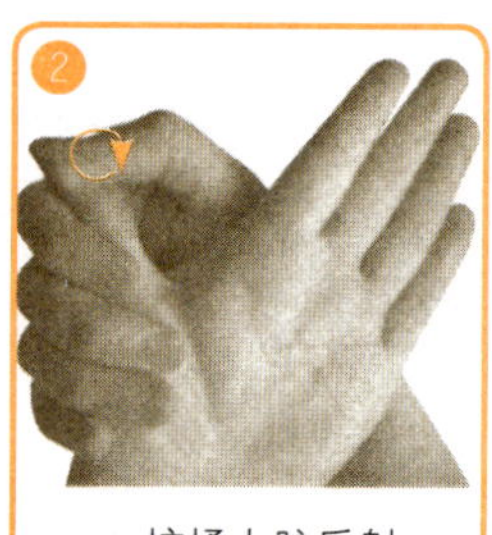

● 按揉大脑反射区30~50次

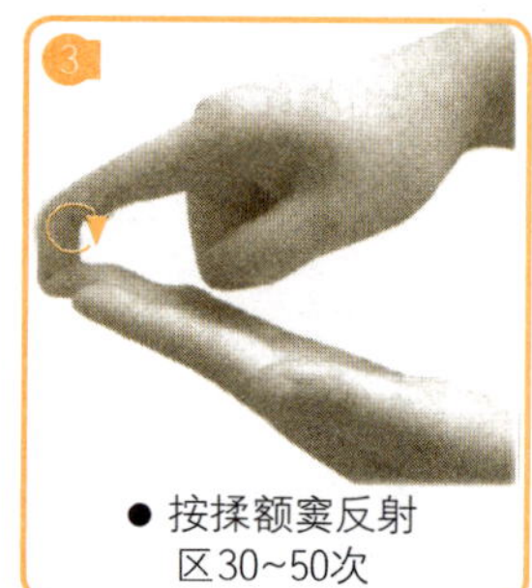

● 按揉额窦反射区30~50次

辩证加减

1. 心脾两虚：加按揉心、脾反射区各30～50次。
2. 胃气不和：加按揉胃、肠反射区各30～50次。
3. 阴虚火旺和肝肾阴亏：加按揉肝、肾反射区各30～50次。
4. 心胆气虚：加按揉心、胆反射区各30～50次。

中风后遗症（脑血管病）

病因病理分析

中风后遗症是中风（脑卒中）经抢救后留有的半身不遂、言语不利、口眼歪斜等后遗症状。

对症手疗

持续点揉大脑、肝、肾、心、胃脾大肠反射区；用力摩擦手掌，搓揉手掌心、推手掌中心线至温热。

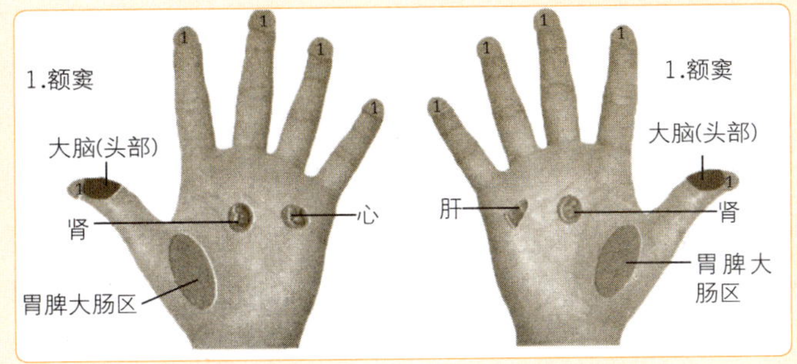

手疗流程

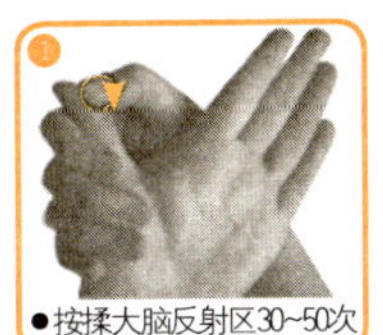
●按揉大脑反射区30~50次

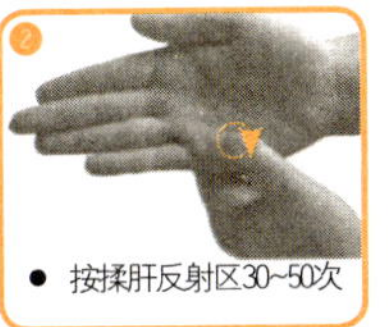
●按揉肝反射区30~50次

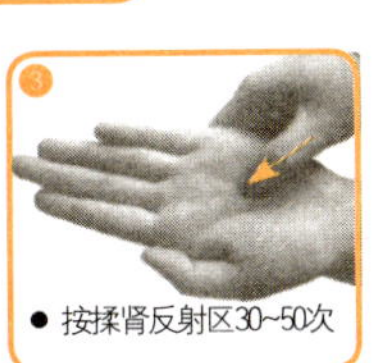
●按揉肾反射区30~50次

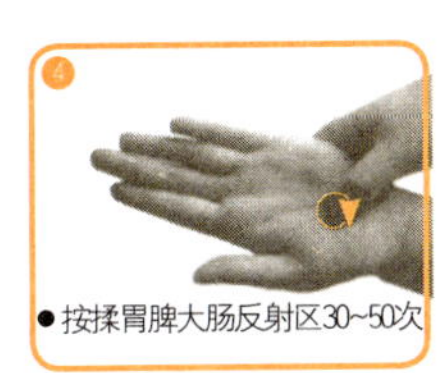
●按揉胃脾大肠反射区30~50次

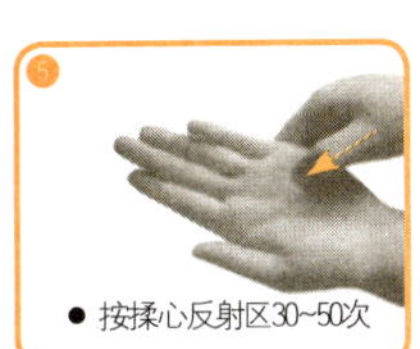
●按揉心反射区30~50次

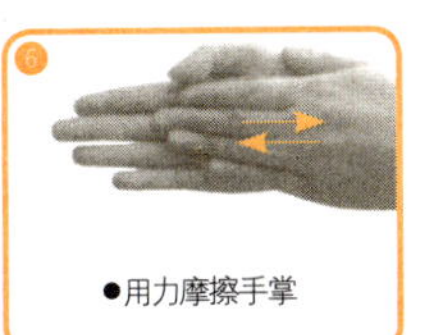
●用力摩擦手掌

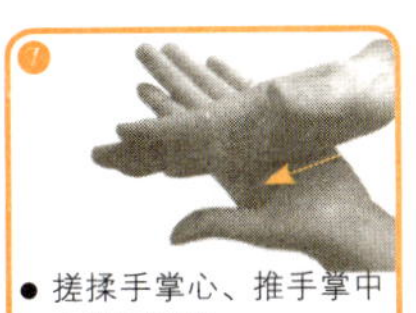
●搓揉手掌心、推手掌中心线至温热

【耳　鸣】

病因病理分析

耳鸣是指患者在耳部或头部的一种声音感觉，但周围环境中并无相应的声源存在，是多种耳部病变和全身疾病的症候群之一，以耳鸣为主症者作为一种疾病对待。其病因病机为暴怒伤肝，肝火上扰清窍；或饮食失节，痰湿内生化火：或房劳伤肾，肝肾阴虚，虚火上炎。

对症手疗

点按耳、内耳迷路、大脑、肾、肾上腺、肝反射区。

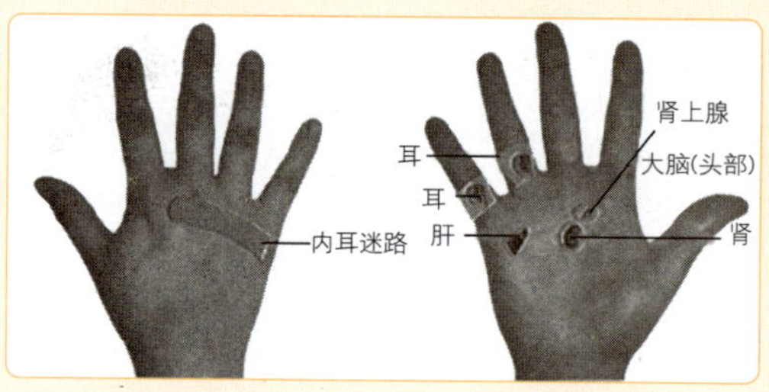

手疗流程

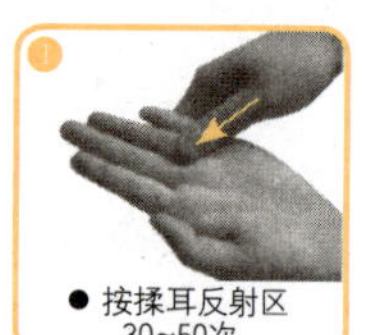

● 按揉耳反射区30~50次

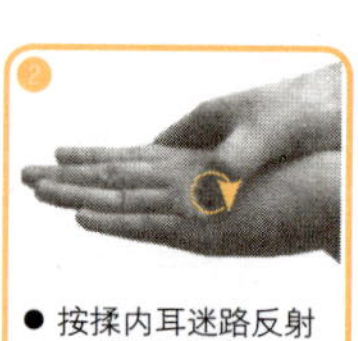

● 按揉内耳迷路反射区30~50次

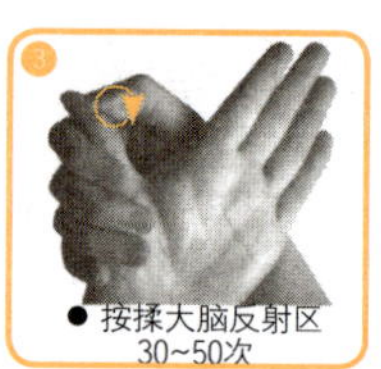
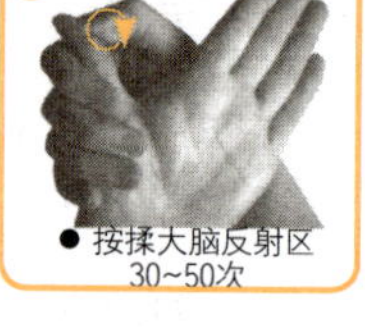

● 按揉大脑反射区30~50次

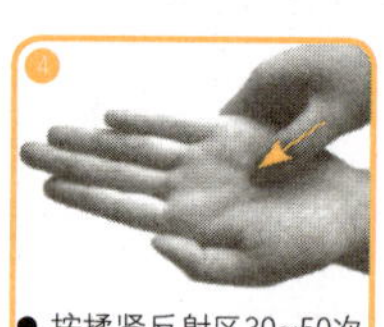
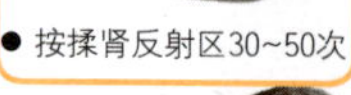

● 按揉肾反射区30~50次

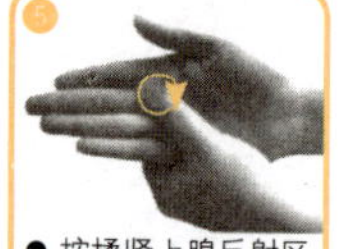

● 按揉肾上腺反射区30~50次

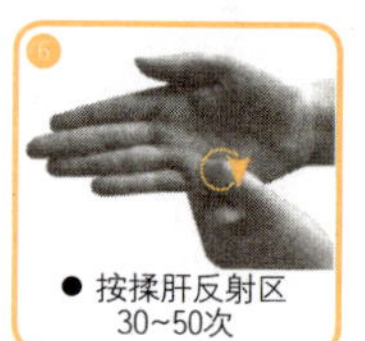

● 按揉肝反射区30~50次

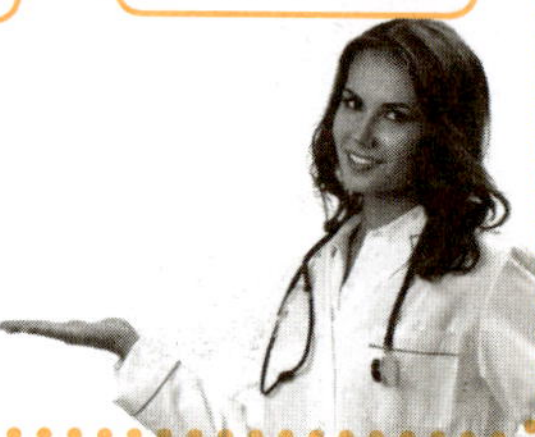

牙痛

病因病理分析

牙痛是口腔科最常见的症状之一。牙痛可有多种原因造成，龋齿是疼痛最常见的原因，其他非龋齿性疾病也可导致牙痛。其病因病机为风火毒邪，滞留脉络，胃火素盛，又食辛辣厚味或风热邪毒外犯引动胃火，循经上损龈肉脉络；或肾阴不足，虚火上炎灼伤牙龈，齿失肾精荣养而引发牙痛。

临床上常见以下三种证型

①风热证：牙痛如风掣，遇风即发，得冷痛减，受热痛增，牙龈红肿，可伴发热恶寒，头痛，口渴，舌红苔白，脉浮数。

②胃火证：牙痛剧烈，牙龈肿痛甚连腮颊，伴牙龈溢脓渗血，口渴饮引，口臭便秘，舌苔黄腻，脉洪数。

③肾虚证：牙齿隐痛或微痛，时作时止，日久不愈，龈肉萎缩，牙齿浮动，伴腰酸痛，头晕眼花，舌红嫩，无浊苔，脉细数。

对症手疗

按揉舌反射区，牙痛重则使用掐法。风热证加额窦反射区；胃火证加肝、胃反射区；肾虚证加肾反射区。

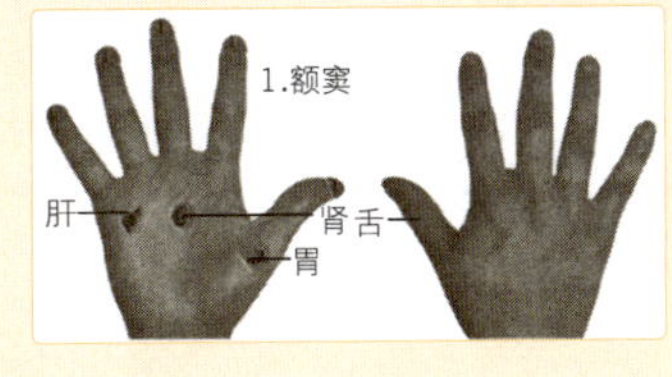

手疗流程

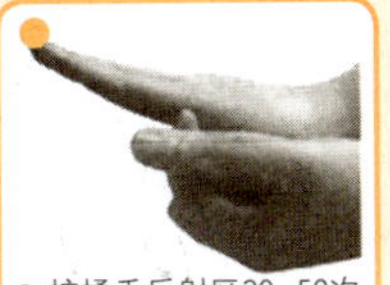

● 按揉舌反射区30~50次

辩证加减

1. 风热证：加按揉额窦反射区30~50次。
2. 胃火证：加按揉肝、胃反射区各30~50次。
3. 肾虚证：加按揉肾反射区30~50次。

近视眼

病因病理分析

近视眼也称短视眼。休息时，从无限远处来的平行光经过眼的屈光系折光之后，在视网膜之前集合成焦点，在视网膜上则结成不清楚的像。其远视力明显降低，但近视力尚正常。近视和近视眼不一样：近视是视力概念，目光短浅而已，远视力低于正常，近视力正常；近视眼是屈光概念，指一类近视性屈光不正。以眼的屈光学诊断为准。近视眼必定近视，但近视并非一定是近视眼。

其病因病机为肝肾精血不足，目失濡养，或劳伤心脾，气血亏虚，目失荣养，发为本病。

临床常见以下两种证型

①肝肾亏虚：视近尚清，视远模糊，不耐久视，眼前黑花，头晕耳鸣，失眠多梦，腰膝酸软，舌红少苔，脉细数。

②心脾两虚：视物能近怯远，面色少华，心悸气短，食少便溏，舌淡，脉细弱。

对症手疗

按揉眼、大脑、额窦反射区；肝肾亏虚加肝、肾反射区；心脾两虚加心、脾反射区。操作时令患者闭目，意念眼球上下左右转动。

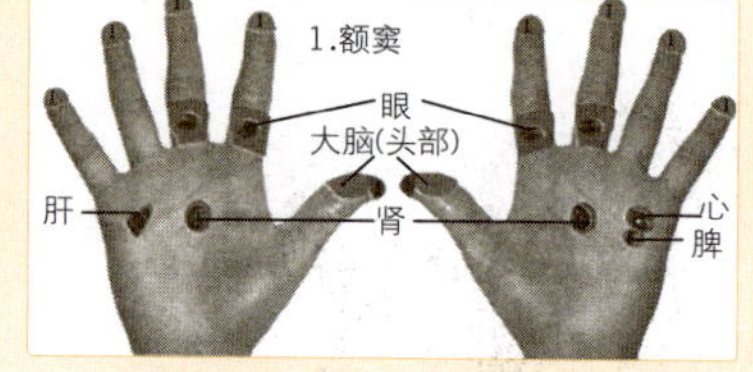

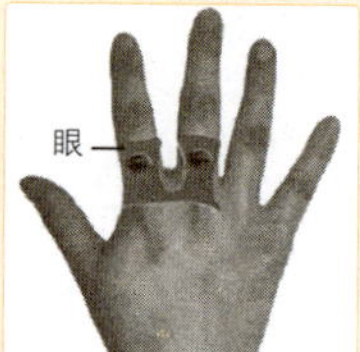

手疗流程

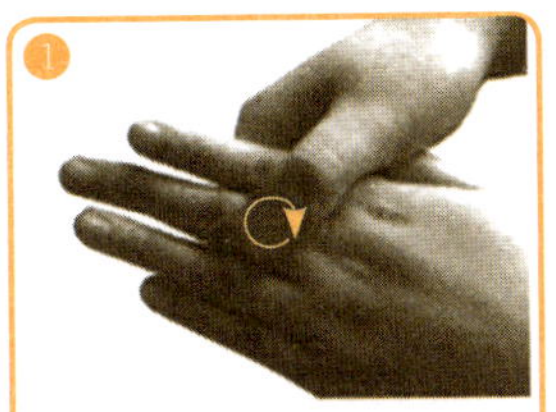
● 按揉眼反射区30~50次

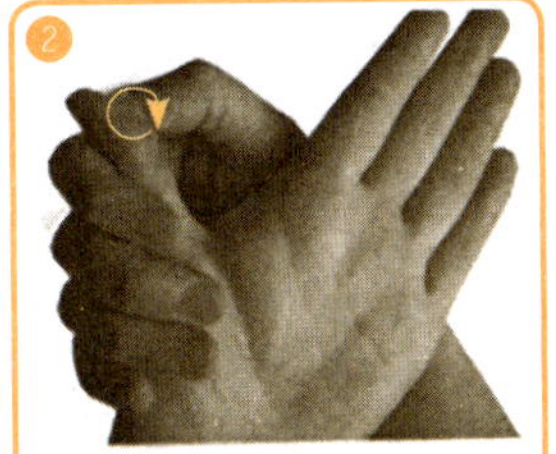
● 按揉大脑反射区30~50次

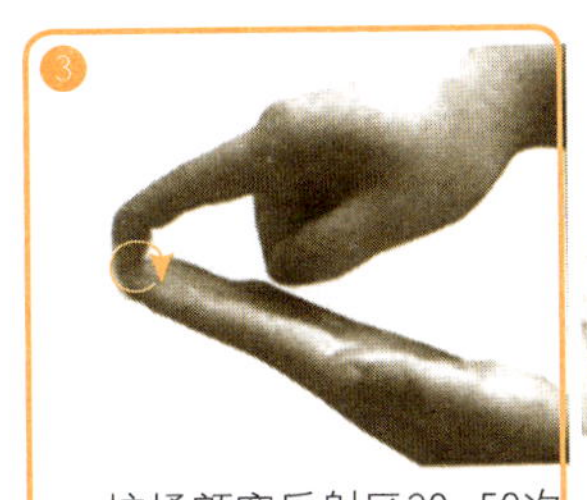
● 按揉额窦反射区30~50次

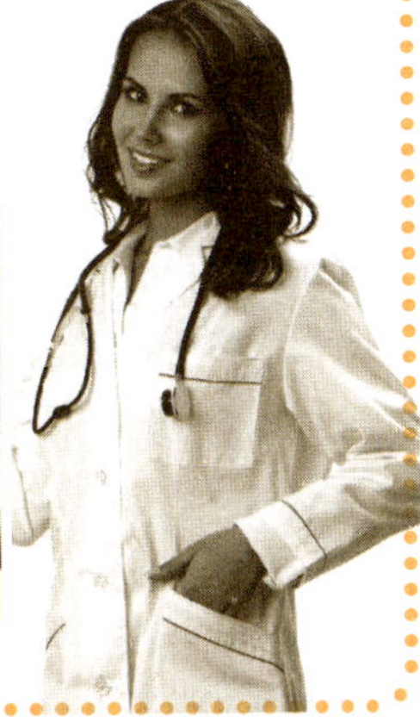

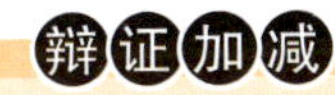

辩证加减

① 肝肾亏虚：加按揉肝、肾反射区各30～50次。

② 心脾两虚：加按揉心、脾反射区各30～50次。

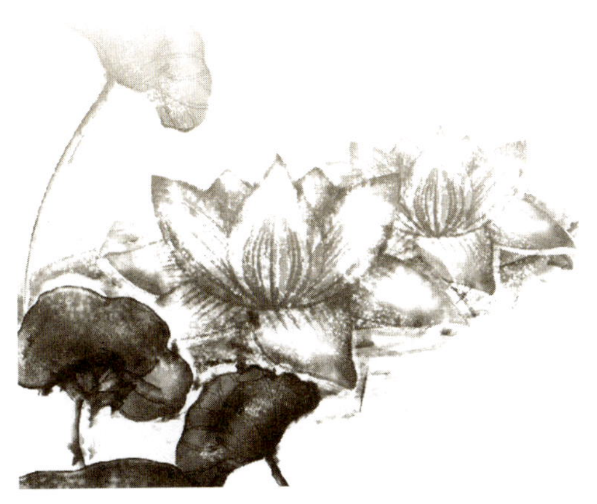

白内障

病因病理分析

白内障是由于新陈代谢或其他原因发生晶体全部或部分混浊，而引起视力障碍的眼病，中医属圆翳内障。

现代医学认为，老化、遗传、代谢异常、外伤、辐射、中毒和局部营养不良等可引起晶状体囊膜损伤，使其渗透性增加，丧失屏障作用，或导致晶状体代谢紊乱，使晶状体蛋白发生变性，形成混浊。

其症状体征为双侧性，但两眼发病可有先后，视力进行性减退，有时在光亮的背景下可以看到固定的黑点，由于晶体不同部位屈光力变化，可有多视，单眼复视，近视度增加，临床上将老年性白内障分为皮质性，核性和囊下三种类型。

看手诊病

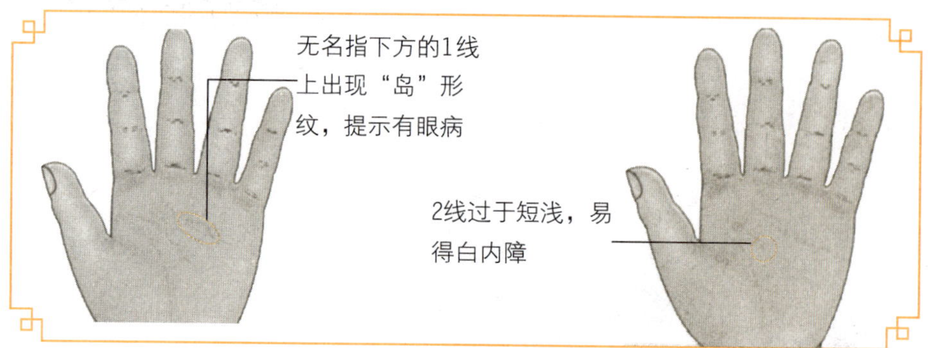

对症手疗

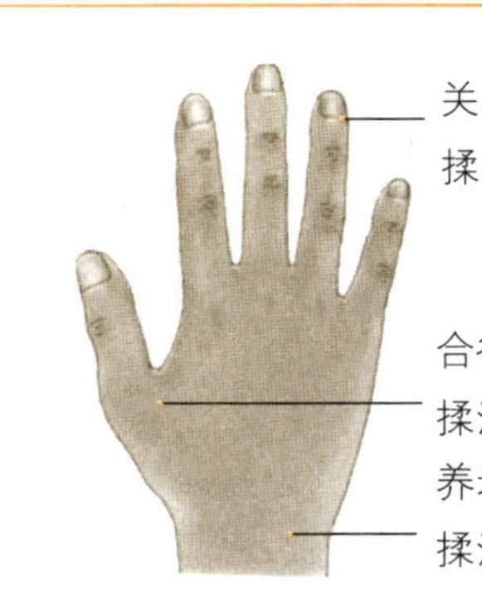

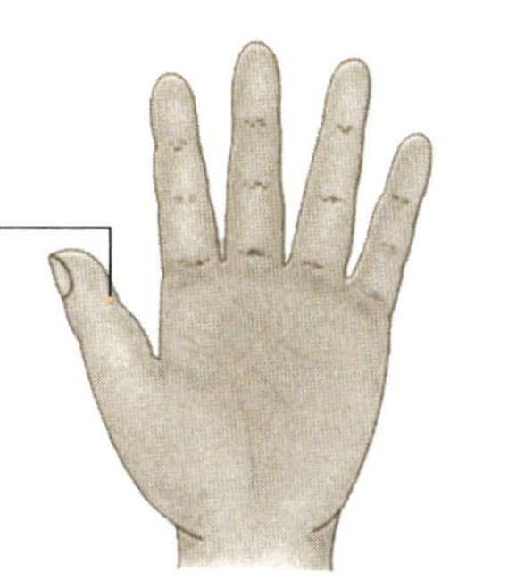

手疗流程

手疗部位	步骤	选穴	方法
手背	第一步	合谷	揉法20次
	第二步	养老	揉法20次
	第三步	关冲	揉法20次
手心	第四步	眼点	揉法20次

对症食疗

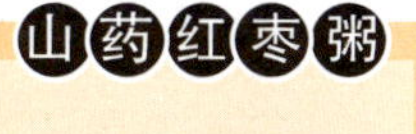

材料：山药60克，大枣30克，粳米100克。

步骤：将山药切成颗粒，与大枣、粳米共煮成粥，粥成后加糖调味即可，分两次食用。

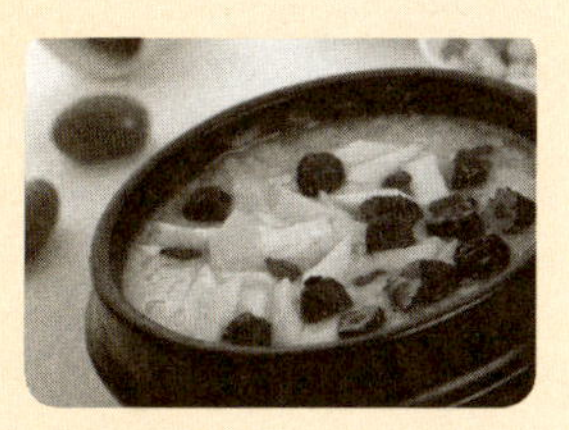

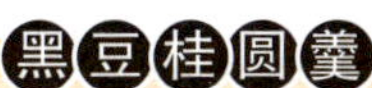

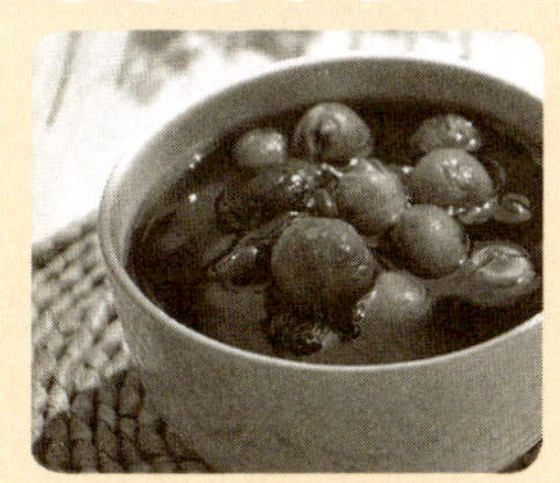

材料：黑豆30克，桂圆15克。

步骤：将黑豆、桂圆洗净，加适量水一起以小火炖煮，至豆熟后即可服食。

青光眼

病因病理分析

因青光眼患者瞳孔多少带有青绿色，故有此名。青光眼是一种以眼内压增高且伴有角膜周围充血，瞳孔散大、视力急剧减退、头痛、恶心呕吐等为主要表现的眼痛。

原发性青光眼患者一般存在眼球小、眼轴短、远视、前房浅等解剖因素。如果再加上情绪波动、过久地在光线较暗的地方停留、低头阅读时间过长等，就可能诱发青光眼。继发性青光眼多由于外伤、炎症、出血、肿瘤等，破坏了房角的结构，使房水排出受阻而导致眼压升高而引起。

本病病因多因悲郁暴怒等情志内伤所诱发，而劳倦，特别是劳瞻竭视亦是重要原因之一，此外，尚与外感风寒之邪有关。其病机有以下几个方面：风热上扰；肝邪气逆；肝肾阴虚；肝邪脾虚。

看手诊病

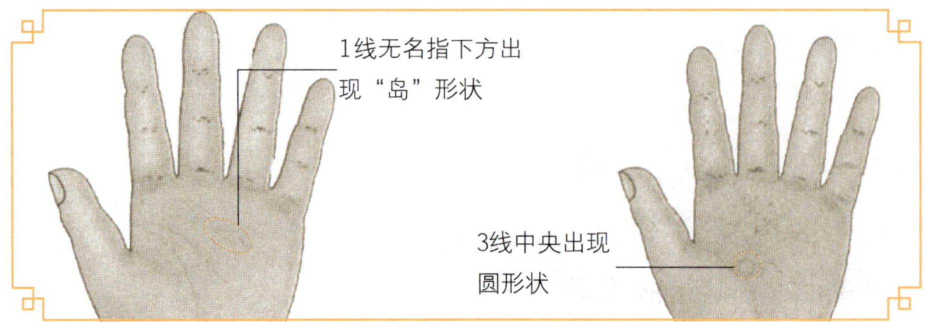

对症手疗

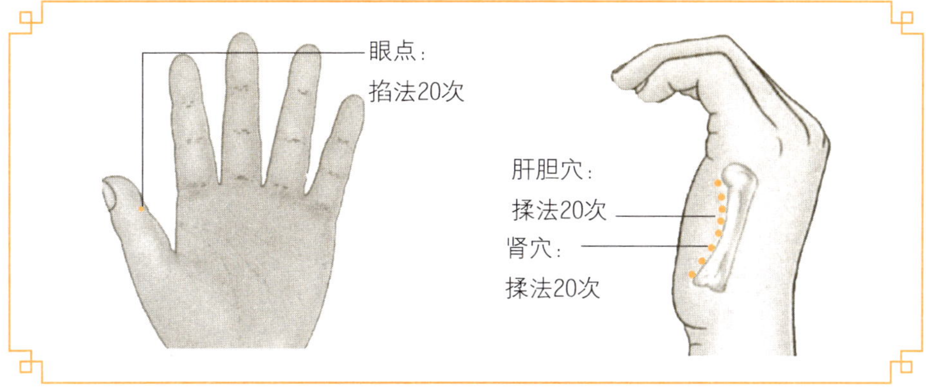

手疗流程

手疗部位	步骤	选穴	方法
手心	第一步	眼点	掐法20次
手侧	第二步	肝胆穴	揉法20次
	第三步	肾穴	揉法20次

对症食疗

桂圆红枣汤

材料： 桂圆肉20克，红枣20枚。

步骤： 将桂圆肉、红枣同煮成汤。每日1剂。

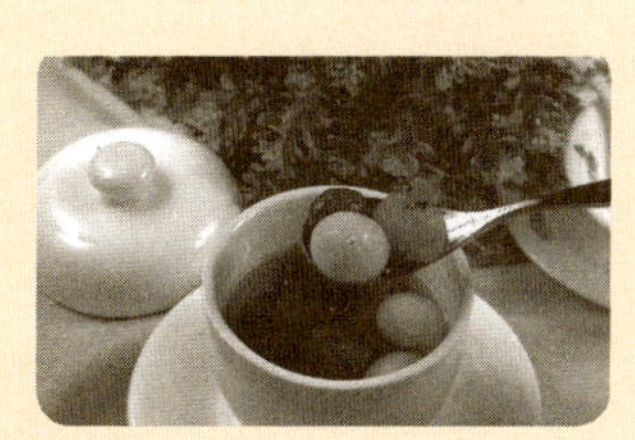

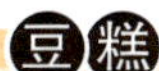

豆糕

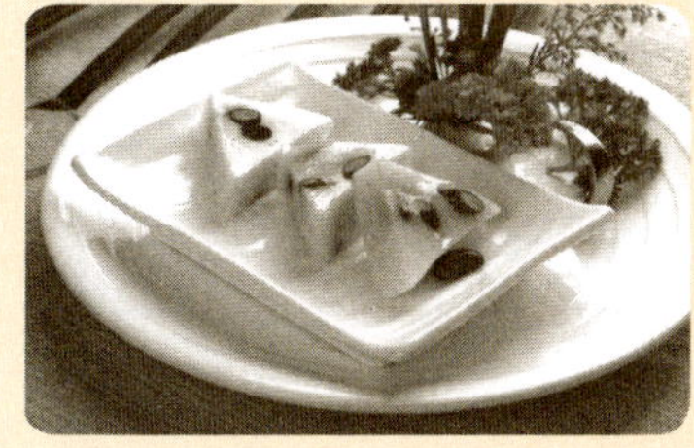

材料： 扁豆35克，豌豆35克，米粉250克。

步骤： 把扁豆、豌豆磨成粉，放入米粉，做成一定形状，蒸为豆糕，分次食用。

急性结膜炎

病因病理分析

急性结膜炎是因为结膜经常与外界接触，受到外界的各种刺激和感染而引起的疾病。常见的自觉症状有异物感、烧灼感、痒感、怕光、流泪等。

这是一种过敏性、季节性、反复发作的双眼性结膜炎症，可有混合感染和原因不明者，也可能与感冒和疹病伴同存在，也可由风、粉尘、烟和其他类型的空气污染、电弧、太阳灯的强紫外光和积雪反射的刺激引起。

根据临床表现，本病可分为两种证型：1)风热证：起病急，两眼同时或先后发作，白睛发红，灼热，疼痛，充血，发痒，有黄白色分泌物，眼干涩，有异物感，流泪作痛，羞明怕光，苔薄白，舌尖红，脉浮数。2)火毒证：眼白睛呈一片鲜红色，甚至可见小出血点，眼睑红肿明显，灼热疼痛，有大量黄稠的分泌物，能粘住睫毛而不能睁眼，头痛，羞明怕光，并可出现口渴，便秘，尿黄，舌红，苔黄，脉数。治宜清热解毒，凉血活血。

看手诊病

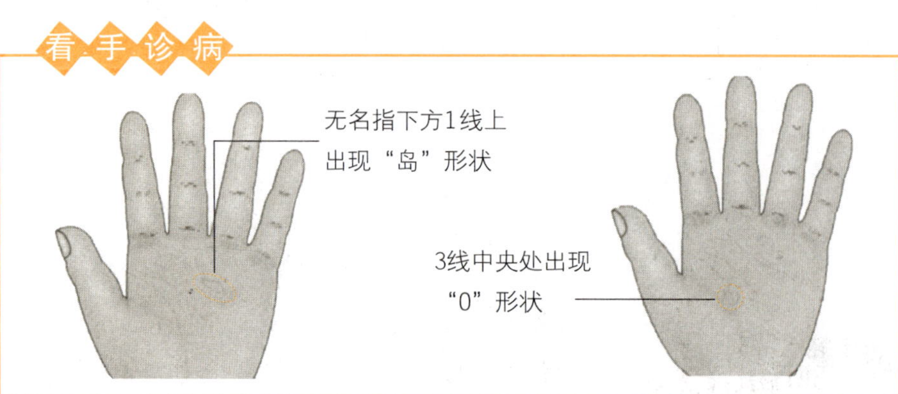

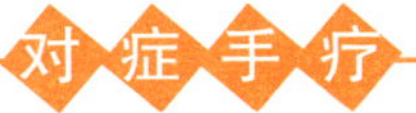

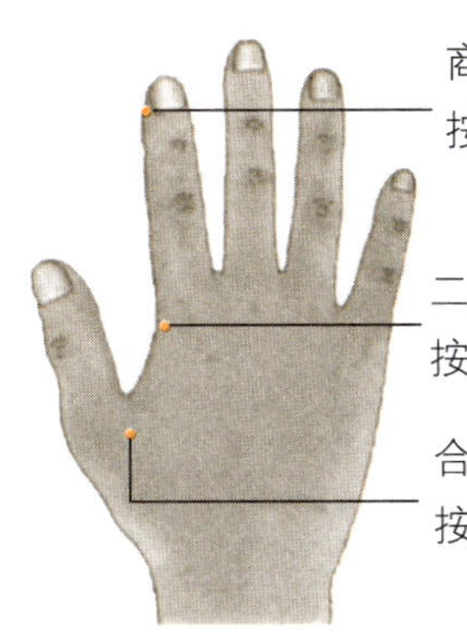

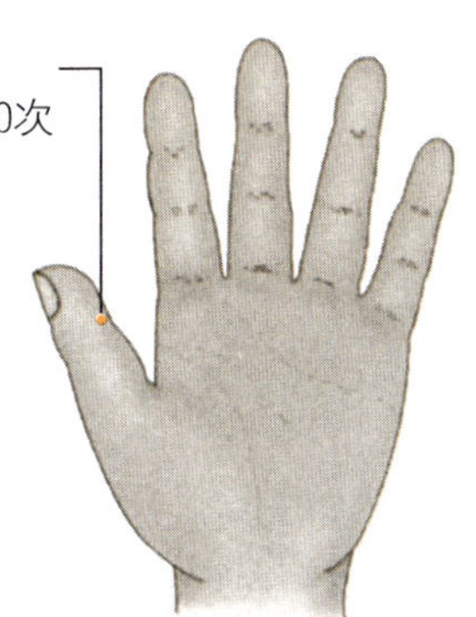

手疗流程

手疗部位	步骤	选穴	方法
手背	第一步	合　谷	按法20次
	第二步	二　间	按法20次
	第三步	商　阳	按法20次
手心	第四步	眼　点	揉法20次

对症食疗

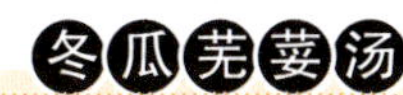

冬瓜芫荽汤

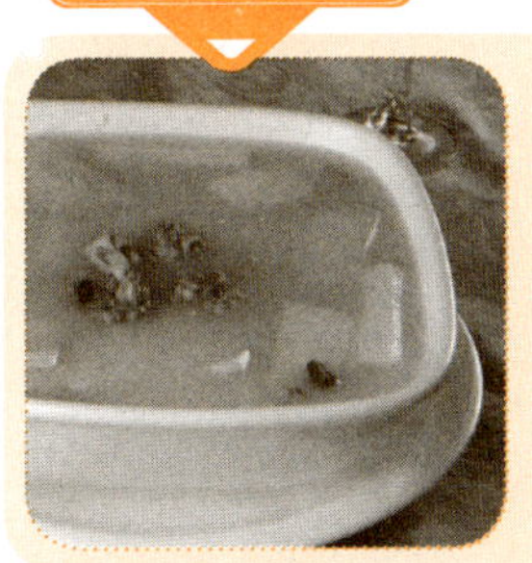

材料： 冬瓜200克，芫荽10克，葱少许，调料适量。

步骤： 先将冬瓜去尽青皮及瓤子，切成薄片，油炒，后入葱、姜等调料，加水煮沸至熟，出锅时加入芫荽佐餐。

凉拌西瓜皮

材料： 西瓜皮200克，盐、味精、葱、姜适量。

步骤： 西瓜皮削去绿衣，洗净，切丝，加入调料，拌匀后佐餐食用。

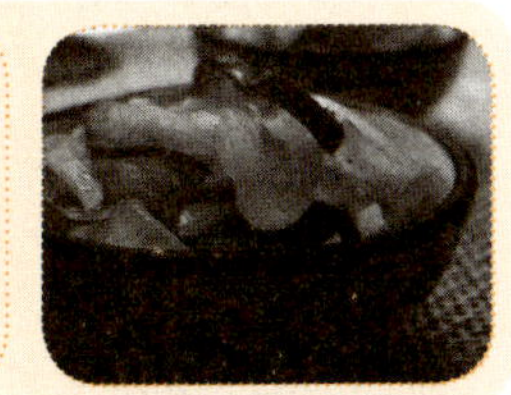

瘾疹（荨麻疹）

病因病理分析

本病是以身体瘙痒，继之出现红斑隆起，形如豆瓣，堆累成片，发无定处，忽隐忽现，退后不留痕迹为特征的皮肤病。又称为风疹，俗称风疙瘩。本病总因禀赋不佳，人体对某些物质过敏所致。可因外界冷热刺激，或为食物、药物、生物制品、病灶感染、肠寄生虫或精神刺激等因素而诱发。

①风热犯表：风团色鲜红，灼热剧痒，遇热加重，伴发热恶寒、咽喉肿痛，苔薄黄，脉浮数。

②风寒束表：皮疹色白，遇风寒加重，得暖则减，恶寒，口不渴，舌淡，苔薄白，脉浮紧。

③肠胃实热：皮疹色红，成块成片，伴脘腹疼痛、恶心呕吐、便秘或泄泻，苔黄腻，脉滑数。

④血虚风燥：皮疹反复发作，迁延日久，午后或夜间加剧，伴心烦少寐、口干、手足心热，舌红，少苔，脉细数无力。

对症手疗

摩擦热双手掌，按揉肾上腺、上身淋巴结、下身淋巴结反射区；风热犯表、风寒束表加肺反射区；肠胃实热加脾、胃、肠反射区；血虚风燥加肝、肾反射区。

对症手疗

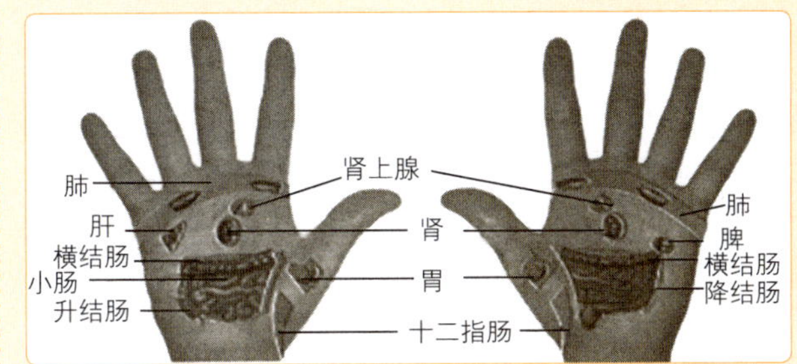

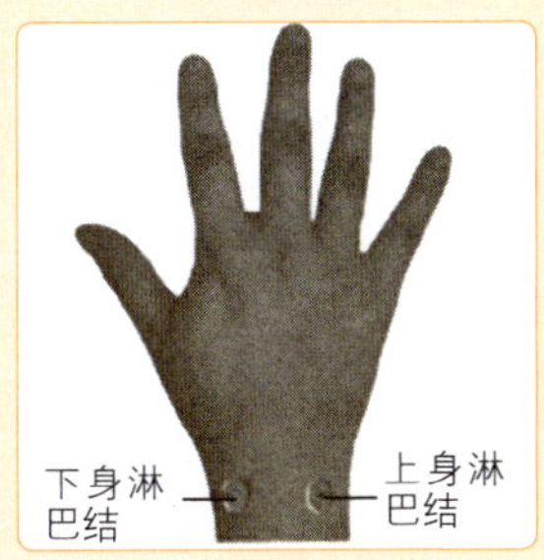

手疗流程

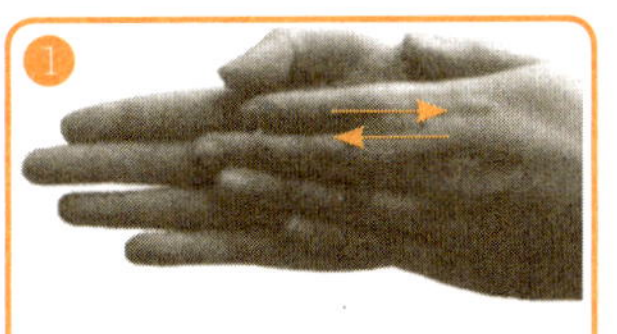

① 用力摩擦手掌，揉搓手掌心至温热

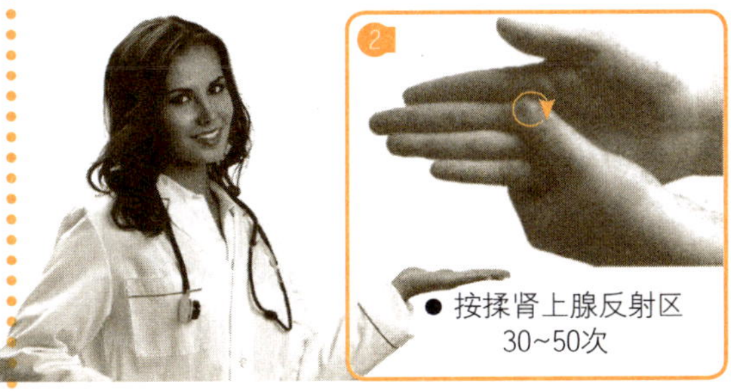

② 按揉肾上腺反射区30~50次

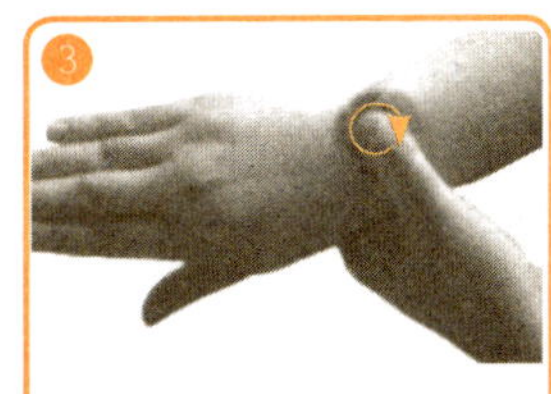

③ 按揉上身淋巴结、下身淋巴结反射区30~50次

辩证加减

1. 风热犯表、风寒束表：加按揉肺反射区30～50次。
2. 肠胃实热：加按揉脾、胃、肠反射区各30～50次。
3. 血虚风燥：加按揉肝、肾反射区各30～50次。

银屑病

病因病理分析

银屑病又称牛皮癣，中医又名“白疕”，是一种以皮肤出现红斑及伴有闪光的银白色脱屑为主要症状的皮肤病。这种疾病很常见而且易于复发，目前没有一种可以彻底根治此病的方法。按照临床表现，此病可以分为寻常型、红皮型等，其中以寻常型最为常见。

其特征性损害为红色丘疹或斑块上覆有多层银白色鳞屑，好发于四肢伸侧、头皮和背部，严重皮损可泛发全身，并可出现高热、脓疱、红皮病样改变以及全身大小关节病变。本病与祖国医学文献中记载的“风”“蛇虱”相类似。如《医宗金鉴》记载：“此证俗名蛇虱，生于皮肤，形如疹疥，色白而痒，搔起白皮。”，又如《外科证治全书》记载：“白疕(一名疕风)，皮肤燥痒起如疹疥而色白，搔之屑起，渐至肢体枯燥，坼裂血出痛楚”。银屑病患者的病情多因风、热之邪结果于机体而引起邪气聚结则气血失畅，气血不畅则皮肤失于濡养，此外还由于营血亏耗，生风化燥，更兼风寒外袭，营血失调，这些因素均能导致经络阻隔，气血凝滞而成本病。

看手诊病

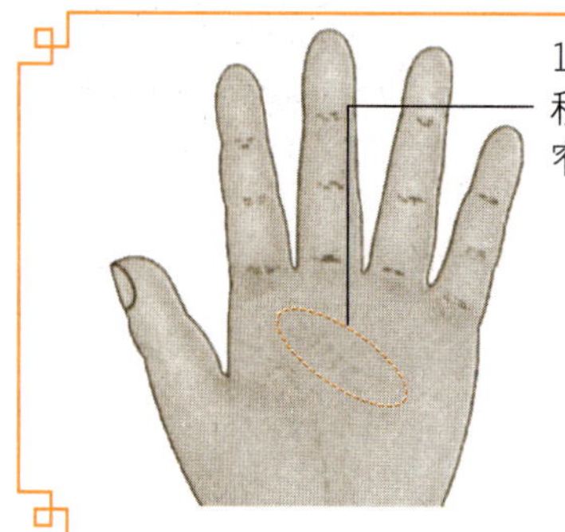

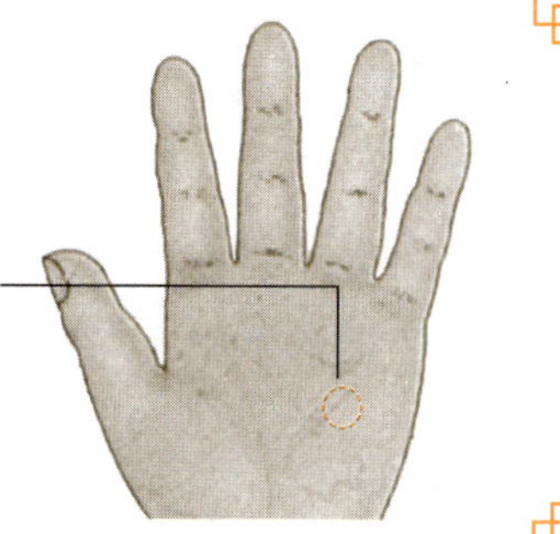

对症手疗

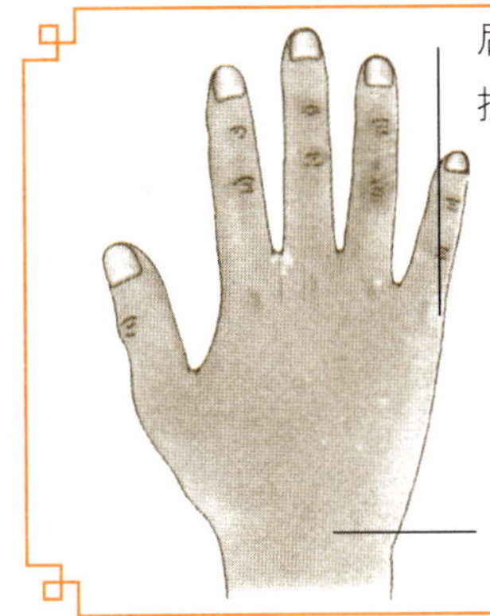

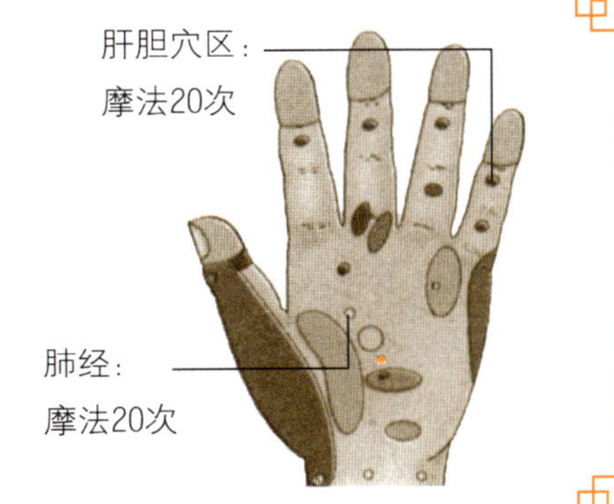

手疗流程

手疗部位	步骤	选穴	方法
手背	第一步	阳　池	按法20次
	第二步	后　溪	按法20次
手心	第三步	肺　经	推法20次
	第四步	肝胆穴区	摩法20次

对症食疗

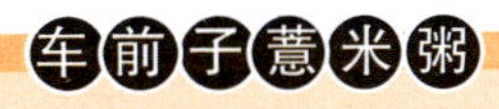

材料： 车前子15克，蚕沙9克，薏米30克，白糖5克。

步骤： 将车前子和蚕沙分别装入棉布袋内，扎紧袋口放入锅内，加水烧开半小时。取出布袋，加入薏米煮粥，快熟时用白糖调匀，即可食用。每天进食1次，10天为1个疗程。此粥能清热解毒，活血通络，祛风利湿。

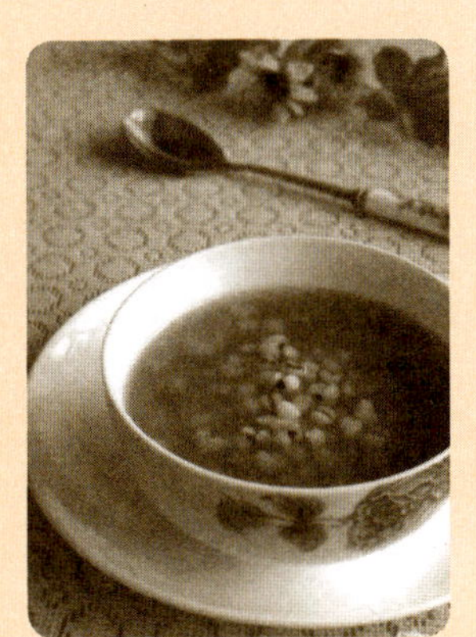

湿　疹

病因病理分析

湿疹是最常见的一种急性或慢性的炎性皮肤病，主要表现为剧烈瘙痒、皮损多形性、对称分布、有渗出倾向、慢性病程、易反复发作等，任何年龄、任何部位都可能发生。有过敏体质的多发，婴幼儿的发病率高于成年人。湿疹的病因尚不十分清楚，一般认为与过敏或神经功能障碍等多种内外因素有关。

外因主要包括染料、药物、油漆、肥皂、洗衣粉、化妆品等各种化学物质的刺激，日光、紫外线、寒冷、炎热、干燥、潮湿，以及动物皮毛、羽绒、玻璃丝等物质的物理刺激也可引起湿疹。胃肠功能紊乱、肠寄生虫病、精神紧张、慢性酒精中毒，新陈代谢障碍、内分泌功能失调等慢性疾病或者精神变化、失眠、疲劳等情绪因素都可引起湿疹。

祖国医学认为湿疹是由于禀性不耐，风热内蕴，外感风邪，风湿热邪相搏，浸淫肌肤而成。其中“湿”是主要原因。

看手诊病

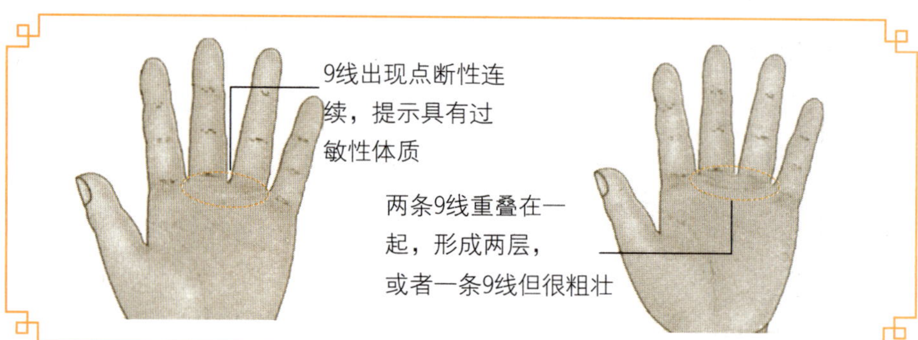

对症手疗

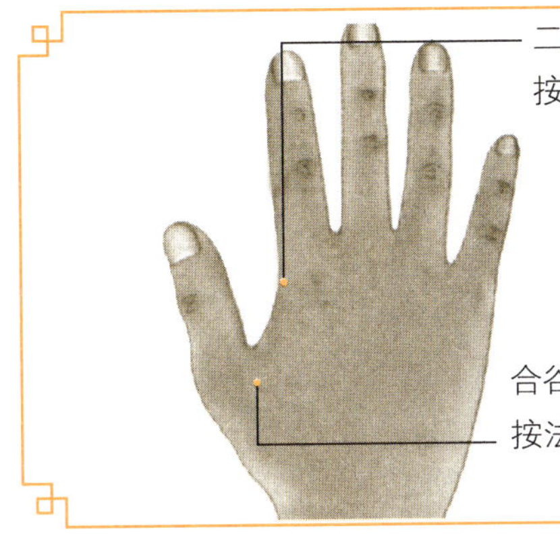

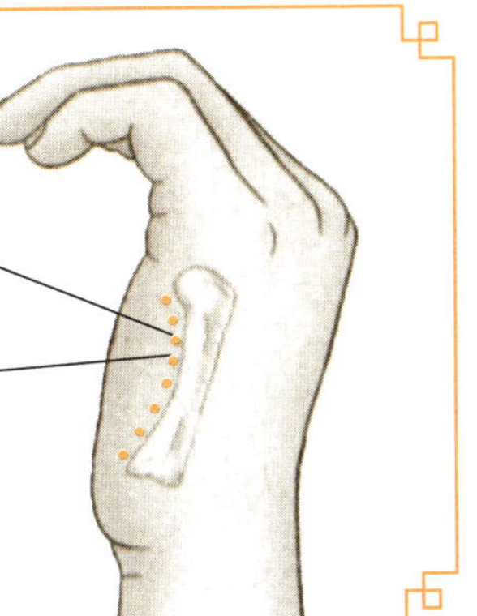

手疗流程

手疗部位	步骤	选穴	方法
手背	第一步	合　谷	按法20次
	第二步	二　间	按法20次
手侧	第三步	肝胆穴	按法20次
	第四步	心肺穴	按法20次

对症食疗

茅根苡仁粥

材料： 鲜茅根30克，生苡仁300克。

步骤： 先把茅根煮20分钟，去渣取汁，放入生苡仁煮成粥。可佐餐食用。

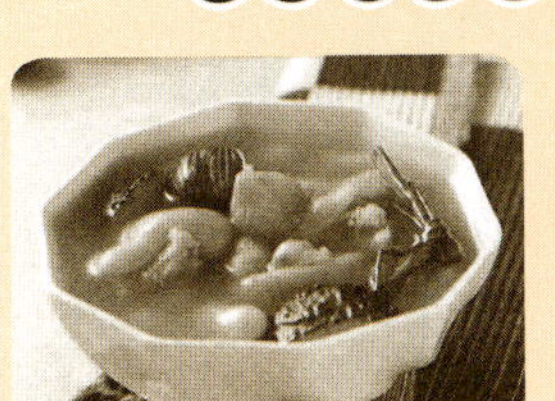

苡仁绿豆粥

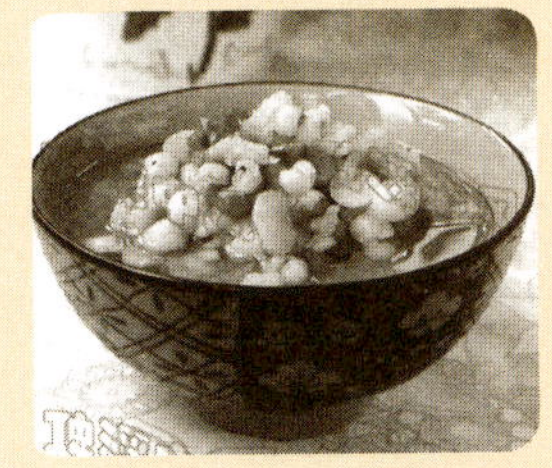

材料： 绿豆50克，薏苡仁50克。

步骤： 绿豆和薏苡仁放入锅中，加水煮粥。可佐餐食用，具有清热利湿的功效。

过敏性鼻炎

病因病理分析

过敏性鼻炎又称变态反应性鼻炎，是一些特殊体质的人接触某些物质后所发生的异常反应。中医学称鼻鼽。据调查，其发病率是全部鼻病患者的40.5%，可发生于任何年龄，不分性别，但青年人多见，可呈长年性发作或季节性发作，或在气候突变和异气异物刺激时发作。

本病临床常分为常年性变应性鼻炎和季节性变应性鼻炎，后者又称为“花粉症”。虽然变应性鼻炎不是一种严重疾病，但可以影响患者的日常生活、学习以及工作效率，并且造成经济上的沉重负担，可诱发支气管哮喘、鼻窦炎、鼻息肉、中耳炎等，或与变应性结膜炎同时发生。

本病的发生，内因多为脏腑功能失调，外因多为感受风寒，异气之邪侵袭鼻窍而致。1)肺气虚弱，会引起卫外功能不足，卫表不固，腠理疏松，风寒之邪则易乘虚而入，肺受寒邪，肺气不得通调，鼻为肺窍，肺气不宣，鼻窍不利，而致鼻鼽。2)可导致肺气不足，肺失宣降，则津液停聚，使寒湿久凝鼻部而致病。3)肾气亏虚。肾虚者，鼻鼽多为长年性，鼻痒不适，喷嚏连连，时间较长。肾的阳气不足，寒水上泛，则致鼻流清涕不止。

看手诊病

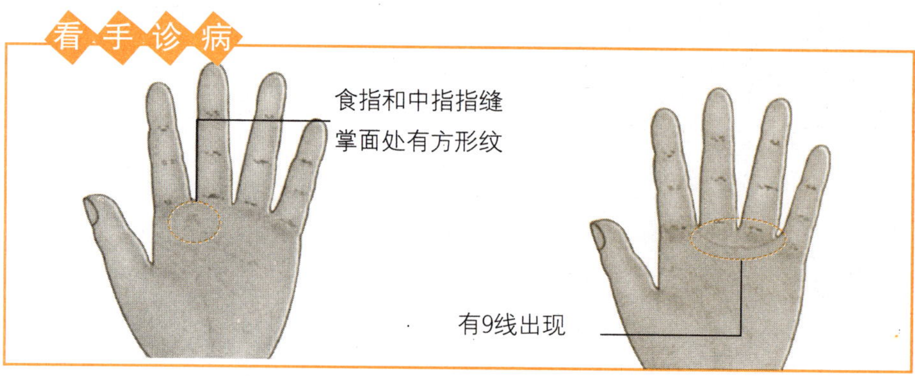

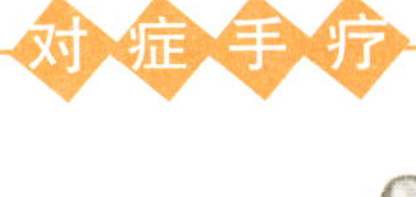

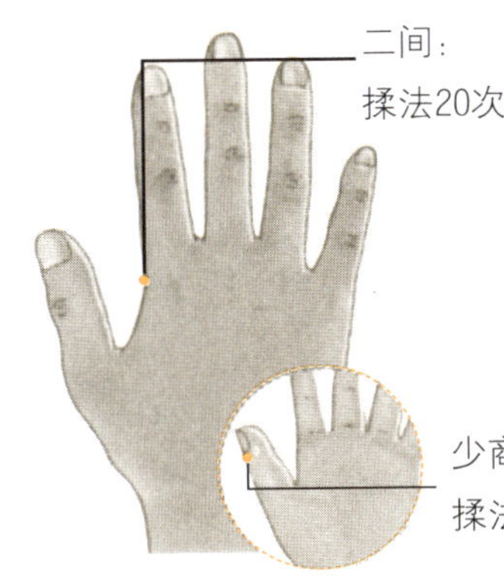

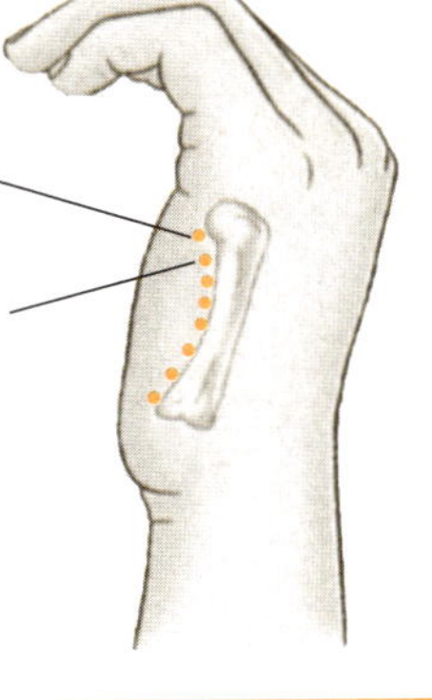

手疗流程

手疗部位	步骤	选穴	方法
手背	第一步	二 间	揉法20次
手心	第二步	少 商	揉法20次
手侧	第三步	头 穴	揉法20次
	第四步	颈肩穴	揉法20次

对症食疗

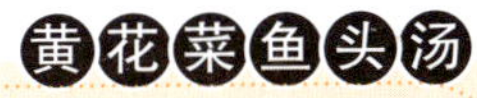

黄花菜鱼头汤

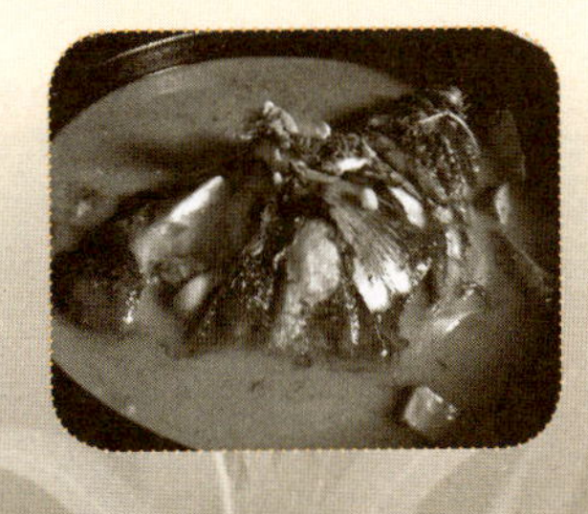

材料： 胖头鱼鱼头100克，大枣15克，黄花菜15克，白芷8克，苍耳子6克，白术8克，生姜、盐各适量。

步骤： 鱼头洗净，锅内放油，烧热后把鱼头两面稍微煎一下。将鱼头、大枣（去核）、黄花菜等放入沙锅中，加500毫升水，以文火炖煮2小时，再加调料即可。

下篇
足部对症按摩

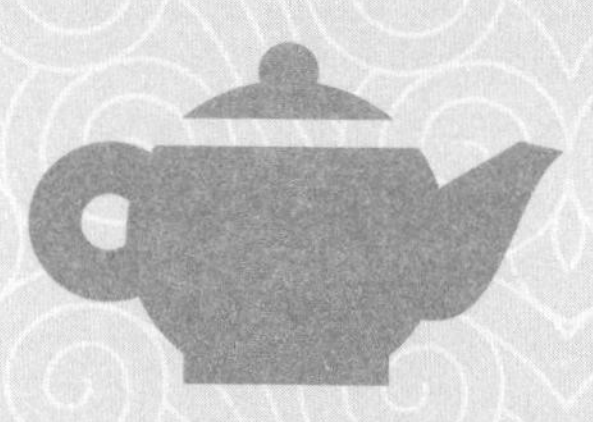

第二章 足疗常识

第一节 足疗概述

中国足疗源远流长，早在《春秋》《礼记》中就记载了以中草药煎汤熏、浸泡的“熏、蒸、浸、泡”疗法。“足是人之根，足疗治全身”，古时候神医扁鹊根据人们的生活习惯，发现了用中草药热水泡脚的祛病方法，据说这就是中药浴足、足疗的前身。足疗法早在唐代以前就已出现。唐宋以后，虽被排斥于正统医学之外，但医书中仍有记载，如宋《圣济总录·神仙导引》云：“以手扳脚梢，闭气取太冲之气”。清末，逐渐流传到欧美等国家，被称做反射疗法或区域疗法。足疗法是通过手法作用于足位体表的特定部位，以调节机体的生理、病理状况达到驱病康复的目的。

我国是足部疗法起源最早的国家。早在几千年前，我国就有关于足部按摩的记载。据考证，当年足疗与针灸在我国为“同根生”的疗法。人之有足，如树之有根，树枯根先竭，人老足先衰证明了足部是人体经络循环中重要的组成部分，因此，祖国医学上有“上病取下，百病治足”之说，即全身许多疾病可以从足而治愈。足部与全身脏腑经络关系密切，承担身

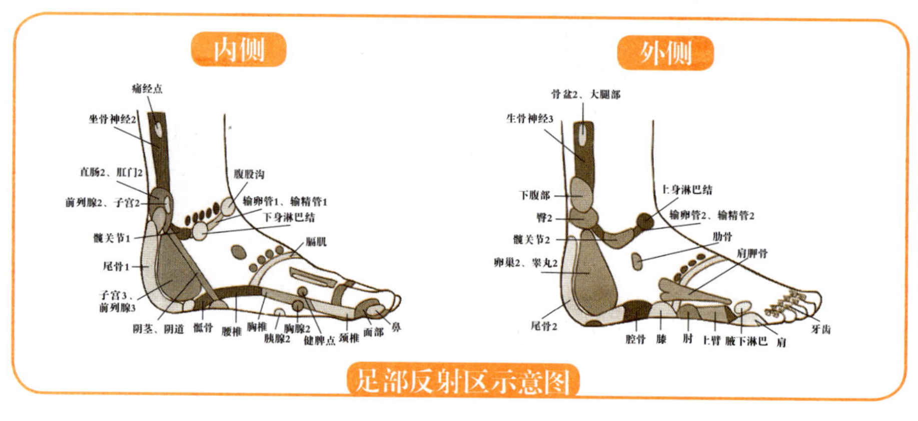

足部反射区示意图

体全部重量，故有“足是人体的第二心脏”之说。有人观察到足与整体的关系类似胎儿平卧在足掌面，头部向着足跟，臀部朝着足趾，脏腑即分布在跖面中部。根据以上原理和规律，刺激足穴可以调整人体全身功能，治疗脏腑病变。人体解剖学也表明，脚上的血管和神经比其他部位多，无数的神经末梢与头、手、身体内部各组织器官有着特殊的联系。所以，单纯对足部加以手法按摩，就能治疗许多疾病。在治疗法上，脚底按摩是刺激脚底与腿侧的点、线、带和区，而不仅仅是纯粹按摩脚底反射区，最终目的是舒经活络，松弛神经。

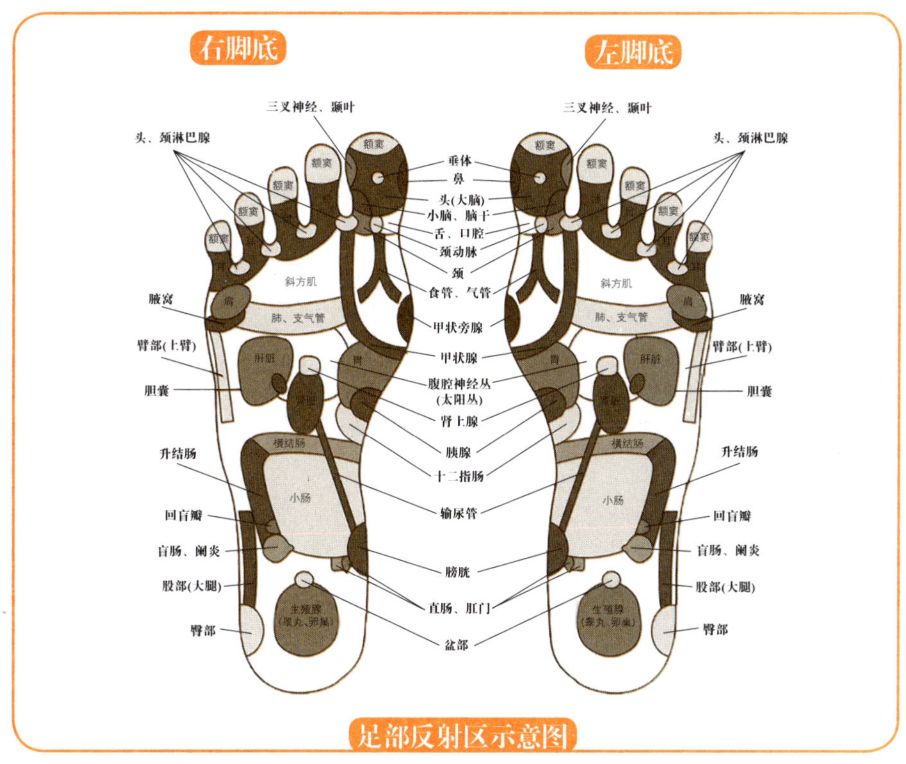

足部反射区示意图

如果说手为我们创造了一切，那么，不容否认这一切是“足”来让其实现或成为可能的。脚在人体中距心脏最远，如果脚部末梢循环产生障碍，很容易导致血液循环不畅，进而导致新陈代谢不畅、全身组织器官功能下降。进行足部按摩，可使足部的血液循环顺畅，促进全身血液循环，加速机体新陈代谢、补充营养，使机体健康、正常地运转。在人体十二经脉中有六条经脉到达足部即足三阴经（足太阴脾经、足厥阴肝经、足少阴肾经）、足三阳经（足阳明胃经、足少阳胆经、足太阳膀胱经）。通过足部按摩治疗，可以疏通经络，解除病痛，调节和恢复人体脏腑功能，使失调、病变的脏腑功能得以重新修复和调整，进而康复。

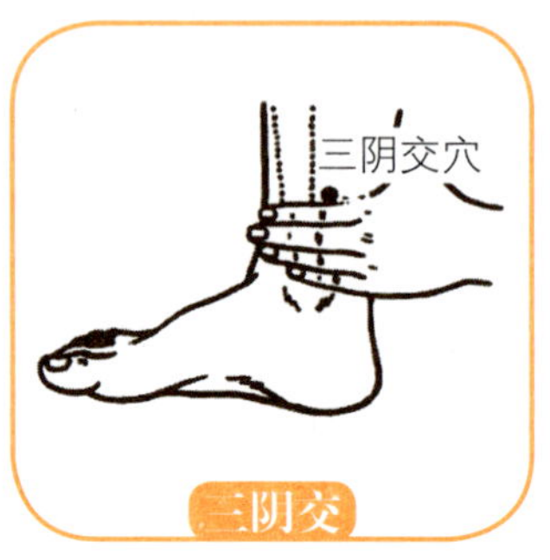

三阴交

中国足疗发展简史

约5000年前

上古黄帝时代，就有名医俞跗按摩足部治愈疾病的记载。如肝经的大敦、行间、太冲、内庭、陷谷、冲阳、解溪等等。

约3000年前

殷商年代的甲骨文显示，当时已有足部推拿按摩。

约2300年前

道家的庄子就有“真人之息以踵”的句子。

约2200年前

《黄帝内经》中曾多处提到了按摩治病的原理，得出“不通则痛，通则不痛”的疏通经络气血的治病机制。并记录“人体足部有38个穴位，认为足三阴经脉、足三阳经脉都是通过足部的循行通达至脏腑”。

公元2～3世纪

东汉名医华佗编“五禽戏”，并专门在《华佗秘笈》中以“足心道”为名解释了脚部按摩法。

公元3～4世纪

晋朝葛洪在《肘后备急方》中谈到了摩足心疗法，同时代的皇甫谧所著的《针灸甲乙经》更详细地记录了足部按摩。

公元6世纪

隋朝高僧知仕《摩河止观》中有“意守足养生”的记载。

公元13世纪

元代时，意大利人马可波罗游历中国，将足部按摩法带回欧洲传播。

清朝末年

随着外强的入侵，足疗法也被流传到欧美等国家，并被接受和发展，称为反射疗法或区域疗法。

1982年

台湾瑞士籍神父吴若石成立《国际若石健康研究会》。

20世纪末

足部按摩健康法在国内得到重视，各种学术团体成立，专门的足疗按摩院等逐渐兴起。

1991年

中国足部反射区健康法研究会正式成立。

今

足疗已作为一种劳动技能而被国家劳动和社会保障部门承认，并可颁发相应的资格证书，已经成为医疗保健行业中的一个分支，被人们接受并继续发扬光大。

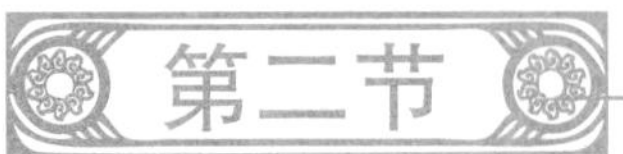

第二节 足部穴位分布

足部分布着十二正经中六条经的部分经穴，分为传统经穴和奇穴两种。足部共有传统穴位33个，奇穴74个。

经穴：经穴是指分布于十二经脉和督、任二脉的循行路线上的穴位，又称为十四经穴，经络与皮肤交会之处即是经穴所在，是腧穴的主体部分。十二经脉左右各有一条，故十二经脉上的腧穴都是左右对称，一个穴名有两个穴位；任、督二脉是“单行线”，任、督二脉上的腧穴是单穴，一个穴名只有一个穴位。经穴在《内经》上共有160个穴名，到现代已发展为361个穴名。经穴分布于十四经的循行路线上，故与经脉的关系密切。

奇穴：凡未归入十四经穴范围，有具体位置和名称的经验效穴，统称“经外奇穴”，简称“奇穴”，奇穴主治范围比较单一，多数对某些病症有特殊疗效。包括即球后、上迎香、翳明、定喘、腰宜、下志室、腰痛点、外劳宫、阑尾、胆囊、内膝眼和膝眼等48处位置的经外奇穴，已于1987年汉城会议和1989年日内瓦会议上通过。奇穴被确认的标准为：该穴位被广泛使用；该穴位须对临床有效；有很明确的解剖位置；若一个奇穴与已存在的穴位同名，必须加上一个前缀。足部的奇穴是人类长期实践总结的结果，具有十分重要的临床意义。中医认为经络是人体全身气血运行的通路，内脏若有疾病，在身体表面上的相关部位会有所表现，呈现异状。下面结合图解分别说明经穴和奇穴在足部的分布情况：

经穴

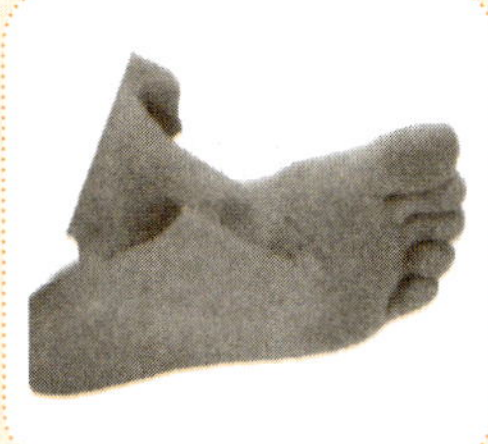

涌泉

位置：足趾跖屈时，约当足底前1/3凹陷处。

适用症：昏厥，惊风，咽喉肿痛，口干，腹泻，足干裂，休克，高血压，脑卒中，中暑，失眠，心悸，晕眩，头顶痛，小便不利，大便闭结。

然谷

位置：足内侧缘，足舟骨粗隆前下缘凹陷中。

适用症：月经不调，咳血，遗精，阴部瘙痒，消渴，失音不语，咳痰带血，小儿惊风，足背肿痛。

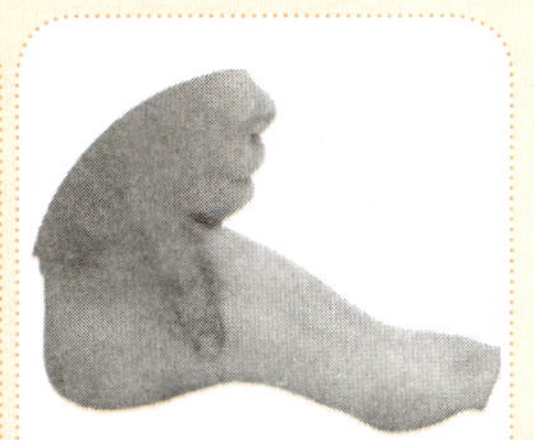

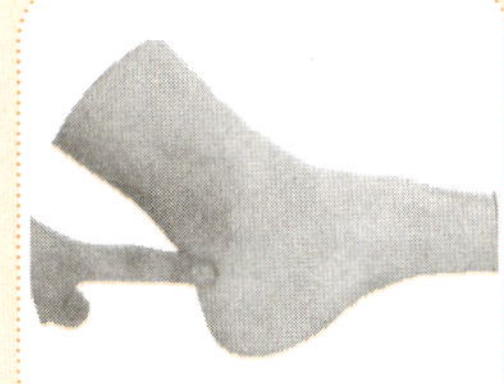

大钟

位置：太溪穴下0.5寸稍后，跟腱内缘处。

适用症：小便不利，便秘，足跟痛，痴呆，咯血，气喘，牙痛，月经不调，腰神经痛。

太溪

位置：在足内侧内踝与跟腱之间凹陷中。

适用症：牙痛，耳鸣，消渴，咽肿痛，咯血，月经不调，腰痛，尿频，失眠，哮喘，遗精，阳痿，膀胱炎。

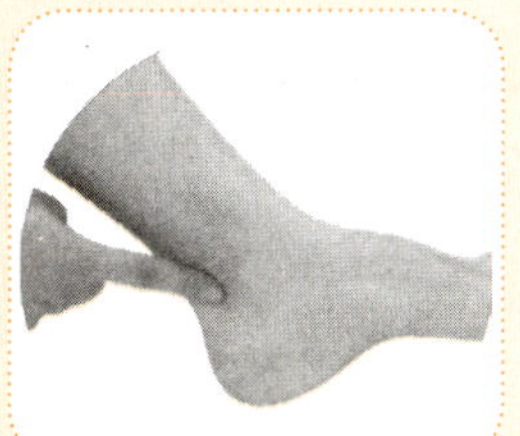

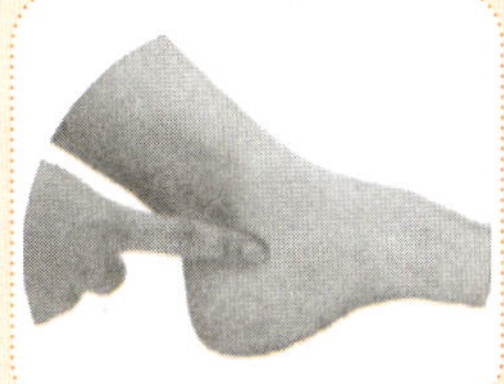

照海

位置：内踝高点正下缘凹陷中。

适用症：咽干，月经不调，阴挺，带下，癃闭，失眠，癫痫病，尿频。

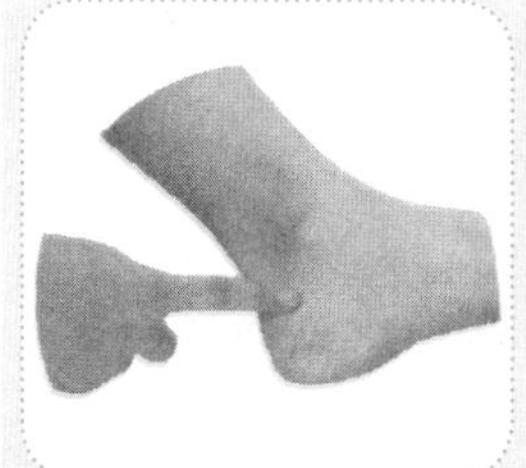

水泉

位置： 太溪穴直下1寸，跟骨结节之内侧上缘，即太溪穴直下1寸处。

适用症： 近视，月经不调，痛经，阴挺，小便不利。

大都

位置： 足大趾内侧，第一跖趾关节前下方，赤白肉际处。

适用症： 腹胀，胃病，呕吐，腹泻，热病汗不出，胸满。

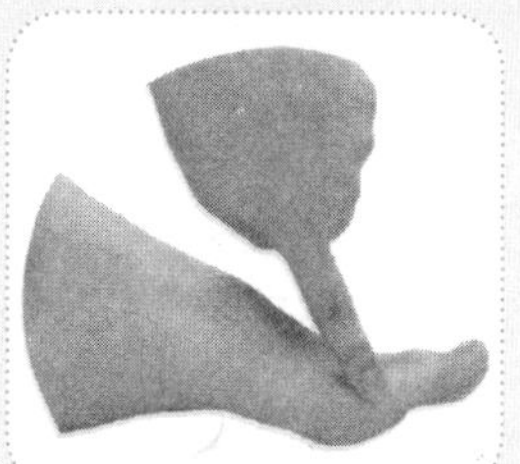

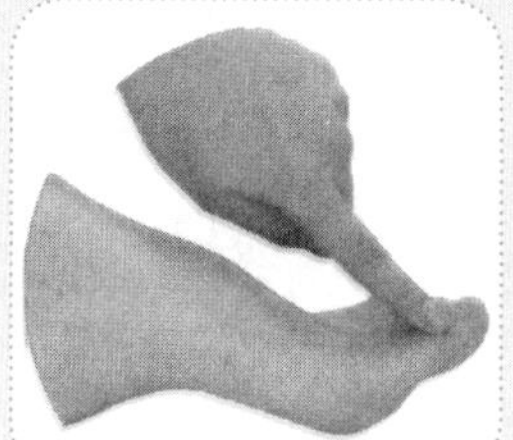

隐白

位置： 足大趾内侧趾甲角旁约0.1寸。

适用症： 腹满，月经过多，癫狂，急性肠炎，消化道出血，惊风，失眠多梦等。

公孙

位置： 第1跖骨基底部的前下方，赤白肉际处。

适用症： 胃痛，呕吐，消化不良，腹痛，腹泻，痢疾，癫痫，心烦失眠。

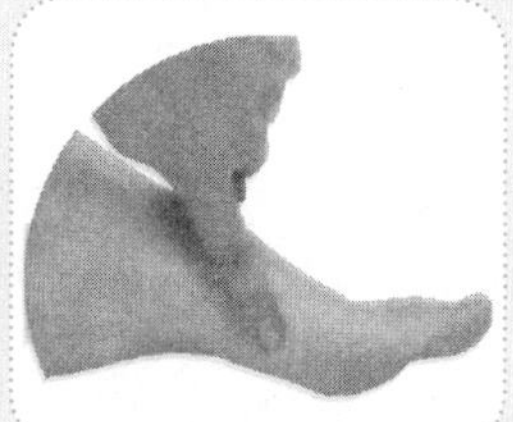

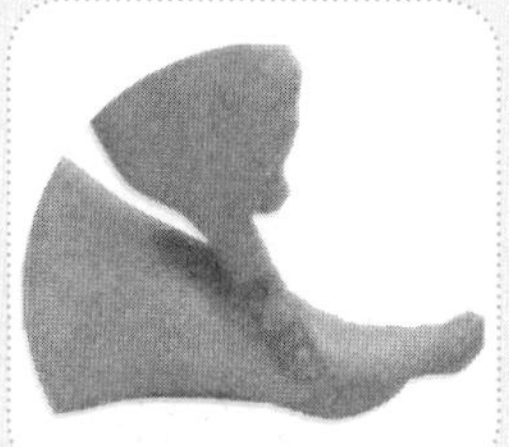

太白

位置： 第1跖骨小头后缘，赤白肉际凹陷处。

适用症： 腹胀，胃痛，呕吐，腹泻，身重，食后不化，胸胁胀满，腹鸣，痢疾，便秘，下肢神经痛及麻痹，腰股酸痛。

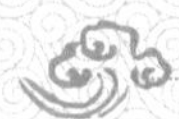

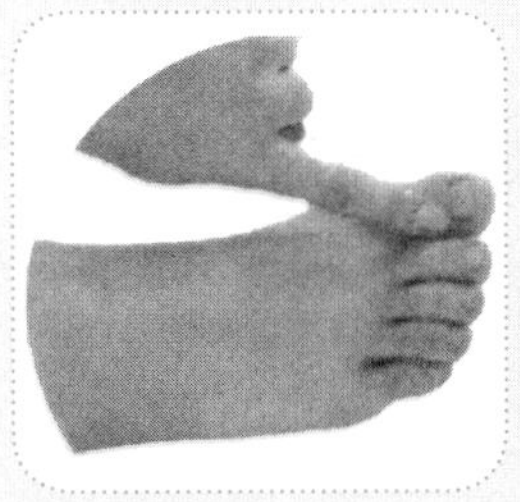

大敦

位置：足大趾外侧趾甲角旁约0.1寸。

适用症：疝气，目赤肿痛，崩漏，阴挺，遗尿，阴囊湿疹，子宫脱垂，月经不调，大便不通等。

商丘

位置：内踝前下方凹陷中，舟骨结节与内踝连线的中点处。

适用症：腹胀，腹泻，黄疸，饮食不化，足踝痛。

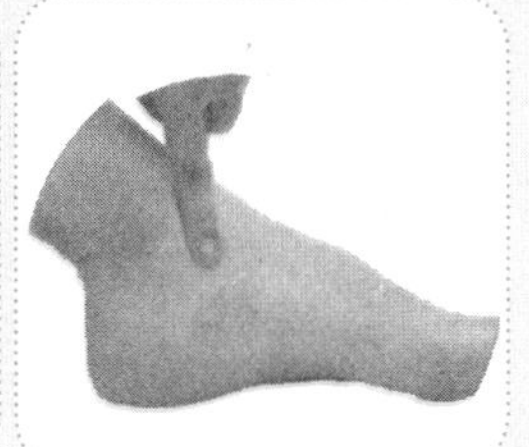

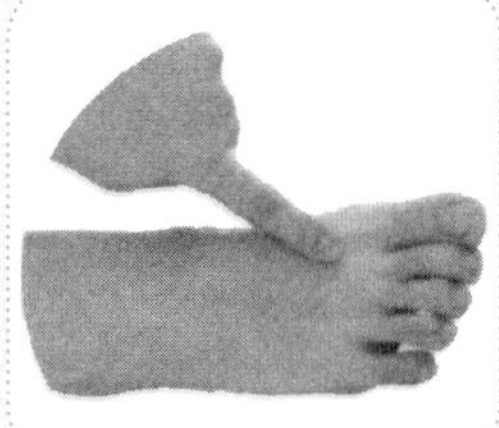

太冲

位置：在足背第1、2跖骨接合部之前凹陷处。

适用症：肝胆疾病，高血压，疝气，崩漏，失眠，晕眩，头顶痛，目赤，胁痛，小儿惊风，小便不通，黄疸，腹胀。

行间

位置：足背第1、2趾间的趾蹼缘上方纹头处。

适用症：头顶痛，胁痛，疝痛，雀目，癫痫，月经不调，尿道痛，遗尿，小便不通，便秘，疝气，烦热失眠，膝关节痛。

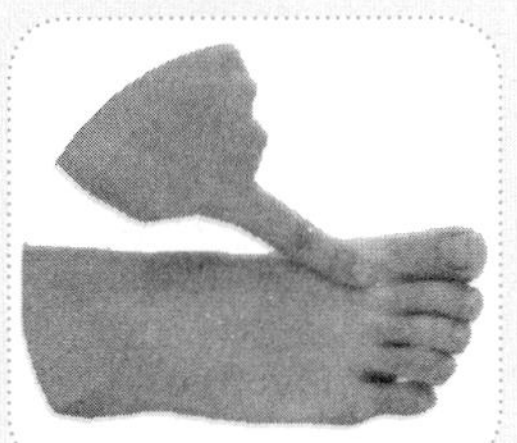

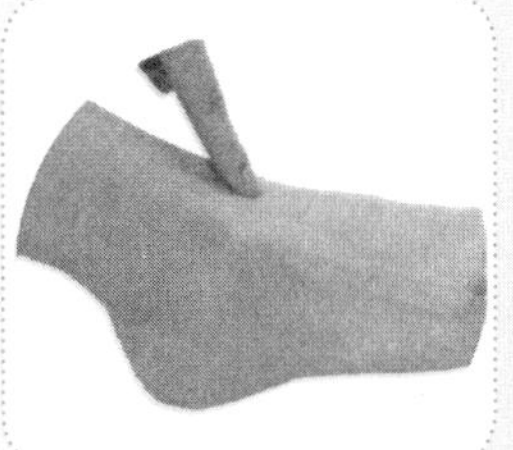

解溪

位置：足背踝关节横纹中央凹陷处，拇长伸肌腱与趾长伸肌腱之间。

适用症：头痛，癫痫，下肢痿痹，脚腕痛，消化不良，晕眩，腹满胀气，肠炎，便秘。

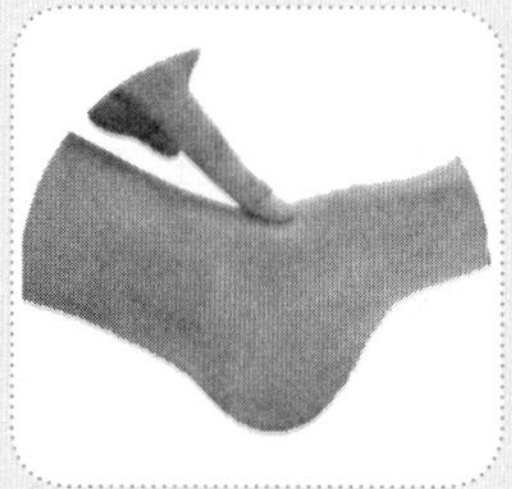

中封

位置：内踝前1寸，胫骨前肌腱内缘凹陷中。

适用症：疝痛，遗精，尿闭，小腹痛，肝炎，踝关节痛。

陷谷

位置：在足背2、3跖骨接合部前第2、3跖趾关节后凹陷处。

适用症：肠鸣，腹痛，足背肿痛，颜面浮肿，水肿。

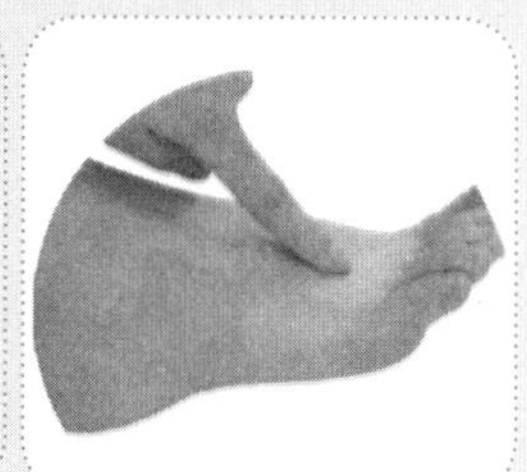

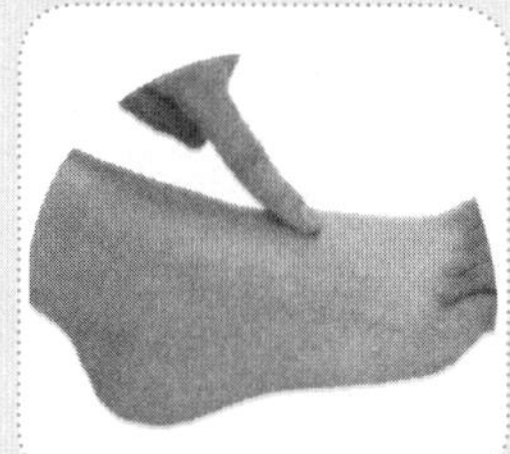

冲阳

位置：足背最高点，足背动脉搏动处。

适用症：口眼歪斜，牙痛，食欲减退，呕吐，颜面神经痛及麻痹，腹坚大，足背肿痛，精神病。

历兑

位置：足2趾外侧距趾甲角旁0.1寸。

适用症：心腹痛，癫痫，精神分裂症，喉痹，齿龈炎，失眠多梦，热病，鼻血。

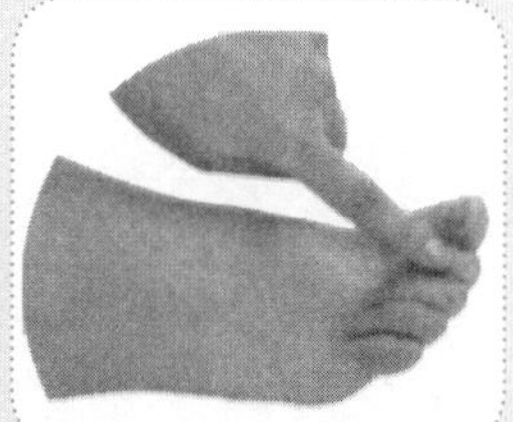

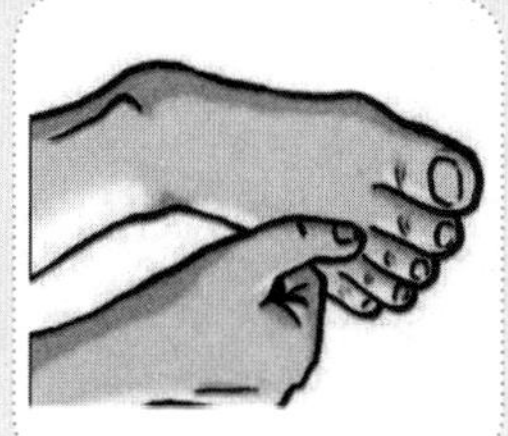

内庭

位置：足背第2、3趾间跖趾关节前的缝纹端。

适用症：齿痛，腹胀，痢疾，热病、喉痹，鼻血，胃痛，泄泻，消化不良，跖关节痛，足肿痛。

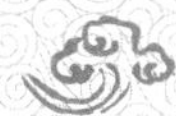

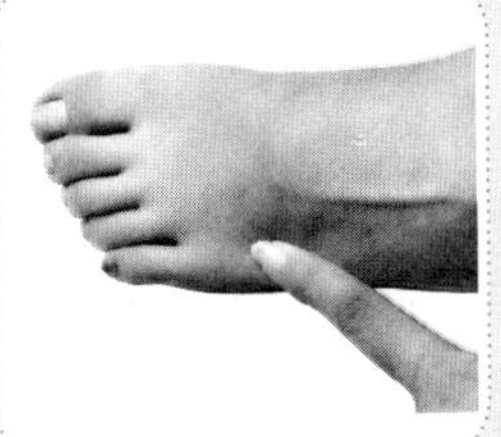

足临泣

位置：位于足背部，当第4、5跖骨结合部的前方凹陷处，当小趾伸肌腱的外侧。

适用症：目疾，耳聋，偏头痛，肋胸痛，胆痛疾患，疟疾，足麻痹，足挛急及疼痛，足附红肿，乳腺炎，瘰疬。

丘墟

位置：外踝前下方处，趾长伸肌腱外侧凹陷中。

适用症：偏头痛，落枕，胸胁痛，下肢痿痹，坐骨神经痛，阳疝痛，颈项痛，踝关节痛。

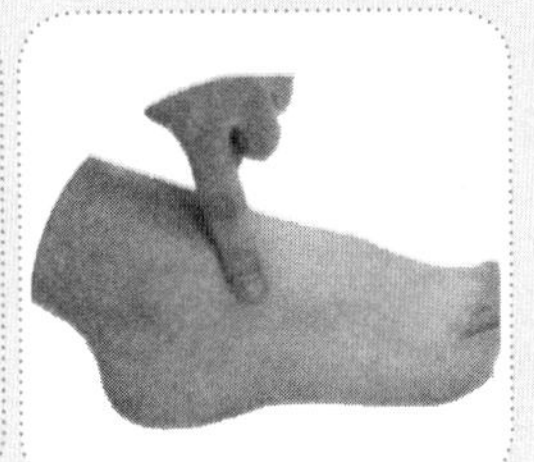

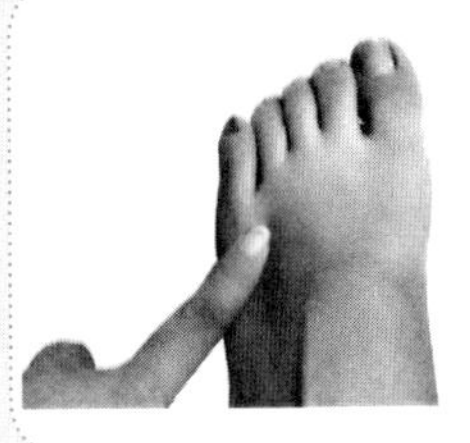

地五会

位置：第4、5跖骨间，第4跖趾关节稍后方，当小趾伸肌腱的内侧缘处。

适用症：风湿痛，足背肿痛，目赤痛，咳血，乳腺炎，腋下肿痛。

侠溪

位置：足背第四、五趾间趾蹼缘后方赤白肉际处纹头上凹陷处。

适用症：目疾，耳鸣，耳聋，胁痛，热病足背肿痛，五趾拘挛，头痛，四肢浮肿，周身痛无定处，下肢麻痹，高血压，足心热。

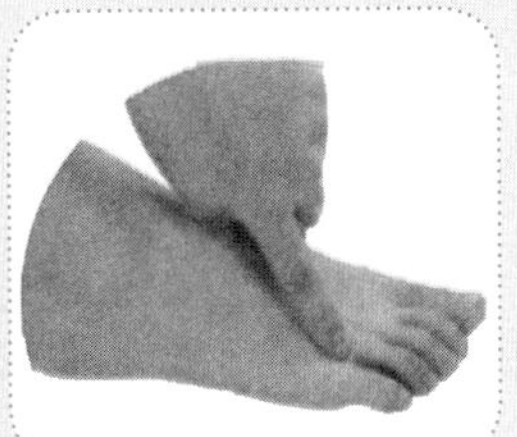

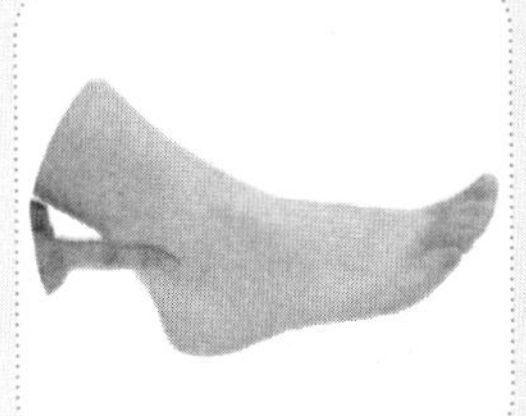

昆仑

位置：外踝尖与跟腱之间的凹陷中。

适用症：头痛，项强，腰背痛，脚跟肿痛，小儿惊风，滞产，胞衣不下，晕眩。

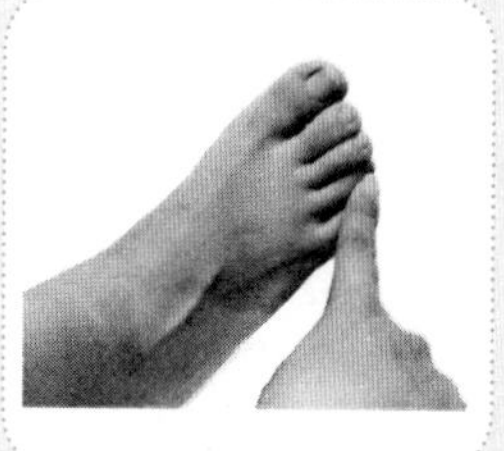

足窍阴

位置： 第4趾外侧趾甲角旁约0.1寸处。

适用症： 偏头痛，目痛，胁痛，热病，呃逆，耳鸣，多梦。

申脉

位置： 外踝直下方凹陷中。

适用症： 头痛，晕眩，腰腿酸痛，癫痫，中风，脚气。

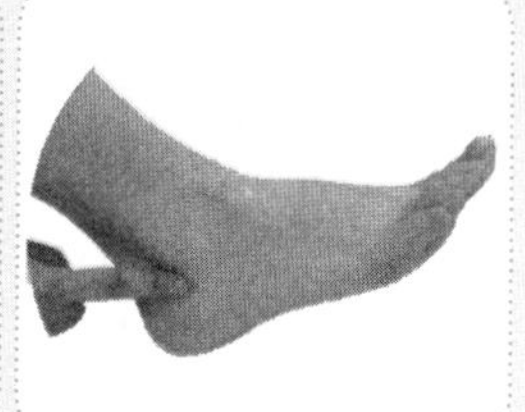

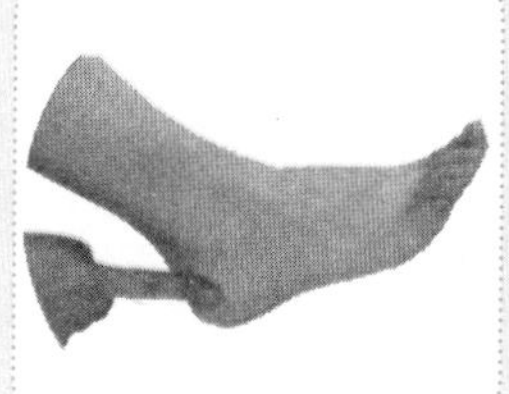

仆参

位置： 昆仑穴直下，跟骨外侧赤白肉际处。

适用症： 足跟痛，足痿不收，膝肿痛，脚气，癫痫，下肢痿痹。

京骨

位置： 第5跖骨粗隆下方，赤白肉际处。

适用症： 头痛，项强，癫痫，腰腿痛，心肌炎，目翳，膝关节痛，鼻血。

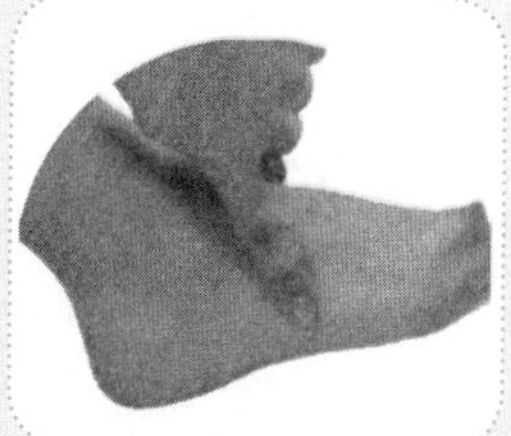

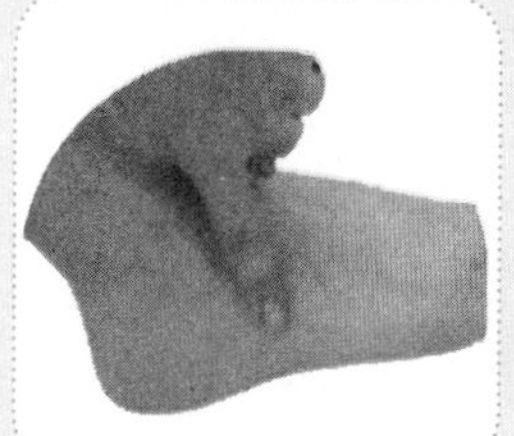

金门

位置： 申脉穴前下方，骰骨外侧凹陷中。

适用症： 癫痫，小儿抽搐，耳聋耳鸣，腰痛，外踝痛，头痛，牙痛。

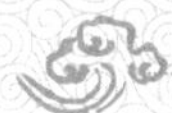

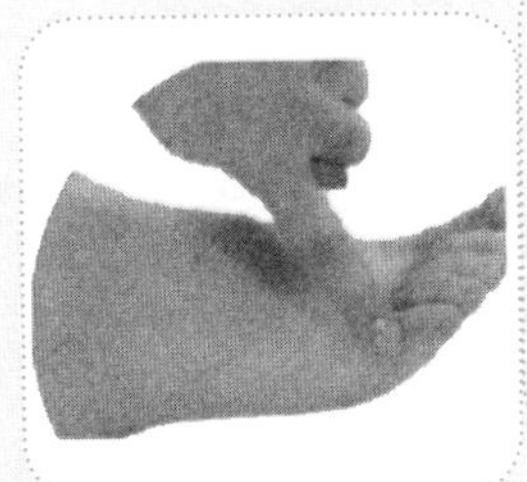

足通谷

位置：第5跖趾关节前下方凹陷处，赤白肉际处。

适用症：头痛，目眩，鼻血，项强，癫狂。

束骨

位置：第5跖骨小头后缘，赤白肉际处。

适用症：癫痫，头晕，头痛，目疾，身热，耳聋，项强，腰腿痛，小腿后部剧痛，痢疾，痔疮。

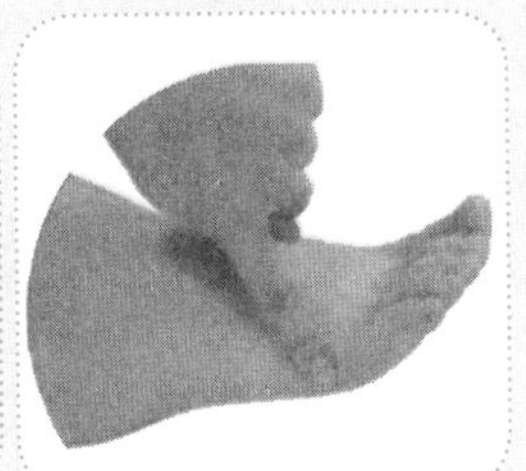

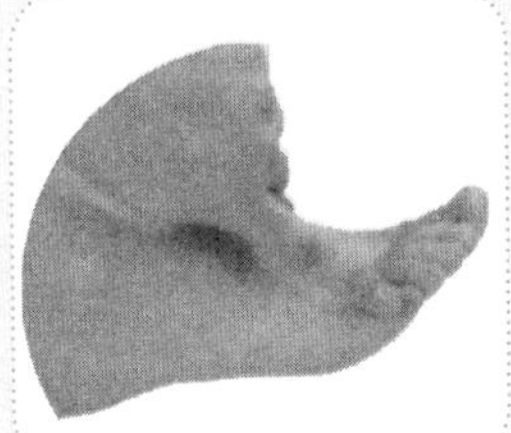

至阴

位置：足小趾外侧趾甲角旁约0.1寸处。

适用症：头痛，目痛，胎位不正，难产，胞衣不下，鼻塞，鼻血，脑卒中，遗精。

奇穴

失眠

位置：足跟部正中点。

适用症：失眠，脚底痛。

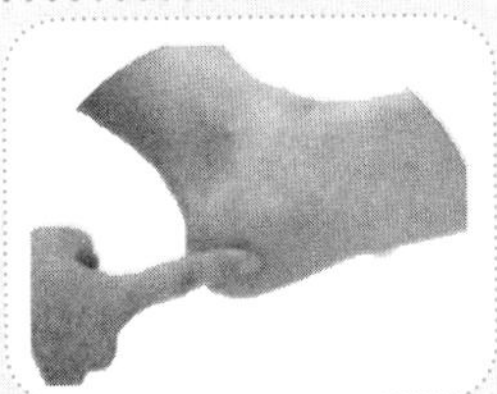

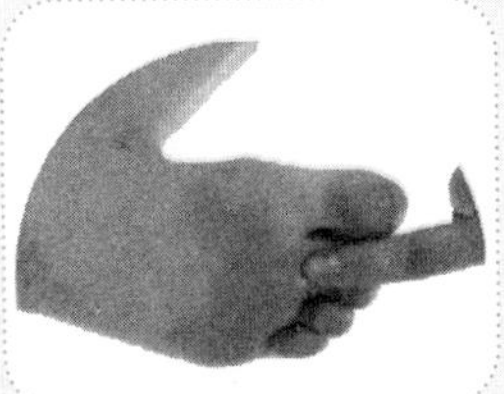

里内庭

位置：在足底第2、3趾缝之间，与内庭相对。

适用症：足趾疼痛，小儿惊风，消化不良，癫痫。

女膝

位置：足跟后正中线赤白肉际处。

适用症：齿槽炎，齿槽脓疡，惊悸，癫痫，鼻血鼻塞。

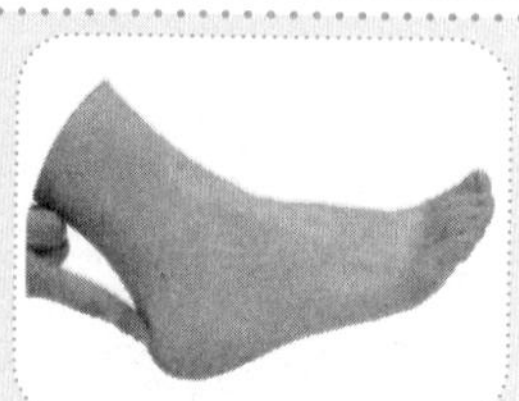

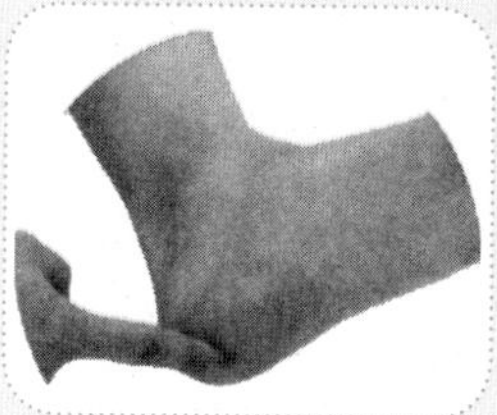

1号穴

位置：足底后缘中点上1寸。

适用症：感冒，头痛，上颌窦炎，鼻炎。

2号穴

位置：足底后缘中点直上3寸，内旁开1寸。

适用症：三叉神经痛。

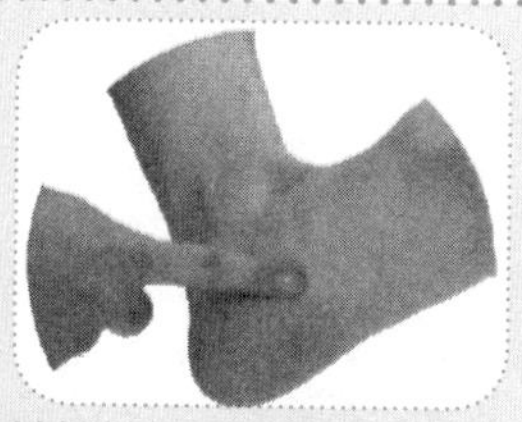

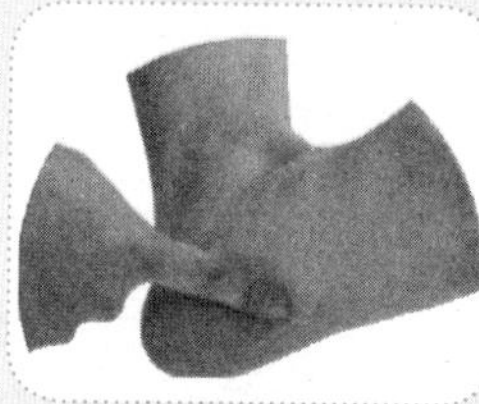

3号穴

位置：足底后缘中点直上3寸。

适用症：神经衰弱，失眠，低血压，昏迷。

4号穴

位置：足底后缘中点直上3寸，外旁开1寸。

适用症：肋间神经痛，胸痛，胸闷。

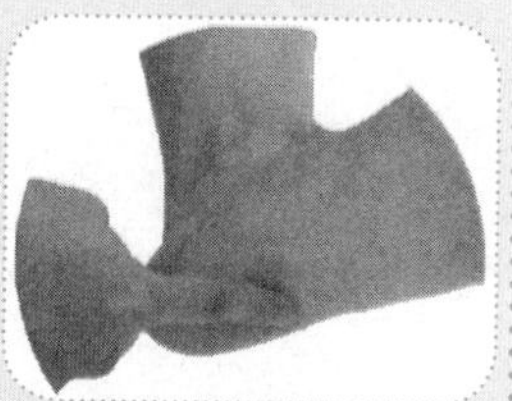

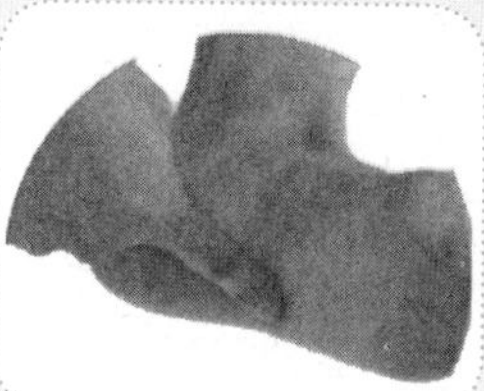

5号穴

位置：足底后缘中点直上4寸，外旁开1.5寸。

适用症：坐骨神经痛，阑尾炎，胸痛。

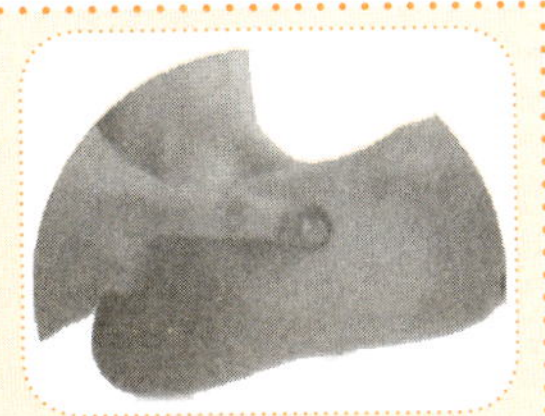

6号穴

位置：足底后缘中点直上5寸，内旁开1寸。

适用症：痢疾，腹泻，十二指肠溃疡。

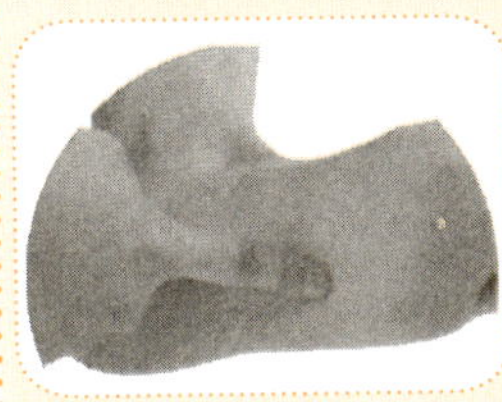

7号穴

位置：足底后缘中点直上5寸。

适用症：哮喘，大脑发育不全。

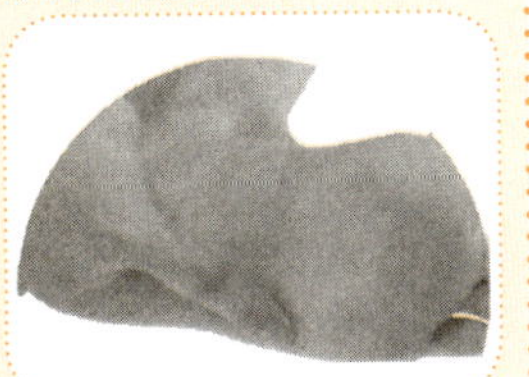

8号穴

位置：7号穴外旁开1寸。

适用症：神经衰弱，癫痫，神经官能症。

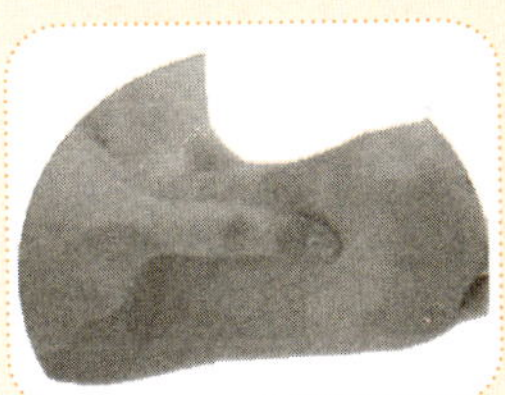

9号穴

位置：足大趾与第2趾间后4寸。

适用症：痢疾，腹泻，子宫炎。

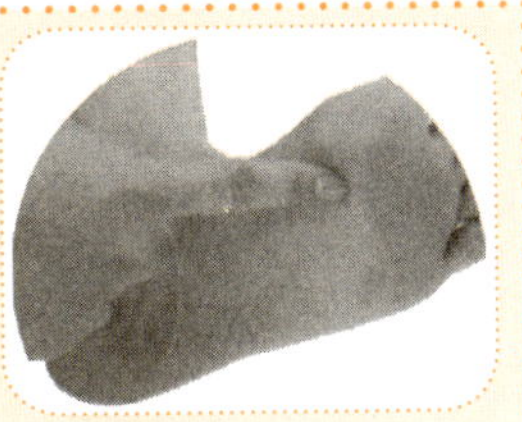

10号穴

位置：涌泉穴内旁开1寸。

适用症：慢性胃肠炎，胃痉挛。

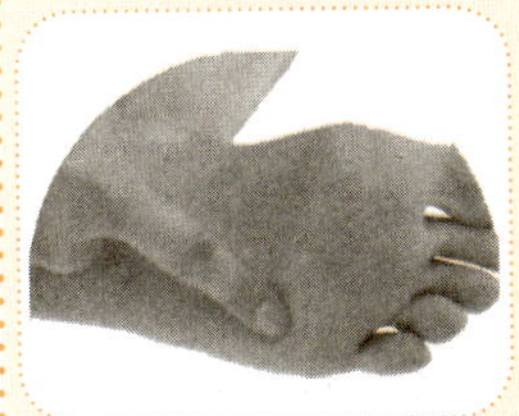

11号穴

位置：涌泉穴外旁开2寸。

适用症：肩痛，荨麻疹。

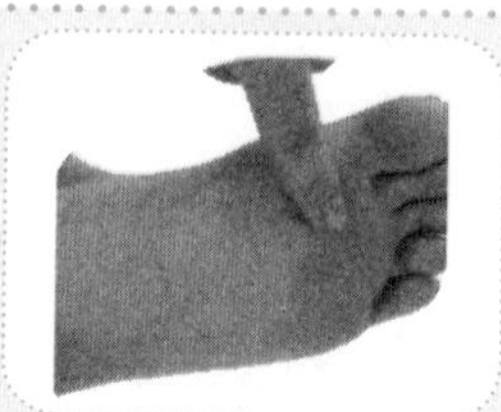

12号穴

位置：足底拇指与第二趾间后1寸处。

适用症：牙痛。

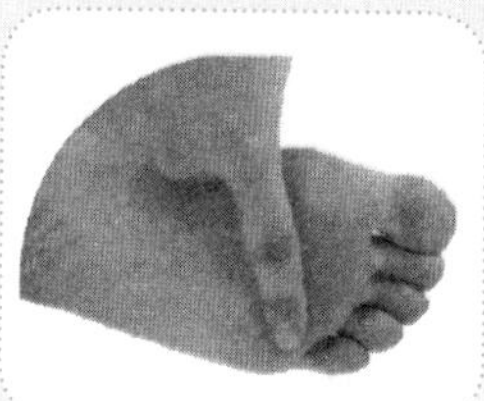

13号穴

位置：足底小趾横纹中点后1寸。

适用症：牙痛。

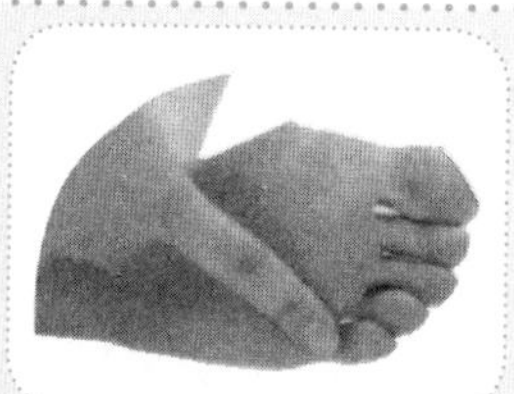

14号穴

位置：足底小趾横纹中点。

适用症：尿频，遗尿。

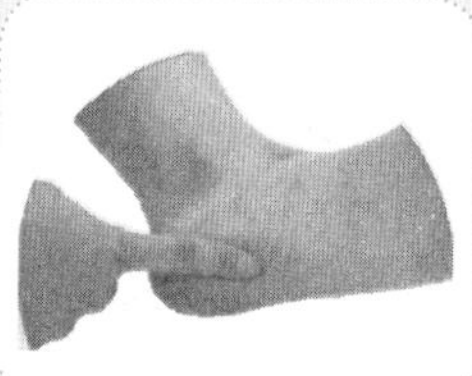

再生

位置：足底正中线后1/4与前3/4之交点。

适用症：脑部恶性肿瘤，鼻血，鼻塞。

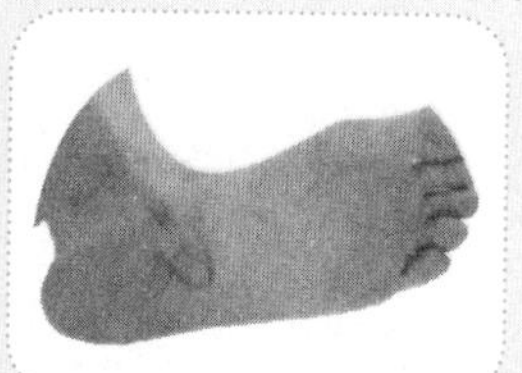

头区

位置：3号穴上0.5寸。

适用症：头痛，失眠。

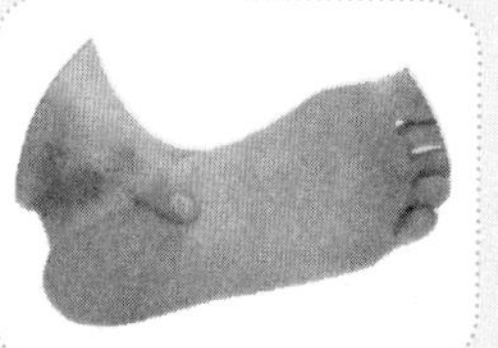

目区

位置：2号穴上0.5寸。

适用症：目赤肿痛。

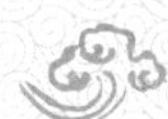

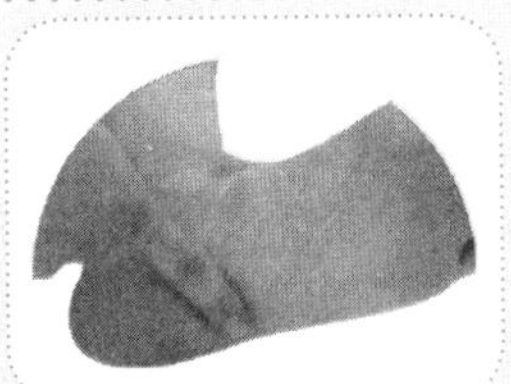

耳区

位置：4号穴上0.5寸。

适用症：缓解紧张，消除疼痛。

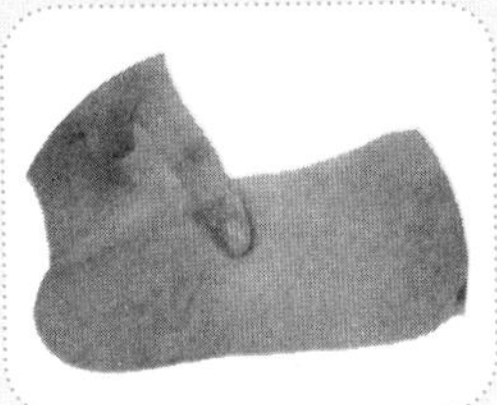

大肠区

位置：6号穴下0.5寸，即目区点上1寸。

适用症：腹痛，泄泻，阑尾炎，急性胃痛。

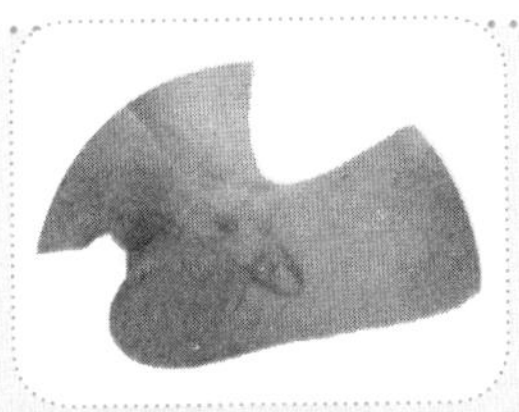

胃区

位置：大肠区点外旁开1寸。

适用症：癫狂症，急性胃痛，腹痛，泄泻，阑尾炎，牙痛，骨槽风。

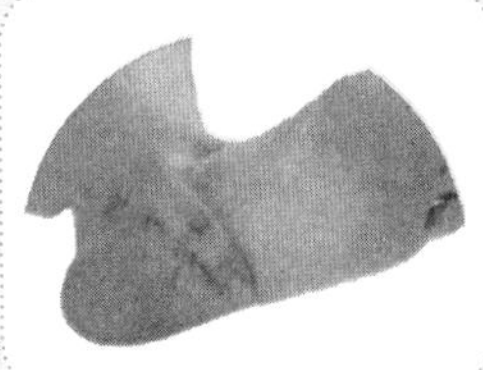

小肠区

位置：胃区点外旁开1寸。

适用症：腹痛，腹泻，阑尾炎，小便癃闭。

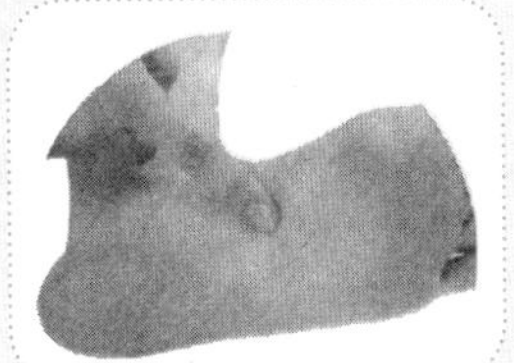

脾区

位置：大肠区点上1寸。

适用症：疝痛，睾丸炎，小儿惊风，中风不语，急性胃痛，遗精。

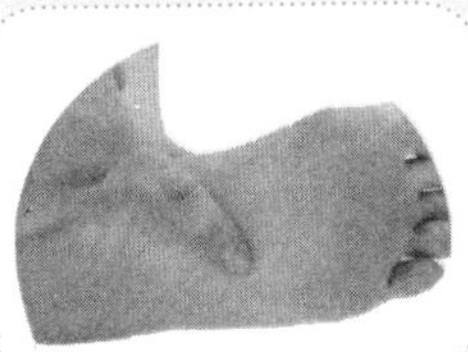

心包区

位置：胃区点上1寸。

适用症：癫狂症，失眠。

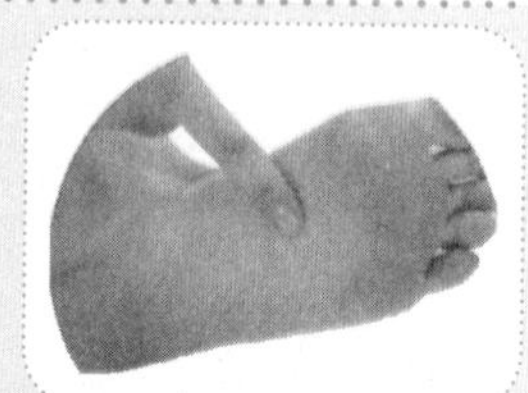

肺区

位置：脾区点上1寸。

适用症：咳嗽，胸痛。

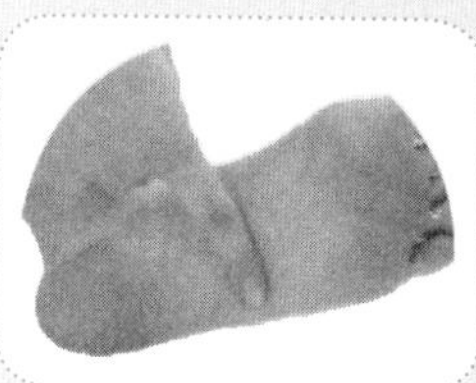

三焦区

位置：小肠区点上1寸。

适用症：咳嗽，胸痛，癃闭，耳鸣。

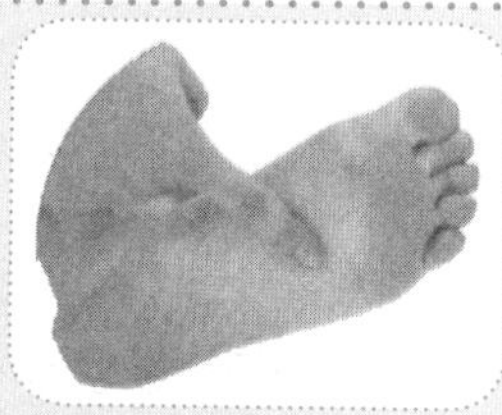

心区

位置：心包区点上1寸。

适用症：高血压，癫狂症，高热昏迷，中风不语，遗精，失眠。

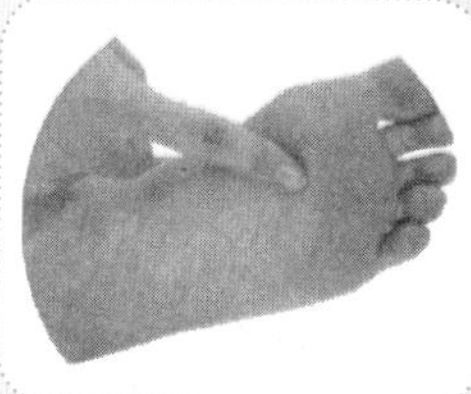

肝区

位置：肺区点上1寸。

适用症：疝痛，睾丸痛（炎），高血压，癫狂症，高热昏迷，小儿惊风，中风不语，遗精，头痛，目赤肿痛。

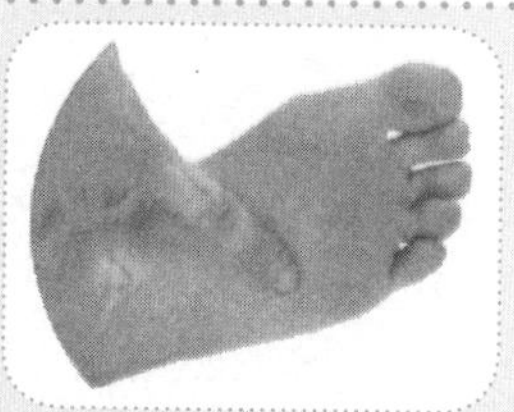

平痛

位置：11号穴内旁开1寸。

适用症：腰痛，急慢性肠胃炎，痛经。

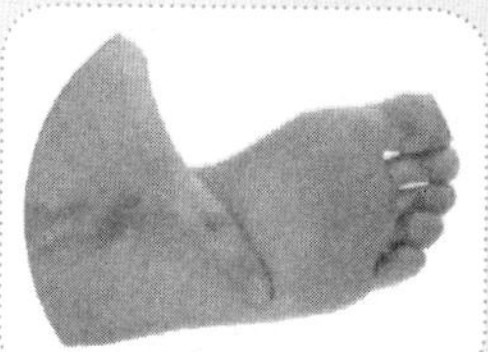

膀胱区

位置：11号穴下0.5寸。

适用症：癃闭，鼻血，鼻塞，耳鸣。

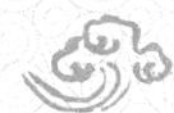

胆区

位置：11号穴上0.5寸。

适用症：高血压，高热昏迷，小儿惊风，咳嗽，肋痛，耳鸣。

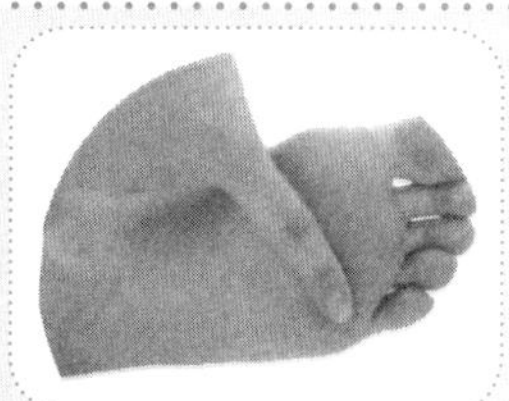

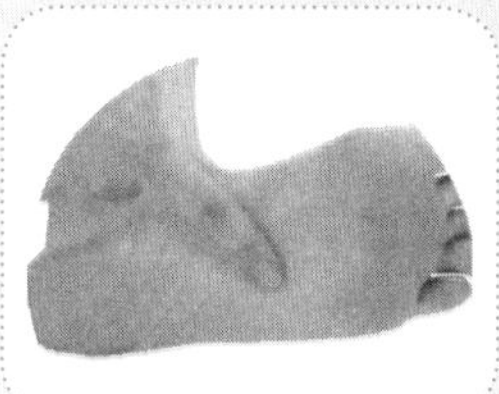

肾区

位置：肝区外旁开1寸。

适用症：疝痛，睾丸炎，高血压，高热昏迷，小儿惊风，中风不语，咳嗽，胁痛，小便癃闭，遗精，牙痛，骨檀风，头痛，目赤肿痛。

炉底三针

位置：足底侧，由外踝高点与跟腱之间点引线与足底正中线之交点前1.5寸一穴，左右旁开0.5寸各一穴，一侧计3穴，左右计6穴。

适用症：高烧，头痛，耳鸣，胃痛，肝脾痛，便秘，鼓肠，肠炎，痢疾，腹水，乳腺炎，瘫痪。

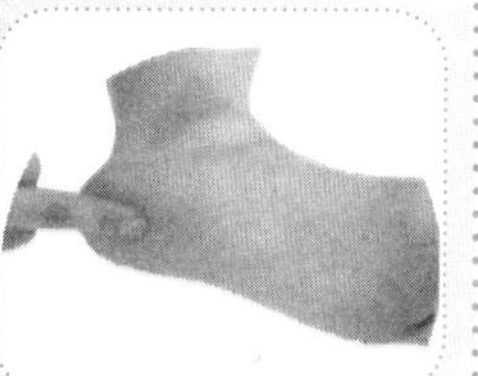

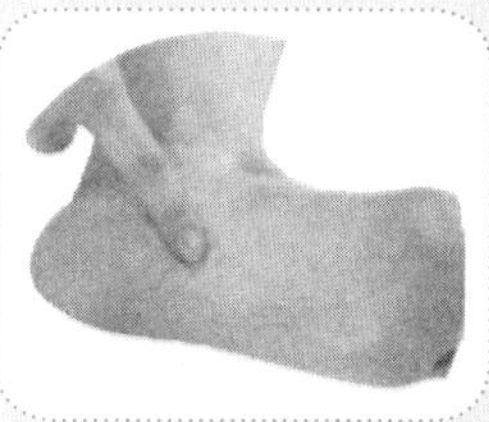

癌根

位置：足底部第一跗跖关节向内过白肉际一横指，屈拇肌腱外侧。

适用症：食道癌，胃癌，肝癌，淋巴转移癌，慢粒性白血病。

内踝尖

位置：内踝骨最高点。

适用症：下牙痛，足内转筋，小儿不语，恶漏。

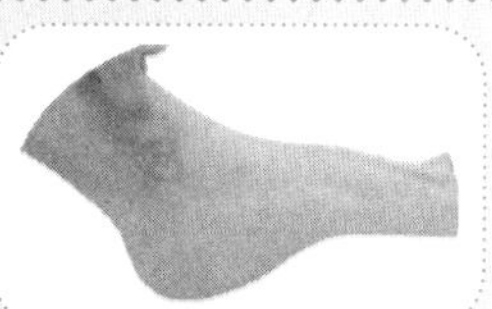

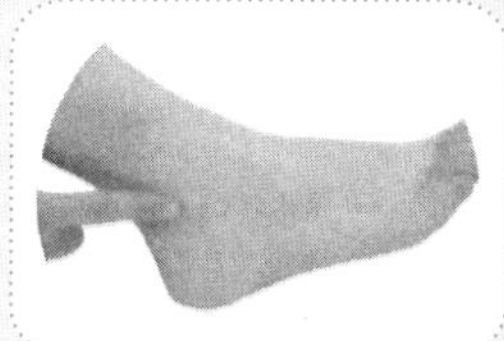

外踝尖

位置：外踝骨最高点。

适用症：足外转肋，足十趾朐挛，牙痛，淋病，小儿重舌，脚气。

八风

位置：足背各趾缝端凹陷中，左右共8穴。

适用症：脚背红肿，脚气，头痛，齿神经痛，间歇热，肺充血，月经不调，蛇咬伤。

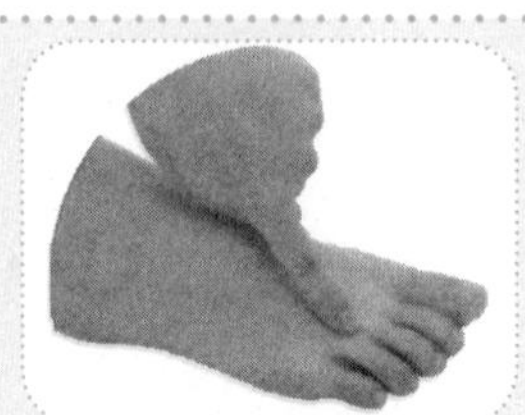

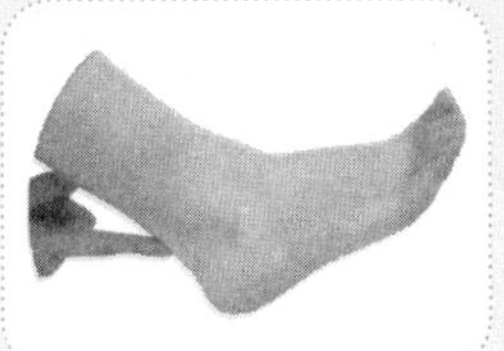

一跟平

位置：内外踝连接中点，足跟部小腿三头肌腱上。

适用症：小儿麻痹后遗症，足下垂。

降压

位置：足大趾外侧大敦穴与太冲穴之间。

适用症：高血压。

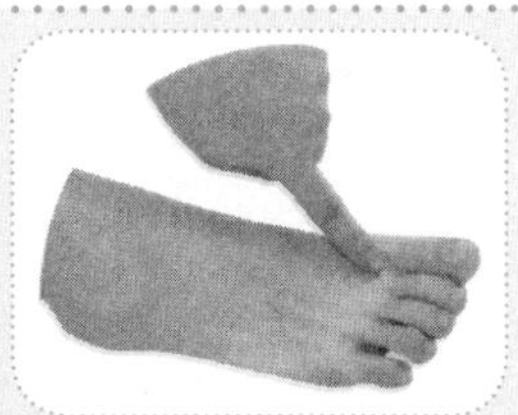

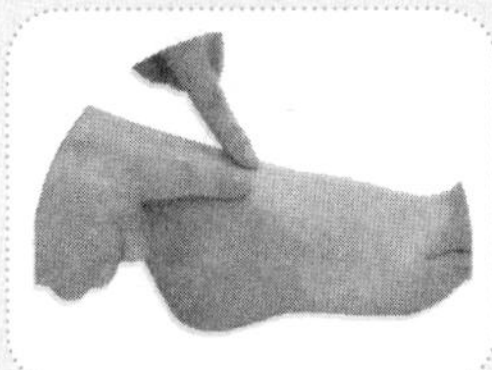

15号穴

位置：踝关节前横纹中点下0.5寸两旁凹陷中，为双穴。

适用症：腰腿痛，腓肠肌挛急。

趾平

位置：跖趾关节背侧中点，左右共10穴。

适用症：小儿麻痹症，截瘫，足下垂。

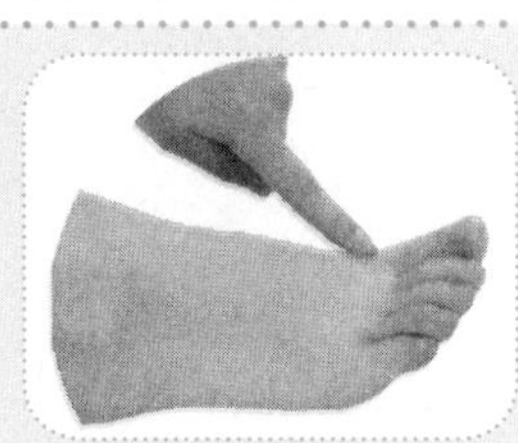

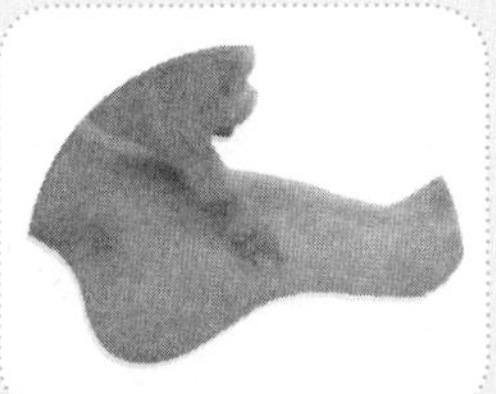

16号穴

位置：足内侧舟骨突起上凹陷中。

适用症：癃闭，鼻血，鼻塞，耳鸣。

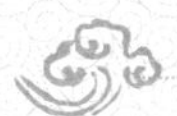

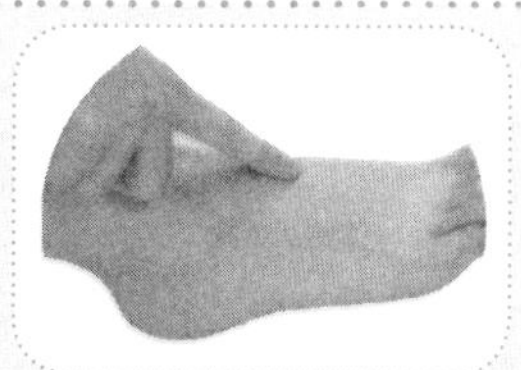

17号穴

位置：踝关节前横纹中点下2.5寸。

适用症：心绞痛，哮喘，感冒。

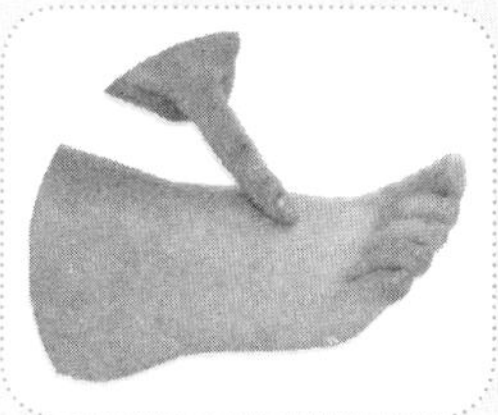

19号穴

位置：足背2、3趾间后3寸。

适用症：头痛，中耳炎，急慢性胃肠炎，胃及十二指肠溃疡。

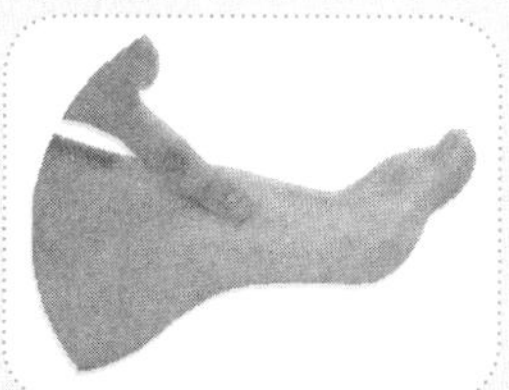

18号穴

位置：足背第一跖骨头内前凹陷中。

适用症：胸痛，胸闷，急性腰扭伤。

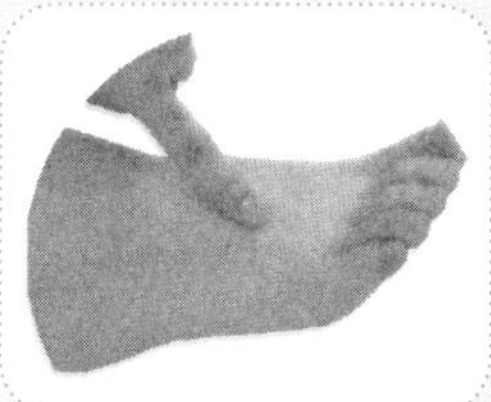

20号穴

位置：足背3、4趾间后2寸。

适用症：落枕。

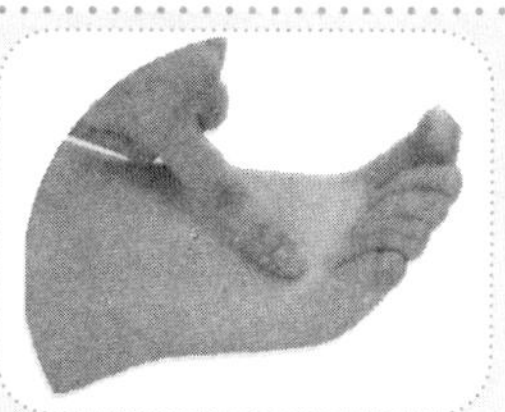

21号穴

位置：足背4、5趾间后0.5寸。

适用症：坐骨神经痛，腮腺炎，扁桃腺炎。

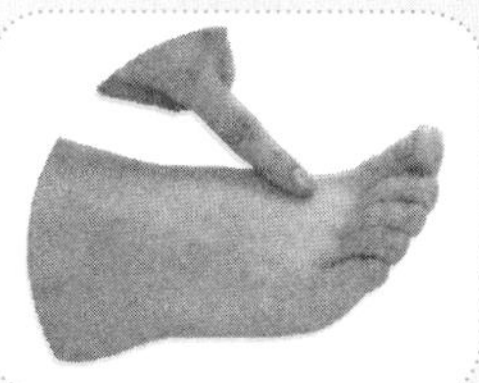

22号穴

位置：足背1、2趾间后1寸。

适用症：急性扁桃腺炎，流行性腮腺炎，高血压。

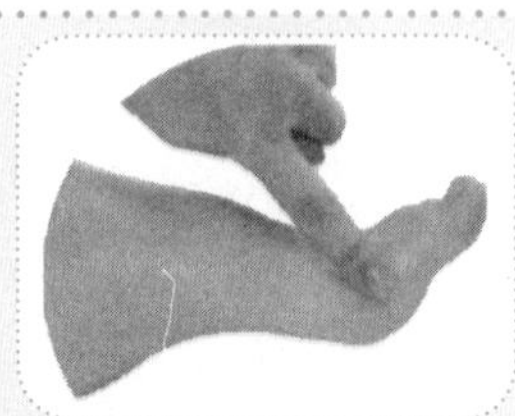

23号穴

位置：伸肌腱内侧足大趾关节处。

适用症：急性扁桃腺炎，流行性腮腺炎，高血压，湿疹，荨麻疹。

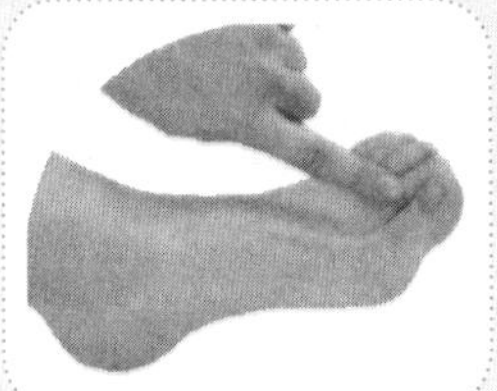

24号穴

位置：第2趾近端趾间的关节内侧赤白肉际处。

适用症：头痛，中耳炎。

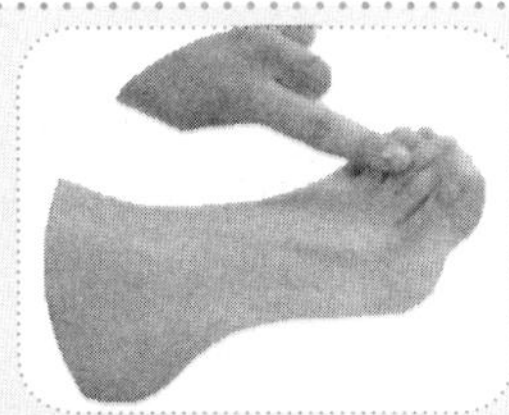

25号穴

位置：第3趾的第2关节内侧，赤白肉际处。

适用症：头痛。

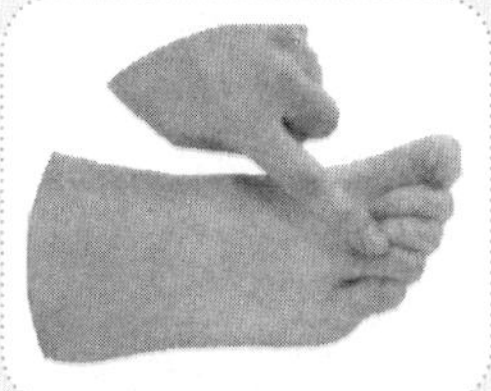

26号穴

位置：第4趾的第2关节内侧，赤白肉际处。

适用症：头痛，低血压。

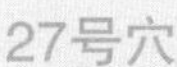

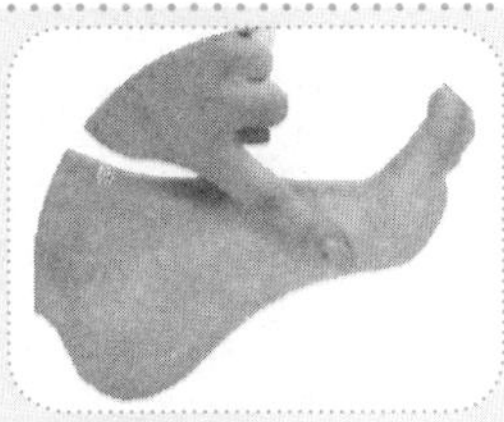

27号穴

位置：太白穴与公孙穴连接中点。

适用症：癫痫病，腹痛。

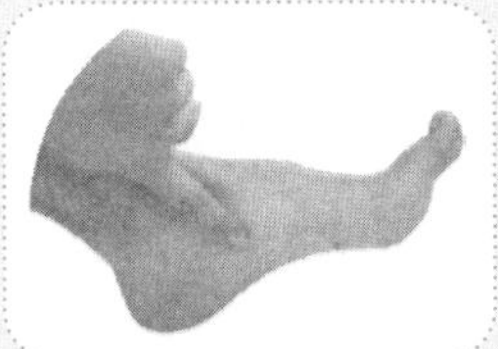

28号穴

位置：足内侧舟状骨突起下后凹陷中。

适用症：痛经，子宫功能性出血，附件炎。

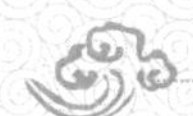

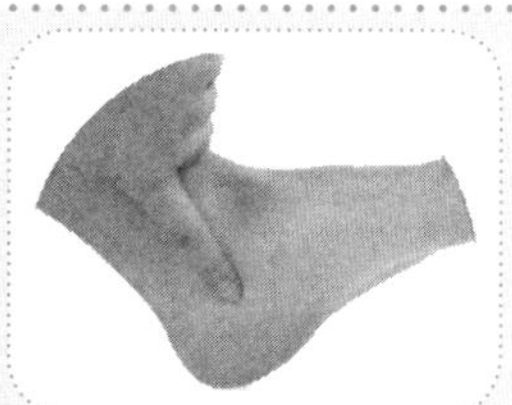

29号穴

位置：内踝正中直下2寸处。

适用症：子宫功能性出血，支气管炎，哮喘等。

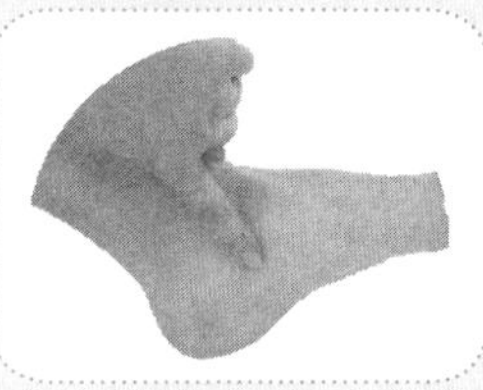

30号穴

位置：足外踝后上方1.5寸。

适用症：坐骨神经痛，腰痛，头痛。

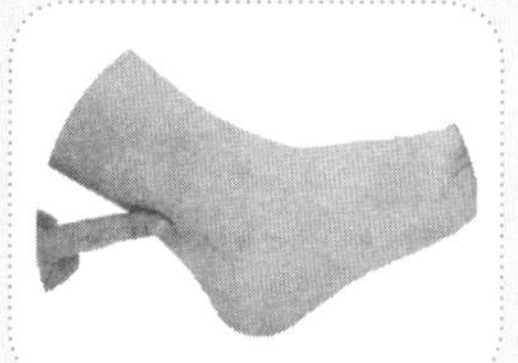

重肾

位置：足踝前缘前0.5寸直下，足胫侧下缘向足底移行部。

适用症：小儿腹股沟疝。

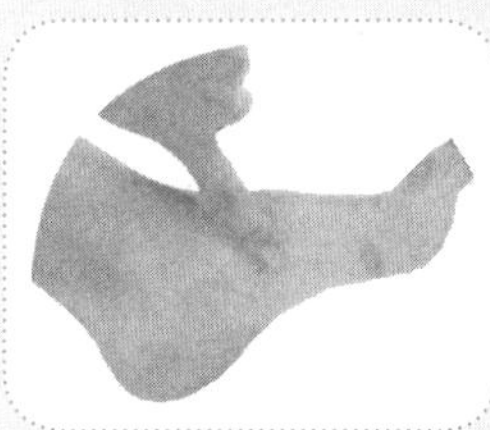

截癌

位置：在足内侧舟骨粗隆下方凹陷直下0.5寸处。

适用症：喉癌，鼻咽癌，食道癌，胃癌，乳癌，子宫癌，肝癌，直肠癌，肺癌等各种癌症。

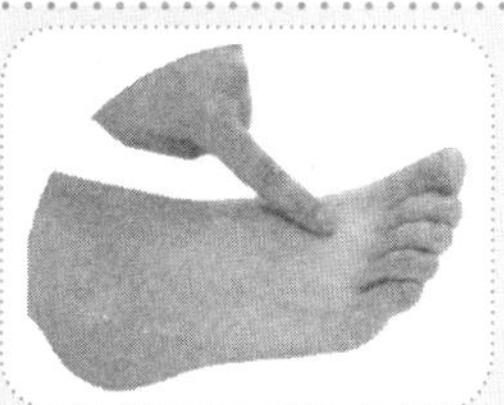

松腹

位置：足背第2、3趾骨小头之后缘凹陷稍近内侧处。

适用症：阑尾切除术中腹肌紧张与疼痛。

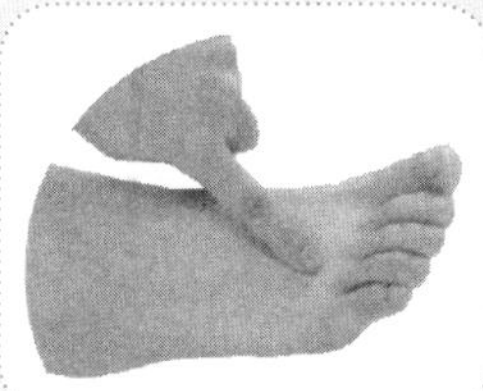

旁谷

位置：在足背第3、4跖骨间前1／2段的中点处。

适用症：小儿麻痹后遗症。

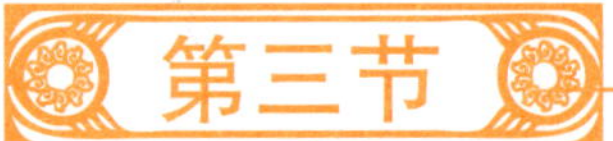

第三节 足部按摩手法

按摩方法是以拇指或其他手指的指腹或关节对足部对应区进行均匀、有规律地按压。

按摩的常用手法

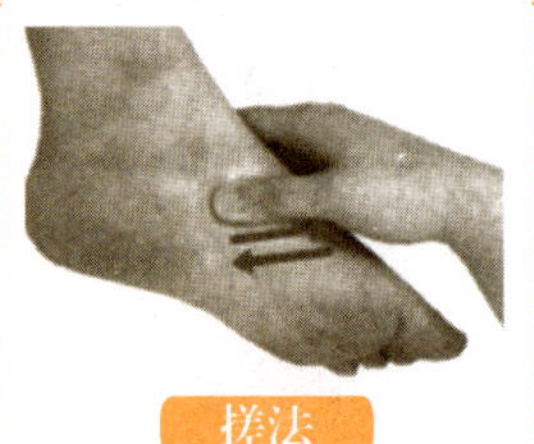
搓法

手法： 搓法

搓法是以拇指指腹上半部、全掌、大鱼际或小鱼际，上下来回地搓压，适用于几个对应区相距很近、又都需要按摩者。如肾反射区、输尿管反射区、膀胱反射区、结肠反射区都需按摩可用本手法按摩。

手法： 叩法

叩法指五指微屈，五指端捏在一起，形如梅花状，用腕部弹力上下动作行点叩刺法。此法适于足部肌肉少的反射区，足跟痛用叩法疗效较好。

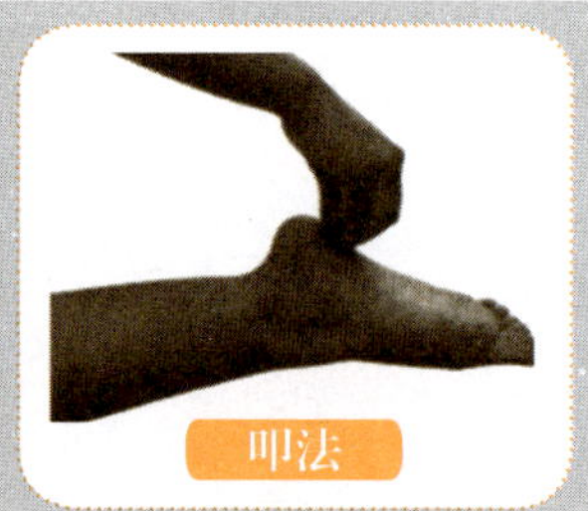
叩法

手法： 压法

食指单勾施压法：将食指弯曲，拇指靠于食指末节，对食指施向上推力，保持食指指骨同手掌、小臂、大臂成一条直线，这样省力。食指关节按压时，压1次提起1次，解除压力。用力要均匀、渗透，使刺激持久，患者又能耐受，感到舒服。此法适于足底反射区、足内外侧面和足背部分反射区。

手法：揉法

揉法指以拇指指腹接触足的反射区，作圆形旋转压揉，从左向右旋转即可。

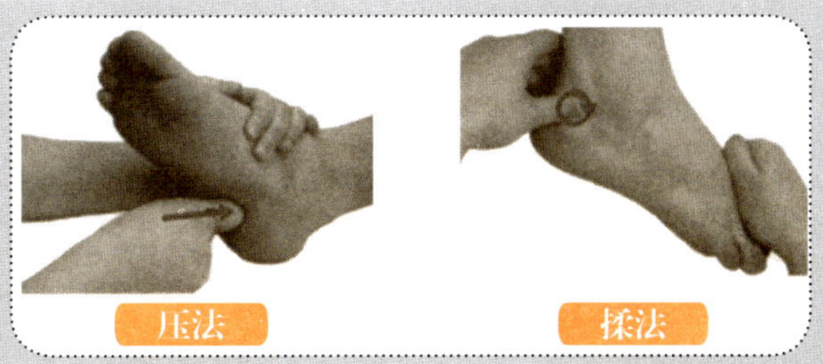
压法　揉法

手法：点法

点法指用拇指指腹、屈曲食指或中指的第一指间关节在对应区上点按。

手法：推法

推法指用拇指或手掌或其他部位着力于人体某一穴位或某一部位上，作单方向的直线或弧形移动。

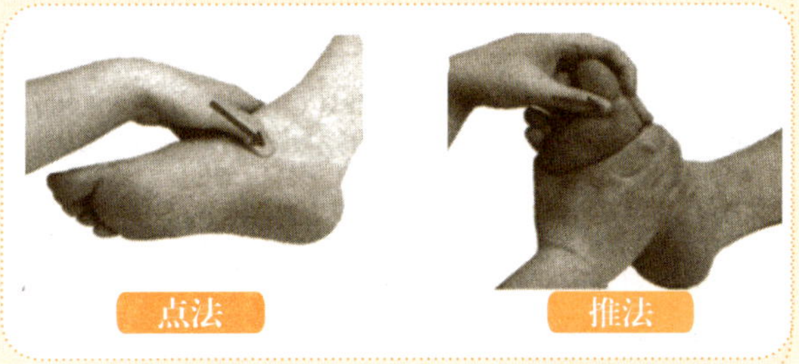
点法　推法

手法：刮法

刮法指用拇指、食指的桡侧缘，或食指尺侧缘与中指桡侧缘，紧贴皮肤由上往下或向两旁刮动的方法。

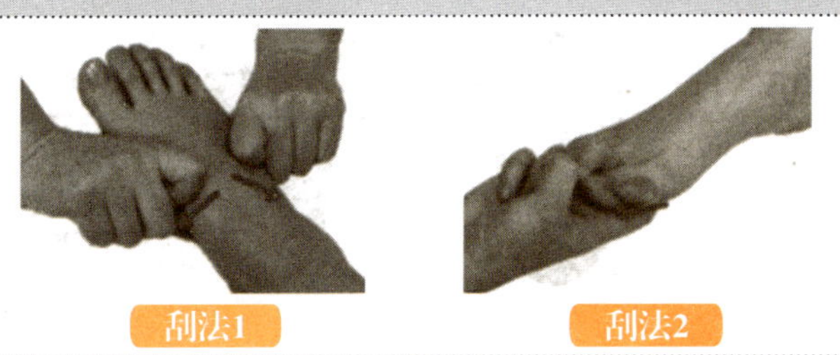
刮法1　刮法2

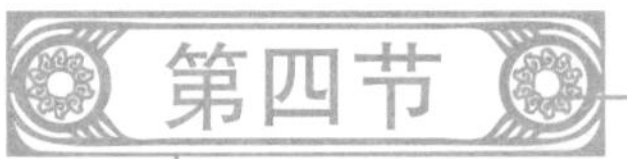

第四节 足部反射区分析

足部反射区

中医认为，足底部的反射区分布是将人体整体缩小投影，反射到足部，是局部反应整体的一种表现。

当人体脏腑、器官发生病理改变的时候，会在双足对应的反射区产生压痛，在治疗的时候就以这些反射区作为重点。用手指或按摩工具在人体足部相应的反射区上施以按、压、刮等手法，就能调节人体各脏腑器官的生理功能，从而达到诊断疾病、治疗疾病、自我保健的目的。

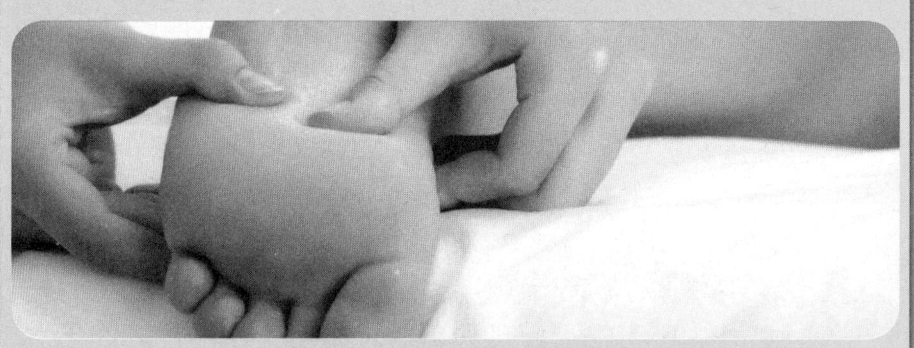

人的双足悄无声息地左右着机体的健康状况，足部的反射区犹如一面镜子，无时无刻不在用无声的语言诉说着与其相关的健康情况，反映着机体周身健康状况。专家指出：当病变程度达10%时，足部反射区就会反映相应的征兆，而人体产生自觉症状，能够被医疗仪器检测出来时，病已达70%。所以，在做足部按摩的时候，根据具体病症找到正确的反射区很重要。

肾上腺反射区

位　置： 位于双足掌中第一跖骨与跖趾关节间，足底“人”字形交叉点凹陷处。

适用症： 肾上腺皮质功能亢进或低下、各类感染、炎症、心律不齐、疼痛、过敏性疾病、哮喘、风湿、关节炎、高血压病。

按摩手法： 用中指扣拳法寻找敏感点，向深部多次按压。以出现痛胀或酸麻为佳。

心脏反射区

位　置： 左足掌第四、五跖骨间，肺及支气管反射区的后方。

适用症： 心脏疾病、血管病、高血压、低血压、休克及肺部疾病等。

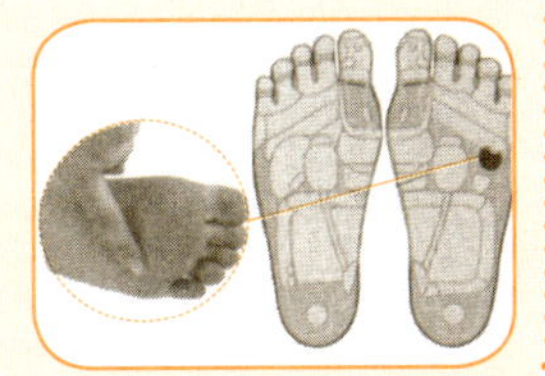

按摩手法： 拇指点推掌法，一手握足背，一手拇指点腹内侧面从足跟向足趾推按。

肾反射区

位　置： 位于双足掌中第一跖骨与跖趾关节间所形成“人”字形交叉凹陷处稍微靠后区域。

适用症： 各种肾脏疾病、水肿、风湿症、关节炎、泌尿感染，高、低血压，贫血、动脉硬化、静脉曲张、耳鸣、湿疹。

按摩手法： 食指或中指第一指间关节面施力，由脚趾向足跟方向稍慢推至输尿管区。

输尿管反射区

位　置： 位于双足掌中膀胱反射区和肾反射区之间，呈线弧形状的片区。

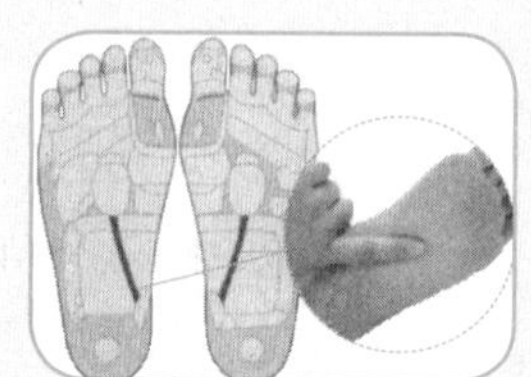

适用症：排尿困难、泌尿系统感染、输尿管结石、输尿管狭窄、高血压、动脉硬化、关节炎、肾盂积水、毒血症、尿毒症。

按摩手法：用食指和中指第一指间关节面施力，从足趾往足跟方向推至膀胱区。

膀胱反射区

位　置：位于双足内踝前下方，内侧舟骨下方，拇展肌侧旁突出处。

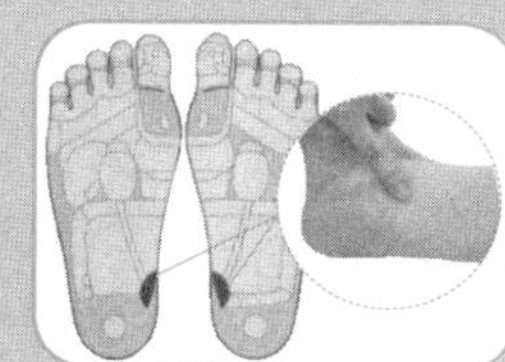

适用症：泌尿系统疾患、高血压、各种结石、动脉硬化等。

按摩手法：食指或中指第一指间关节顶点定点按压，3次以上，6次以下。

额窦反射区

位　置：位于十趾趾端，左额窦反射区在右足上，右额窦反射区在左足上。

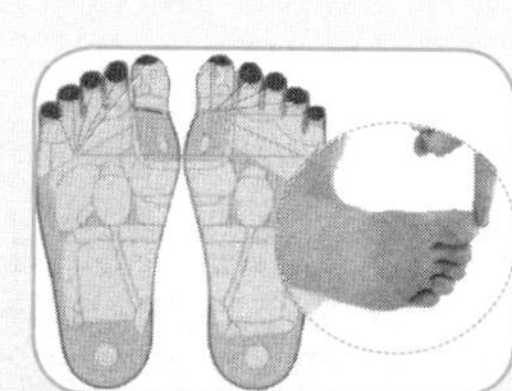

适用症：头痛、失眠、发烧、感冒及眼、耳、鼻、鼻炎等。

按摩手法：一手握脚固定，一手食指、中指弯曲，以中指关节施压。6次以下。

脑垂体反射区

位　置：位于双足拇趾趾腹的中央。

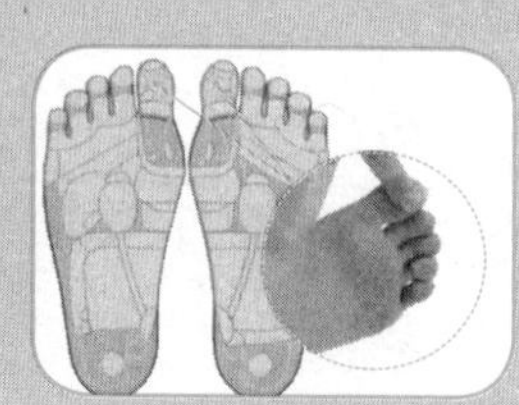

适用症：内分泌失调症、小儿生长发育不良、遗尿、更年期综合征等。

按摩手法：一手四指挟足背以固定脚拇趾，手腕轻抬施力深入压按或揉，宜揉按。

小脑及脑反射区

位　置：位于双足拇趾根部靠近第二趾骨处。左、右部分小脑及脑干反射区分别在左、右足。

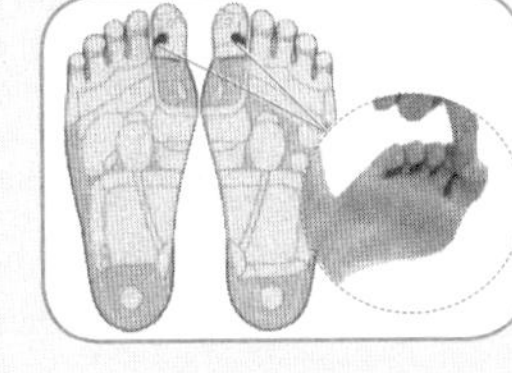

适用症：脑萎缩、脑震荡、脑肿瘤、心律不齐、心跳过缓、心跳过速、痴呆症、头痛、失眠、头晕、高血压、肌腱关节疾患等。

按摩手法：使用扣指法或中指扣拳法，定点按压，节奏稍缓，力度均匀。

三叉神经反射区

位　置：位于双足拇趾趾腹外侧（靠近第二趾一侧）。左、右侧三叉神经反射区分别在右、左足上。

适用症：头面部及眼、耳、鼻、牙疾患，偏头痛、眼眶痛、面神经瘫痪、脑卒中、斜视、腮腺炎、失眠等。

按摩手法：使用拇指点揉按法，以拇指点端施力，揉按。

鼻反射区

位　置：位于双足拇趾趾腹内侧自趾甲的根部到第一趾间关节前部。左、右鼻反射区在右、左足上。

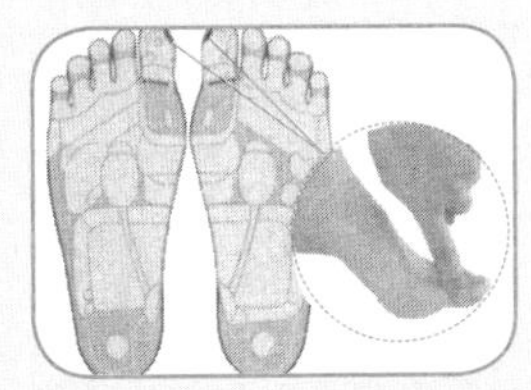

适用症：急、慢性鼻炎，鼻塞、过敏性鼻炎、鼻血、鼻炎及上呼吸道疾病等等。

按摩手法：使用拇指点揉按法，以拇指点端揉按施力，节奏稍缓。

颈项反射区

位　置：位于双足拇趾趾根的区域，第一、二趾骨节缝绕拇趾根部一圈部位。

适用症：颈部酸痛、颈部损伤、高血压、落枕、颈椎病、消化道疾病等。

按摩手法：食指端沿着脚背面拇趾根部，由内向外侧推压，均向心施力。

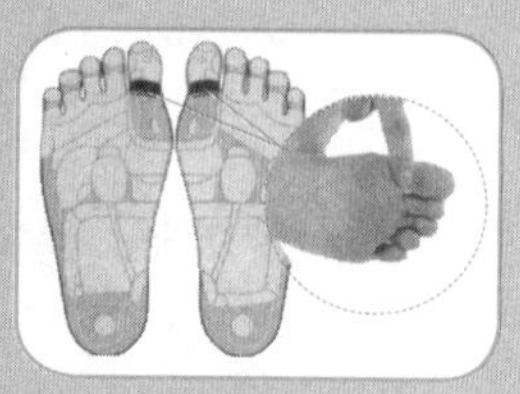

颈椎反射区

位　置：位于双足拇趾根部内侧横纹肌尽头处。

适用症：各种颈椎病变、颈项僵硬、疼痛等。

按摩手法：以食指第二节指骨内侧固定于反射区位置，拇指点在其上施力，定点按压。

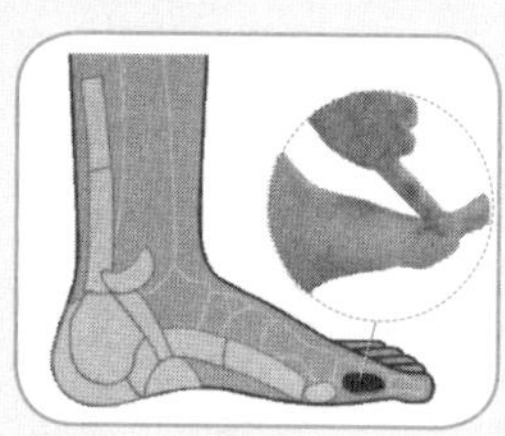

甲状旁腺反射区

位　置：位于双足掌内第一跖骨至第二跖骨关节之间凹陷处。

适用症：甲状腺功能低下及功能亢进引起的病症、失眠、喉及气管痉挛、惊厥等。

按摩手法：拇指点在其上施力，中指置拇趾与第二趾间不施力，节奏缓。

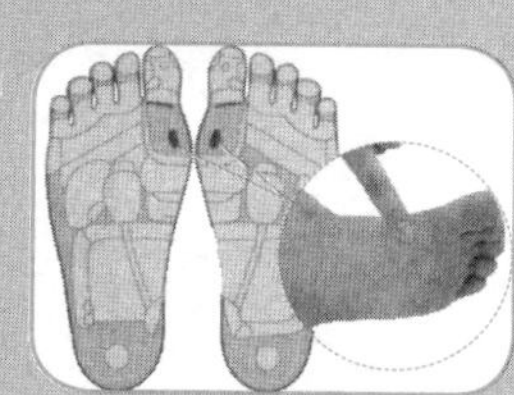

甲状腺反射区

位　置：位于双足足底第一趾骨与第二跖骨之间弯向远程的大区域，成带状。

适用症：甲状腺炎、心悸、失眠、情绪不稳、消瘦、肥胖症、甲状腺肿大、甲状腺功能亢进或低下等。

按摩手法：一手握足背，一手点端推按，由内向外拐弯处直推按至指缝施力。

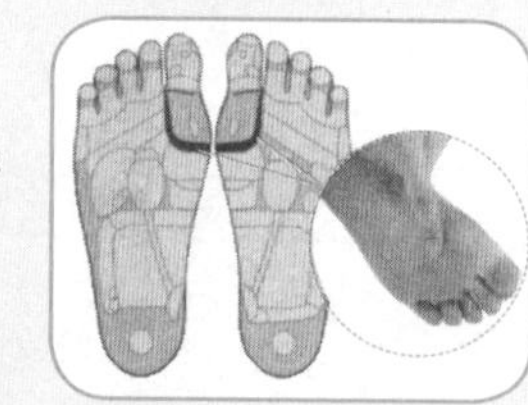

眼反射区

位　置：位于双足第二与第三趾骨的根部，包括足掌、背面。左、右眼的反射区在右足、左足上。

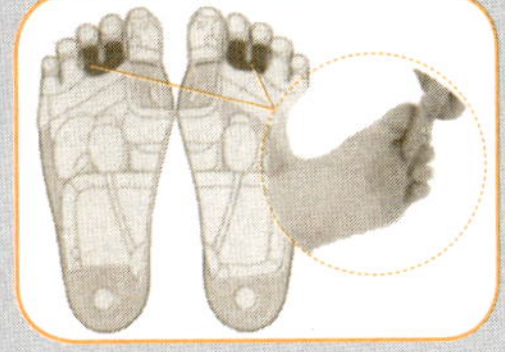

适用症：结膜炎、视神经炎、青光眼、白内障，近、远、斜视，迎风流泪等。

按摩手法：用食或中指第一指关节在趾根部、横纹处取四个方向施力按压。

耳反射区

位　置：位于双足第四、五趾根部，包括足掌、足背面两个位置。左耳的反射区在右足上，右耳的反射区在左足上。

适用症：耳疾、鼻咽癌、晕眩、晕车、晕船等。

按摩手法：一手食、中指关节在反射区足底趾根、横纹处取三个方向按压。

斜方肌反射区

位　置：位于双足底耳、眼反射区靠后部，第一趾骨外侧肩反射区之间成横带状，部分与肺区重叠。

适用症：肩、颈、上肢及背部疼痛，手无力酸麻、肩活动受限、落枕等。

按摩手法：使用中指横按法，施力点为食指第二指关节侧面。

肺及支气管反射区

位　置：位于双足斜方肌反射区后方，自甲状腺反射区从内到外侧肩反射区，成带状区域。

适用症：上呼吸道炎症、胸闷、肺炎、肺结核、支气管炎、肺气肿等。

按摩手法：使用食指横按法，一手持足背，另一手食指第二节向内和向外推刮。

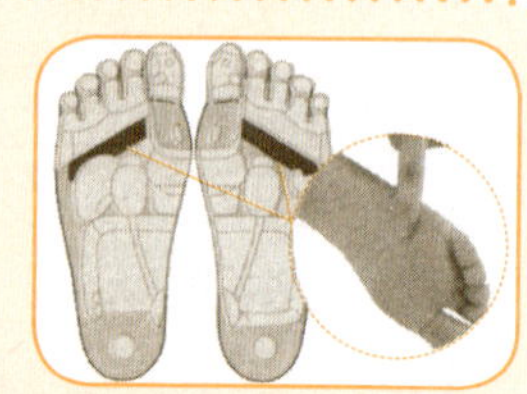

胃反射区

位　置：位于双足掌第一跖趾关节后，第一跖骨体前段约一横指幅度。

适用症：胃部疾病、消化不良、糖尿病、胰腺炎、胆囊疾病等。

按摩手法：食指横按法，一手握足，另一手食指第二指节背面横着施力，足趾往足跟推按。

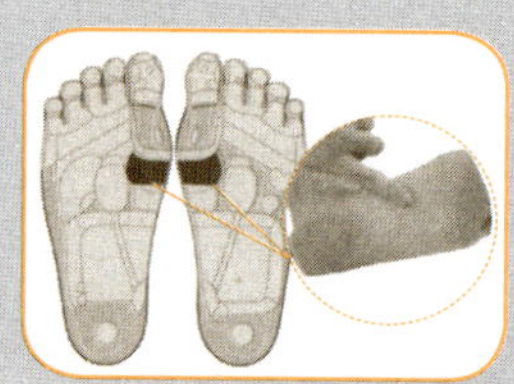

脾反射区

位　置：左足掌第四、五趾骨之间稍微靠后方，心脏反射区后一横指处区域。

适用症：消化系统疾病、发热、炎症、高血压、肌肉酸痛、皮肤病、增强免疫力及抗癌能力等。

按摩手法：食、中指扣拳法，一手握足背，另一手的食、中指第一指间关节顶点揉压。

降结肠反射区

位　置：位于左足掌跟前外侧相对于第四、五跖骨间竖带条状区域。

适用症：便秘、腹泻、急性肠炎、慢性肠炎等。

按摩手法：食、中指扣拳法，一手握足背，一手食、中指第一指间关节顶点施力从足趾到足跟推按。

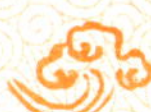

胰反射区

位　置： 位于双足掌内部一侧第一跖骨中下段，在十二指肠和胃反射区之间。

适用症： 胰腺炎、胰腺肿瘤、糖尿病、消化系统疾患，胰腺功能低下及亢进。

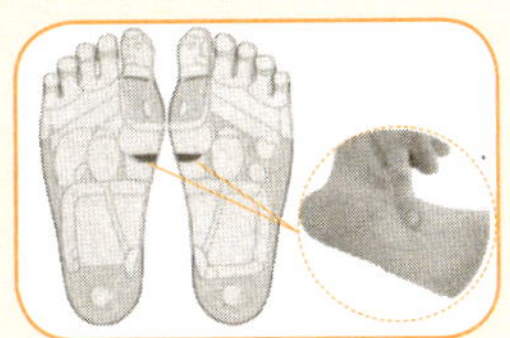

按摩手法： 食指横按法，一手握足，一手食指第二指节背面横着施力，足趾向足跟推按。

十二指肠反射区

位　置： 位于双足掌第一跖骨最后一段，胃及胰反射区的后方。

适用症： 十二指肠疾病、消化不良、腹胀、食欲不振、发育不良、食物中毒等。

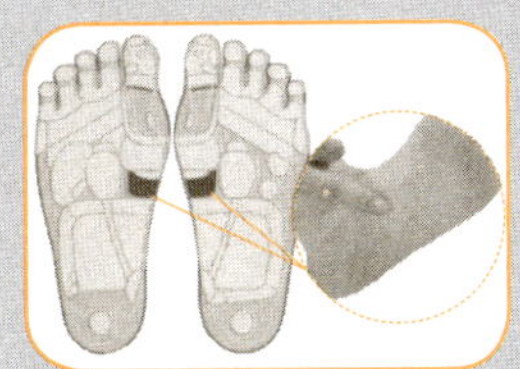

按摩手法： 一手握足，另一手食指第二指节背面横着施力，足趾往足跟推按，3次以上,6次以下。

小肠反射区

位　置： 位于双足掌足弓凹入片区，大肠反射区包围的部分。

适用症： 小肠炎症、胃肠胀气、腹泻、腹痛、免疫功能低下、发烧、心脏病、外伤。

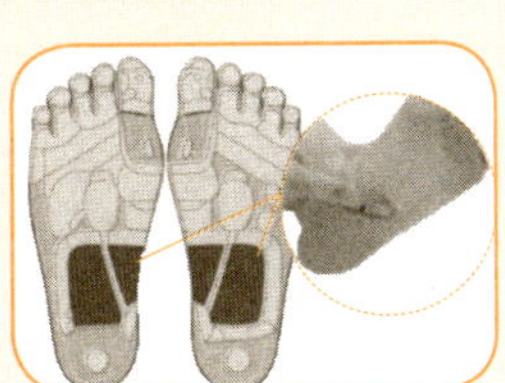

按摩手法： 一手握足背，一手半握拳，食、中指顶点竖垂直施力，往足跟方向刮按。

横结肠反射区

位　置： 位于双足掌中间，横越足掌成一带状区。

适用症： 腹痛、腹泻、便秘、结肠炎等。

按摩手法：食、中指扣拳法，一手提足背，另一手的食、中指第一指间关节外端施力。

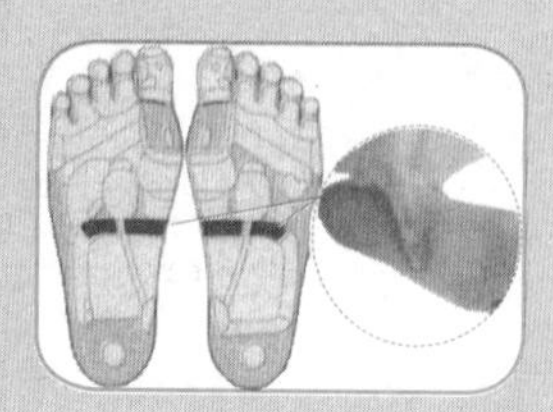

乙状结肠及直肠反射区

位　置：左足掌跟骨前缘成一横带状区域。

适用症：直肠疾病、结肠炎、肛裂、肠息肉、便秘、痔疮等。

按摩手法：食、中指扣拳法，一手握足背，一手食、中指中节内侧缘顶点施力由外向内侧推按。

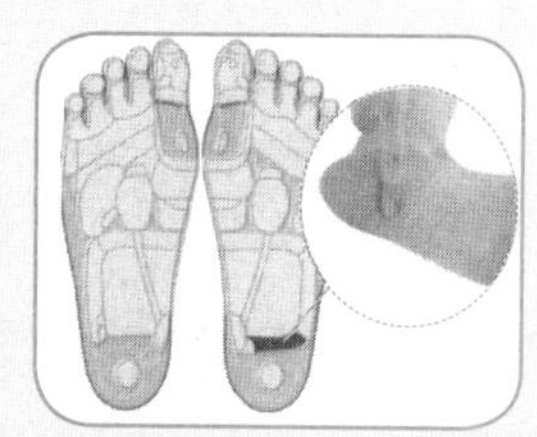

肛门反射区

位　置：直肠反射区末端，与膀胱反射区相邻，在左足掌跟骨前缘。

适用症：痔疮、肛周围炎、直肠癌、便秘、肛裂、脱肛等。

按摩手法：食、中指扣拳法，一手握足背，一手食、中指第一指间顶点施力垂直定点按压。

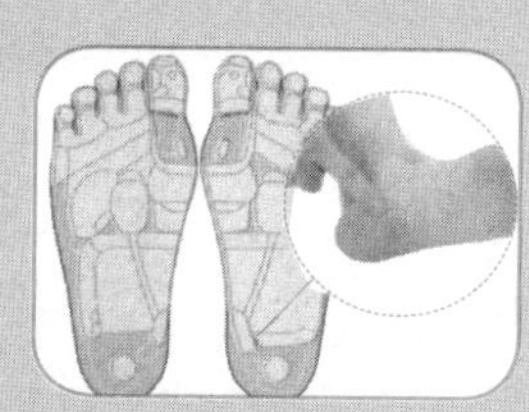

肝反射区

位　置：右足掌第四、五跖骨间肺反射区的后方重叠区域。

适用症：肝脏疾病、血液疾病、高血脂、中毒、消化不良、眼病、胆囊炎、肾脏疾病。

按摩手法：食、中指扣拳法，一手握足背，另一手食、中指中节顶点施力垂直定点按压。

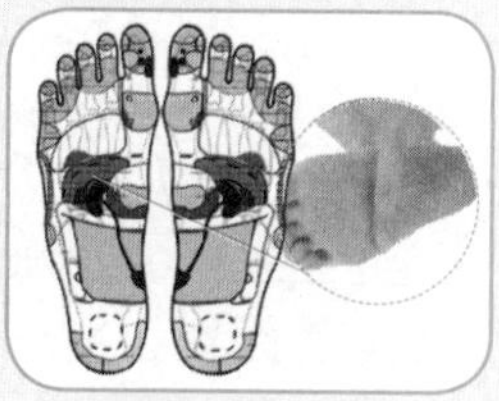

胆囊反射区

位　置： 右足掌第三、四跖骨间肝反射区深部。

适用症： 胆囊疾病、肝脏疾病、黄疸、消化不良、失眠、皮肤病、痤疮等。

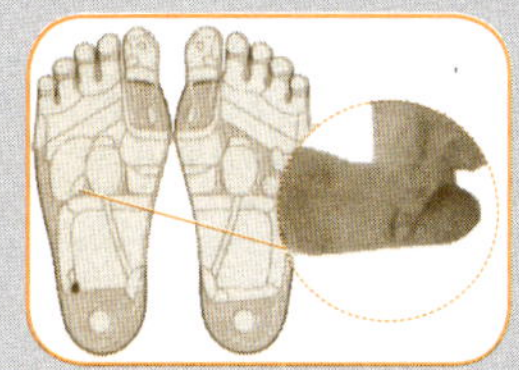

按摩手法： 使用食、中指扣拳法，一手握足背，另一手食、中指中节侧缘顶点施力定点按压。

盲肠及阑尾反射区

位　置： 右足掌跟骨前方位置靠近外侧深部与升结肠、小肠反射区连接的区域。

适用症： 阑尾炎、下腹部胀痛等。

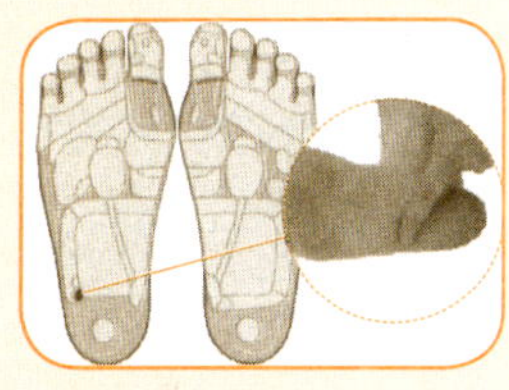

按摩手法： 食、中指扣拳法，一手持足背，一手食、中指第一指间关节顶点施力定点按压。

回盲瓣反射区

位　置： 右足掌跟骨前方位置靠近外侧部位，在盲肠反射区的前方。

适用症： 回盲瓣功能失常、下腹胀气等。

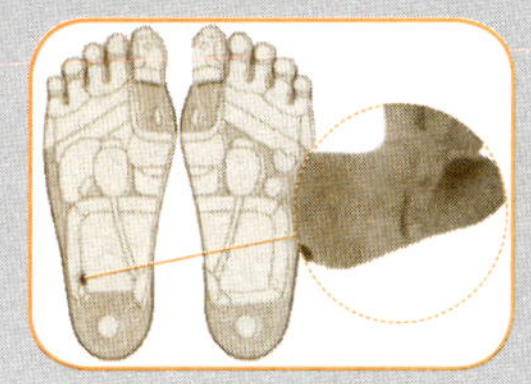

按摩手法： 食、中指扣拳法，一手持足背，一手食、中指第一指间关节顶点施力定点按压。

升结肠反射区

位　置： 右足掌小肠反射区外侧、起始跟骨前缘、骰骨外侧上至第五跖骨底部，呈竖带状的区域。

适用症： 肠炎、腹泻腹痛、便秘、便血等。

按摩手法：食、中指扣拳法，一手持足背，一手食、中指第一指间关节垂直顶点施力，从足跟向足趾缓慢推按。

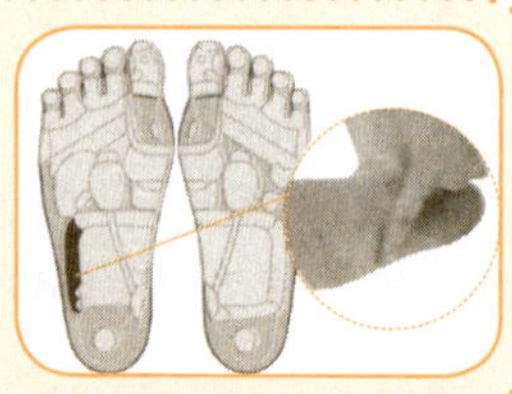

腹腔神经丛反射区

位　置：肾与胃反射区周围，足掌中心区。

适用症：神经性胃肠疾病、胸闷、腹胀、腹疼、胃痉挛、烦躁等。

按摩手法：双拇指点推按法，双拇指点端沿着肾边缘多次推按。

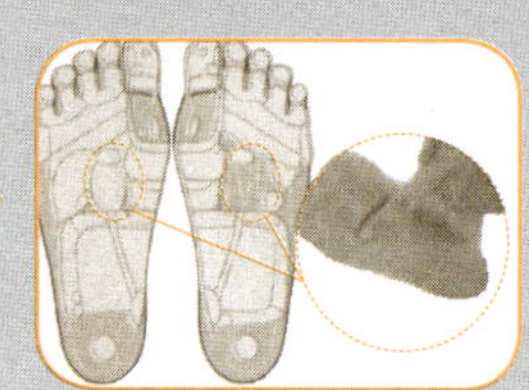

足底部生殖腺反射区

位　置：双足掌的跟骨中央深凹部位。

适用症：性功能低下、子宫肌瘤、不孕症、月经不调、痛经、更年期综合征、阳痿、前列腺肥大、痴呆症，抗衰老。

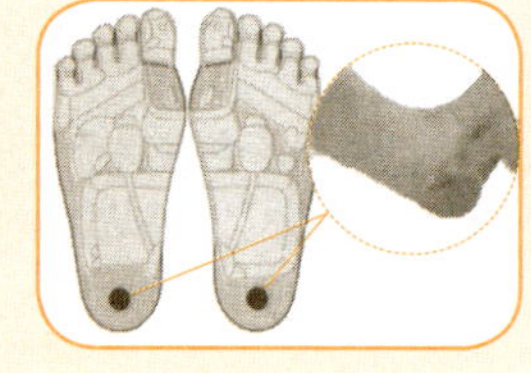

按摩手法：食、中指扣拳法，一手握足跟，一手食、中指第一指间关节顶点施力，垂直定点缓慢按压。

足外侧生殖腺反射区

位　置：双足外踝后下部分，呈三角形的区域，敏感点在踝关节靠后。

适用症：性功能低下、不孕症、月经不调、痛经、阳痿、前列腺肥大、先天性发育不良、痴呆症、子宫肌瘤、卵巢囊肿、抗衰老。

按摩手法：食指扣按法，一手握足，一手拇指点固定足底，食指第二指节侧缘由上而下刮压。

胸椎反射区

位　置： 双足弓内侧部分边缘，从趾关节起到楔骨关节止的区域。

适用症： 胸背部酸痛、胸椎椎间盘突出、胸腔脏器病变、胸椎增生、胸椎神经相关脏器病变。

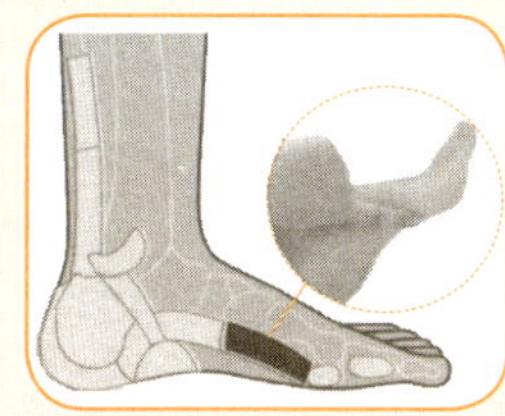

按摩手法： 拇掌指压推法，一手揣足，一手拇指点腹施力，从足趾至足跟推压。

腰椎反射区

位　置： 双足弓内侧部分边缘，楔骨至舟骨下方的区域。

适用症： 腰背酸痛、腰椎骨刺、腰椎间盘突出、腰肌劳损、腰椎神经相关脏器病症、腰腹腔脏器病变、坐骨神经痛等。

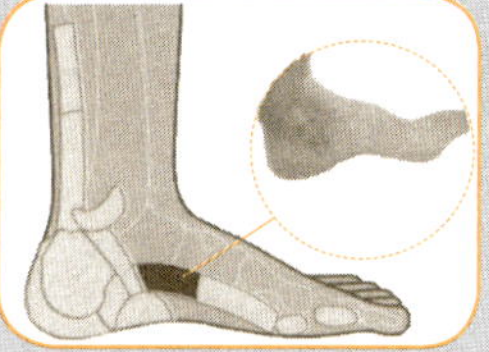

按摩手法： 拇掌指压推法，一手揣足趾，另一手拇指点腹施力，足趾向足跟多次推压。

骶椎反射区

位　置： 双足足弓内侧部分边缘，沿距骨后方到跟骨止的区域。

适用症： 骨受伤、骨质增生、髋关节伤痛、坐骨神经痛、盆腔脏器病变。

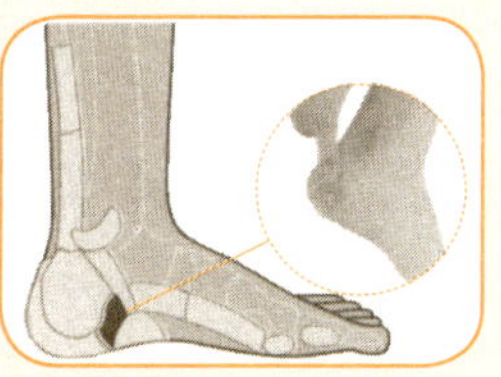

按摩手法： 拇掌指压推法，一手揣足趾，另一手拇指点施力，由足趾向跟骨多次推压。

内侧尾骨反射区

位　置： 双足足掌内侧、内踝跟部，沿跟结节向后，呈一条带状的区域。

适用症： 坐骨神经痛、尾骨受伤后遗症、生殖系统病变等。

按摩手法：一手握足外侧，另一手点固定足底，食指第二关节内缘施力，由上至跟底。

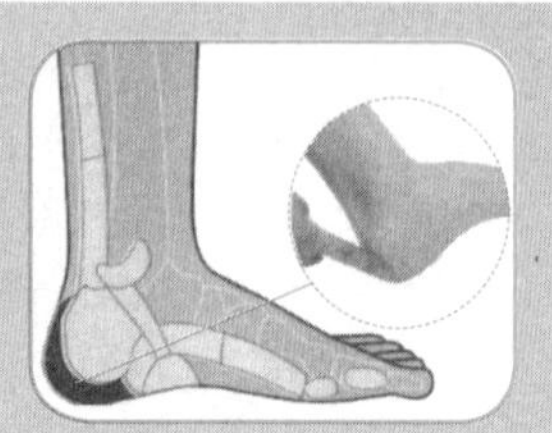

外侧尾骨反射区

位　置：在双足掌外后侧，沿跟骨结至后的带状区域。

适用症：尾骨受伤后遗症、下身背部酸痛、坐骨神经痛等。

按摩手法：一手握足外侧，食指第一指间关节垂直顶点施力，沿足跟底内缘刮压。

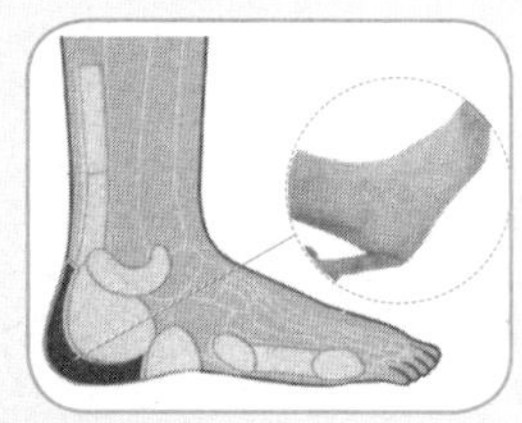

内侧坐骨神经反射区

位　置：双足内踝关节后方起，沿胫骨后缘上行至胫骨下方凹陷处止。

适用症：坐骨神经痛、坐骨神经炎、膝部和小腿部疼痛、糖尿病、下肢循环障碍症等。

按摩手法：拇掌指压推法，一手握足，一手拇指指端施力，由踝关节上一寸凹陷处向上多次推按。

外侧坐骨神经反射区

位　置：双足外踝后缘沿腓骨后缘向上至腓骨小头后下方。

适用症：坐骨神经痛、坐骨神经炎、膝部和小腿部疼痛、糖尿病、下肢循环障碍症等。

按摩手法：使用拇掌指压推法，一手持足，另一手拇指点腹指端施力推按。

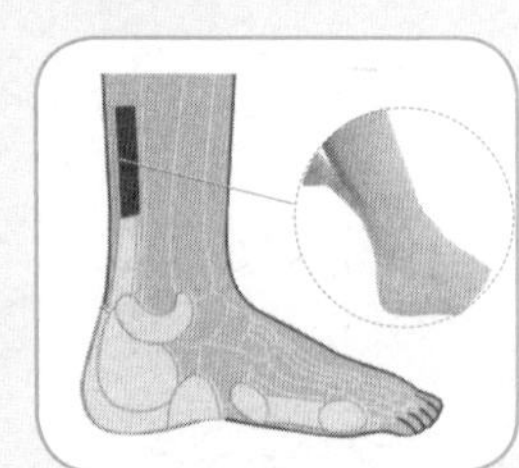

尿道及阴道反射区

位　置：自膀胱反射区斜向上至距骨与舟骨间隙的区域，在双足跟内侧。

适用症：尿道感染、尿道炎、尿道肿瘤、排尿困难、尿频、尿失禁、阴道炎、阴道肿物、生殖器官系统疾病等。

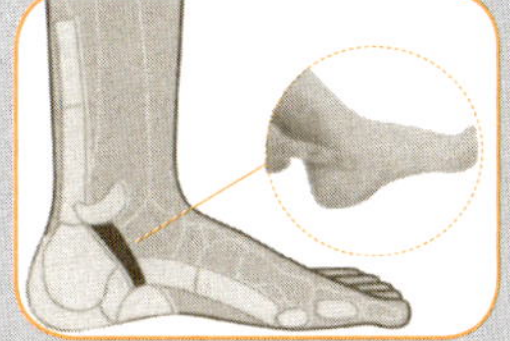

按摩手法：一手握脚，一手食、中指第一指间关节侧缘施力，子宫向膀胱推按。

髋关节反射区

位　置：双足外、内踝关节下侧边缘，呈现一弯带状的区域，共四个位置。

适用症：髋关节疾病、股骨骨折、股骨坏死、坐骨神经痛、腰背酸痛等。

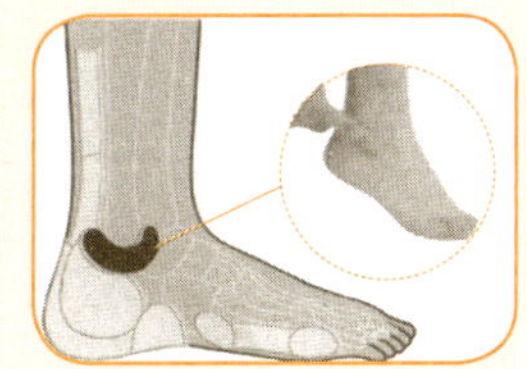

按摩手法：拇掌指压推法，一手握足，一手拇指点端施力，在内踝、外踝下缘从前向后多次推按。

直肠及肛门反射区

位　置：双足胫骨内侧后方，踝骨后方向上延伸四横指的一带状区域。

适用症：痔疮、直肠炎、直肠癌、便秘、腹泻、肛裂、静脉曲张等。

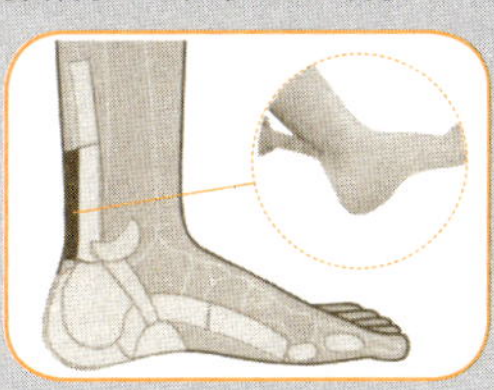

按摩手法：拇掌指压推法，一手握足，一手拇指点端微施力，沿踝骨后方向上多次推按。

腹股沟反射区

位　置：双足内踝尖上二横指胫骨内侧处。

适用症：生殖系统病变、前列腺肥大、性功能低下等。

按摩手法： 拇指点按法，一手轻轻持足，另一手拇指点腹股沟反射区定点多次揉按。

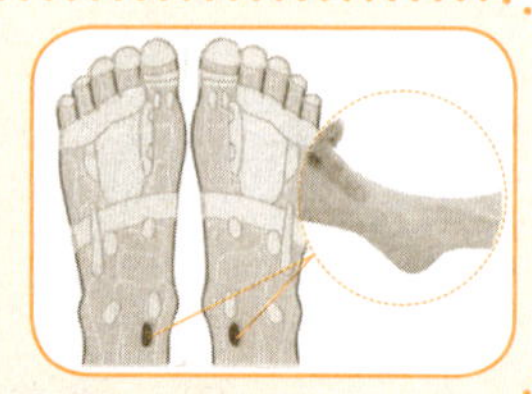

前列腺或子宫反射区

位　置： 足跟内侧，内踝后下方，呈三角区域。

适用症： 前列腺炎、痛经、月经不调、尿频、排尿困难、尿血、下肢乏力、子宫肌瘤、子宫下垂、子宫内膜炎、白带过多等。

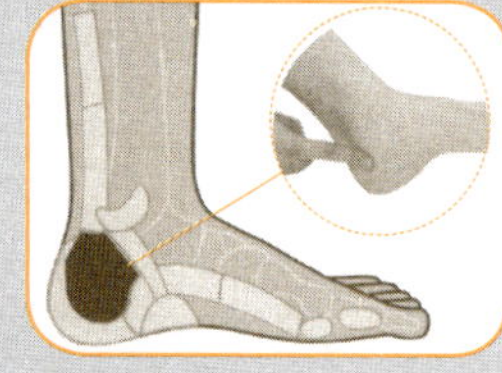

按摩手法： 食指刮压法，一手握足内侧，一手食指第二指节侧缘从髂关节区后缘向足跟多次刮压。

下腹部反射区

位　置： 双足腓骨外侧后方向上延伸四横指呈一带状凹陷区域。

适用症： 膀胱炎、前列腺炎、疝气、便秘、直肠炎、痛经、闭经、盆腔炎等。

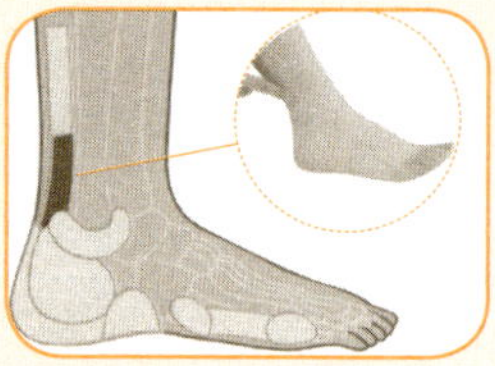

按摩手法： 拇掌指压推法，一手揣足趾，一手拇指点端施力，由踝关节节后往上多次推按。

膝反射区

位　置： 双足外侧骰骨与跟骨间凹陷处。

适用症： 膝关节痛、膝关节炎、膝关节受伤、肘关节病变。

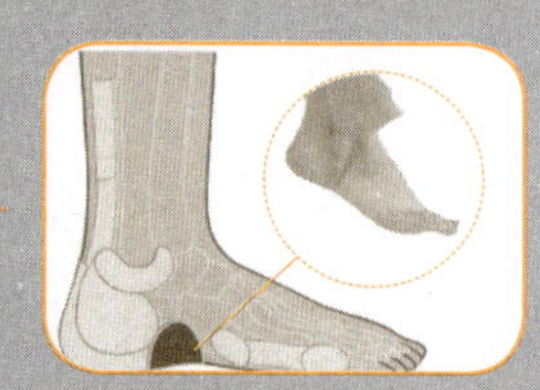

按摩手法： 食指扣拳法，一手握足，另一手食指间关节顶点绕反射区周边揉按。

肘反射区

位　置：双足外侧第五跖骨与楔骨关节凸起处前后两侧。

适用症：肘关节炎、肘关节酸痛、肘关节损伤、膝关节痛等。

按摩手法：中食指扣按法，一手握脚内侧，一手食、中指第一指间关节顶点施力多次按压。

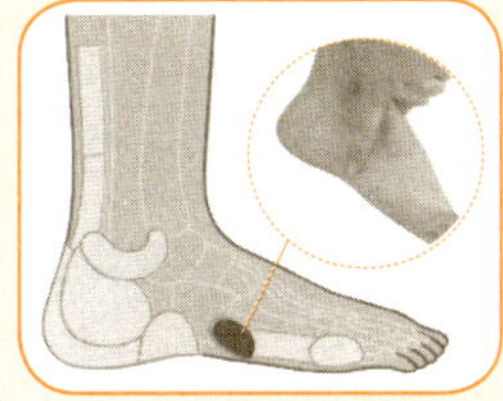

肩反射区

位　置：双足掌外侧第五跖趾关节凸起处。

适用症：手臂乏力、手麻、肩背酸痛、肩关节脱臼等。

按摩手法：一手持足内侧，另一手食指第一指间关节从外足背、足底向趾端多次推按。

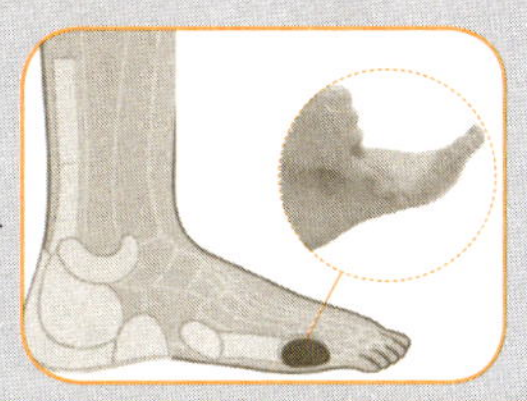

肩胛骨反射区

位　置：双足外侧背第四、五跖骨与楔骨之间，呈一带状的区域。

适用症：肩背酸痛、颈肩综合征、肩关节活动受阻、胸椎病变等。

按摩手法：双拇指点推按法，双拇指点端自足趾沿足背至骰骨处，分开多次推按。

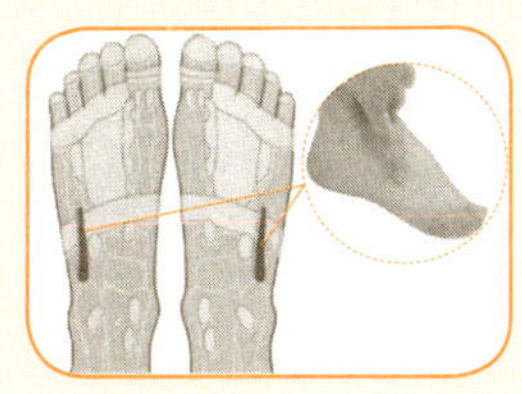

上颌反射区

位　置：双足背拇趾、背趾之间的关节远侧，呈带状的区域。

适用症：上牙周病、牙痛、龋牙、口腔溃疡、打鼾、上颚关节紊乱、上颚感染等。

按摩手法：使用拇指点指端中力揉按。

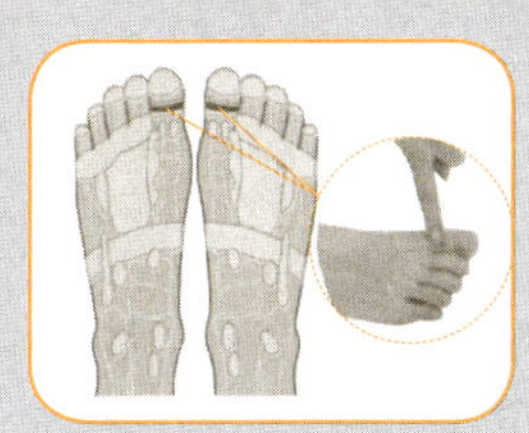

下颌反射区

位　置：双足背拇趾、背趾间的关节近端，呈带状的区域。

适用症：下颌关节紊乱、下牙周病、牙痛、龋牙、下颌窦炎症、打鼾等。

按摩手法：使用拇指点指端中力揉按。

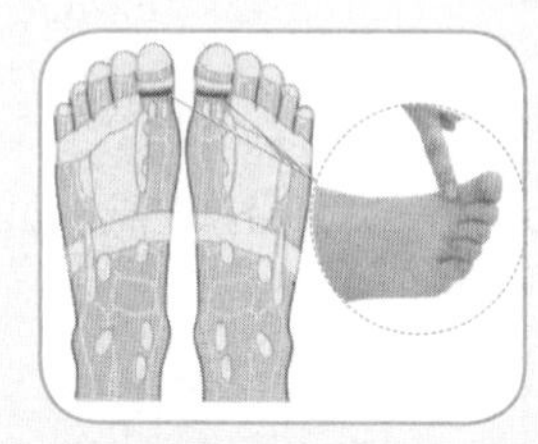

扁桃腺反射区

位　置：足背拇趾第二趾节腱的两侧区域。

适用症：上呼吸道感染、扁桃腺疾病、发烧、感冒、抗炎、增加抵抗力、抗癌。

按摩手法：双拇指点扣拳法，双拇指点指端揉压，节奏缓慢，力度中等。

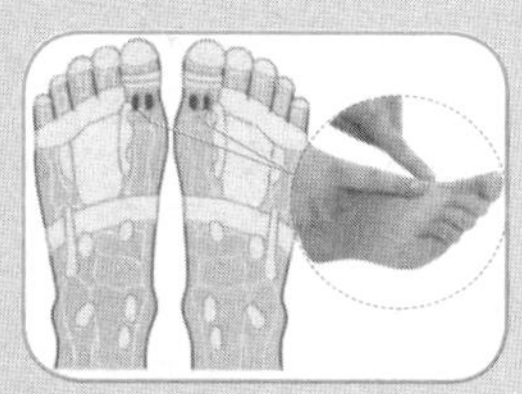

喉及气管反射区

位　置：双足足背第一、第二跖趾关节缝处区域。

适用症：咽喉痛、咽喉炎、气管炎、咳嗽、气喘、失声、沙哑、感冒等。

按摩手法：中食指捏压法，中指端相佐，食指端中等力度捏压施力。

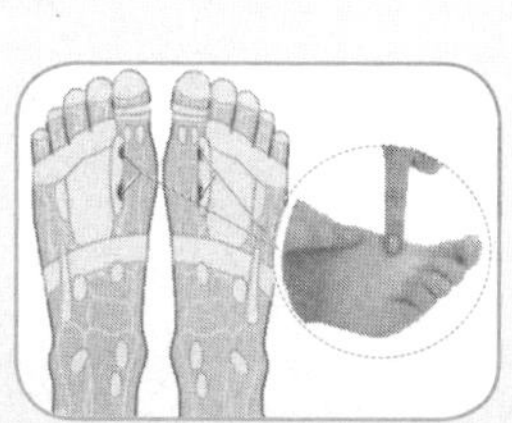

胸部淋巴前列腺反射区

位　置：双足背第一、二跖骨间缝深处，呈条状的区域。

适用症：各种炎症、肿瘤、乳房或胸部肿块、胸痛、免疫力低下等。

按摩手法：中食指捏压法，中指端相辅、食指端多次捏压施力，沿第一跖骨外侧向足趾捏按。

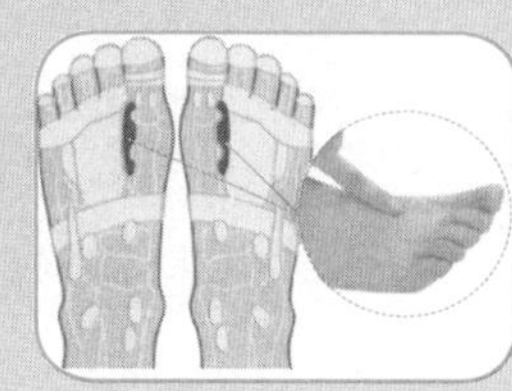

内耳迷路反射区

位　置：双足背第四、五跖骨间凹陷较深的部位，微微靠近前面。

适用症：头晕、眼花、晕车船、平衡障碍、昏迷、美尼尔综合征、高血压、低血压、平衡障碍等。

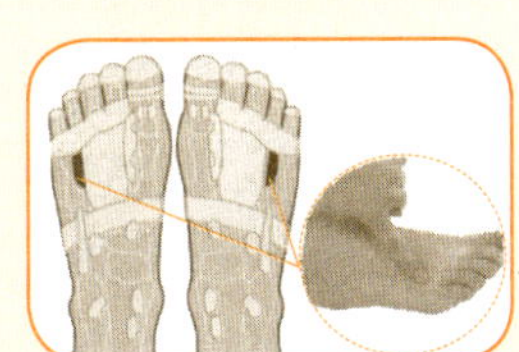

按摩手法：使用中食指捏压法，中指端相辅、食指端以中等力度多次捏压施力。

胸及乳腺反射区

位　置：在双足背第二、第三、第四跖骨面之间的区域。

适用症：胸部疾病、乳腺疾病、结核病、感冒、气喘等。

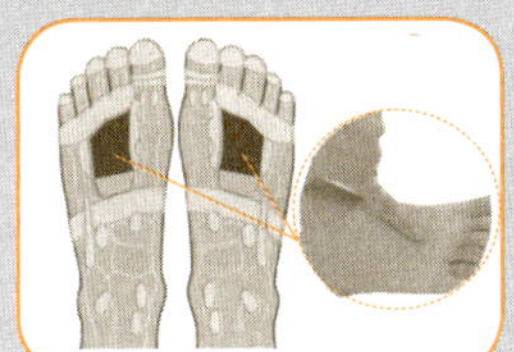

按摩手法：使用双拇指点推按法，双拇指指腹前后紧靠从足趾向心方向多次推按。

膈（横膈膜）反射区

位　置：双足背跖骨、楔骨关节处横跨脚背内外侧连成一带状区域。

适用症：打嗝、恶心呕吐、腹胀腹痛、膈肌痉挛、老年消化不良、神经紊乱。

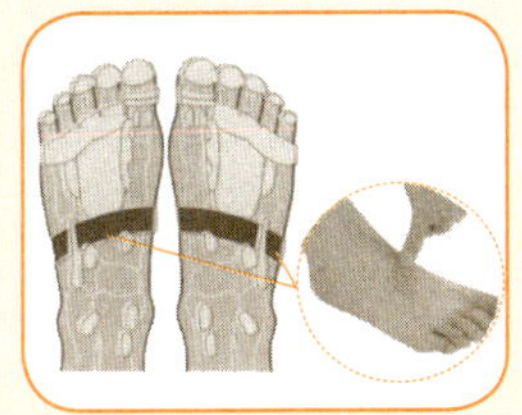

按摩手法：双食指刮压法，双手食指侧缘自足背凸起处向两侧多次刮压。

内肋骨反射区

位　置：双足背第一楔骨与舟骨间凹处。

适用症：肋骨病变、胸闷、胸膜炎、肩背痛等。

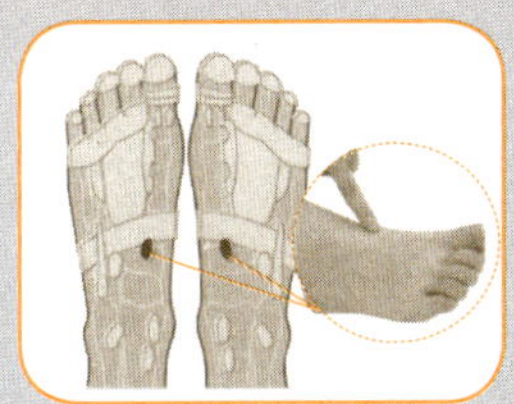

按摩手法：双拇指点扣拳法，双拇指点端同时多次揉按，力度中等，节奏稍缓。

外肋骨反射区

位　置：足背第四楔骨与第三楔间凹陷处。

适用症：肋骨病变、胸闷、胸膜炎、肩背痛等。

按摩手法：双拇指点扣拳法，双拇指点端同时多次揉按，力度中等，节奏稍缓。

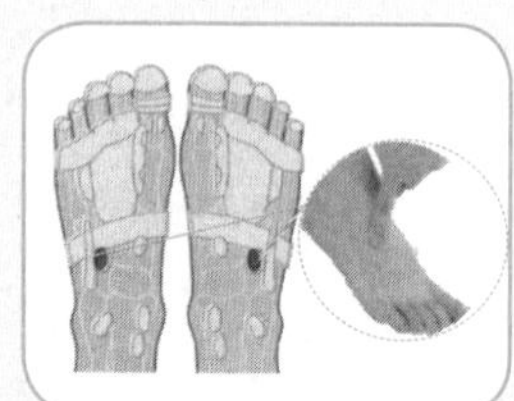

上身淋巴腺反射区

位　置：距骨、舟骨间形成下方的凹陷处，在双足背外踝前。

适用症：各种炎症、发烧、水肿、肌瘤、全身循环障碍、血管硬化、帕金森综合征等。

按摩手法：食指扣拳法，双手食指第一指间关节顶点施力，同时多次按压。

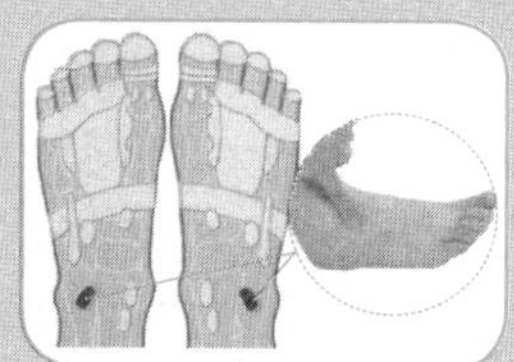

下身淋巴腺反射区

位　置：距骨、舟骨间形成下方的凹陷处，在双足背内踝前。

适用症：各种炎症、发烧、水肿、肌瘤、蜂窝织炎、全身循环障碍、血管硬化、帕金森综合征等。

按摩手法：食指扣拳法，单只手食指第一指间关节顶点施力，同时多次按压。

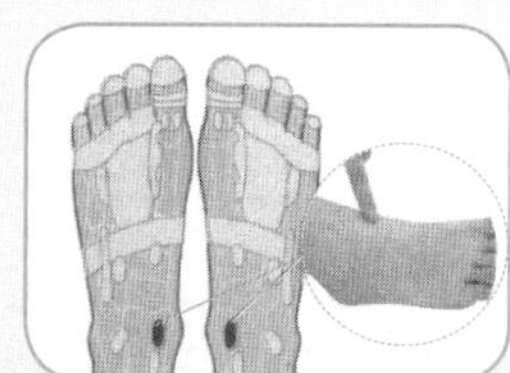

舌反射区

位　置：双足第一跖趾关节前方的凹陷处，在拇趾内侧下缘。

适用症：舌红、舌干、舌裂、舌质肿胖等。

按摩手法：拇指点按法，以拇指点端按住拇趾内侧下缘以中等力度施力，多次揉按。

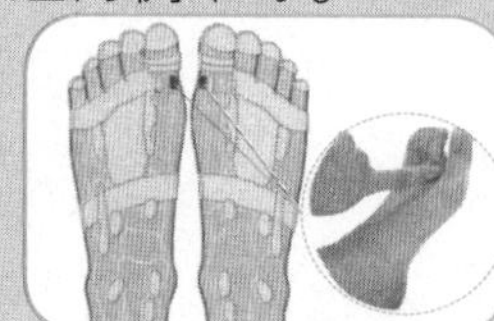

血压反射区

位　置： 足底颈项反射区中间处，在足大趾第二节近趾骨端。

适用症： 高、低血压，颈椎病、头晕等。

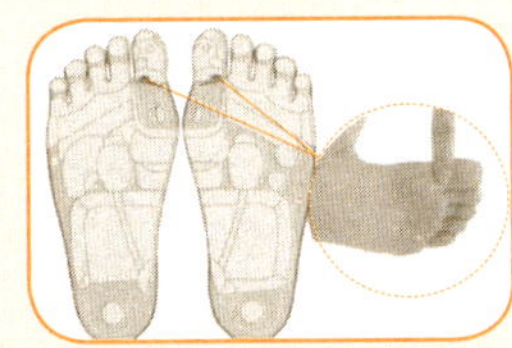

按摩手法： 拇指点按法，拇指点端按住拇趾第二节近趾骨端处施力，多次揉按。

上肢反射区

位　置： 双足底第五跖骨的外侧，呈竖条带状形的区域处。

适用症： 上臂受伤、五十肩、肘关节受伤、腕关节受伤等。

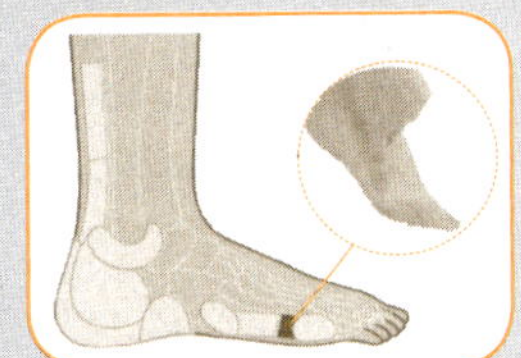

按摩手法： 食、中指扣拳法，食、中指第一指关节顶点施力，中等力度。

下肢反射区

位　置： 双足底后跟外缘，第五跖骨后边骰骨与跟骨旁边呈竖带状的区域处。

适用症： 下肢风湿病、坐骨神经痛、股骨损伤、踝关节扭伤等。

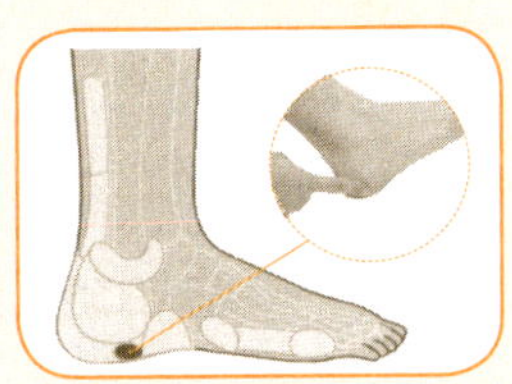

按摩手法： 食、中指扣拳法，食、中指第一指关节顶点施力，中等力度。

失眠反射区

位　置： 位于双足底跟骨中央生殖腺反射区稍前处。

适用症： 失眠、神经衰弱、精神疾患等。

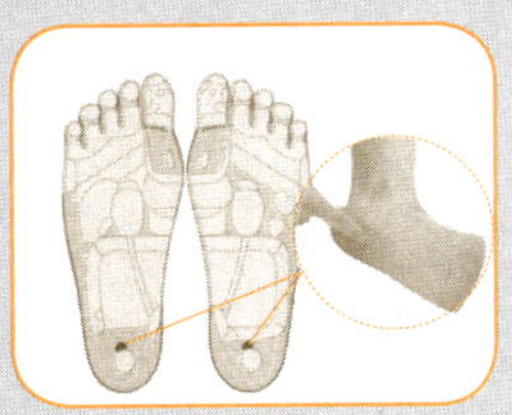

按摩手法： 食、中指扣拳法，食、中指第一关节顶点施力，中等力度。

骨盆腔反射区

位　置：位于双足底跟骨中央生殖腺反射区靠前的向内处。

适用症：盆腔部位发生的疾患等。

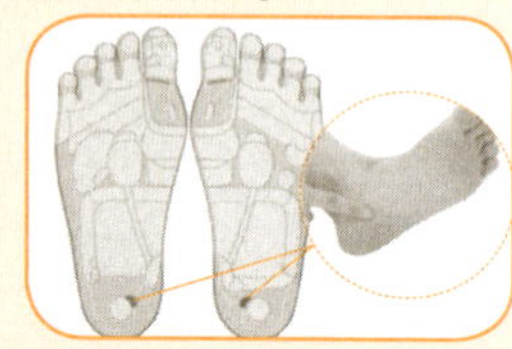

按摩手法：中指扣拳法，中指第一指间关节施力，中等力度。

头部（大脑）反射区

位　置：双足拇趾的趾腹掌面全部区域。左、右侧大脑的反射区分别在右、左足上。

适用症：脑萎缩、脑卒中、头晕、头痛、失眠、脑血栓、高低血压、视觉受损、神经衰弱、大脑发育不良等。

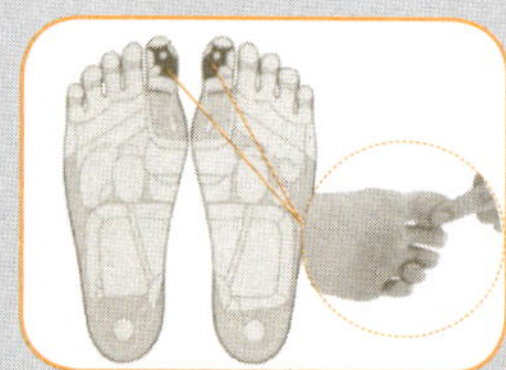

按摩手法：用食或中指第一指间关节面竖着施力，由拇指点端向趾根推按。

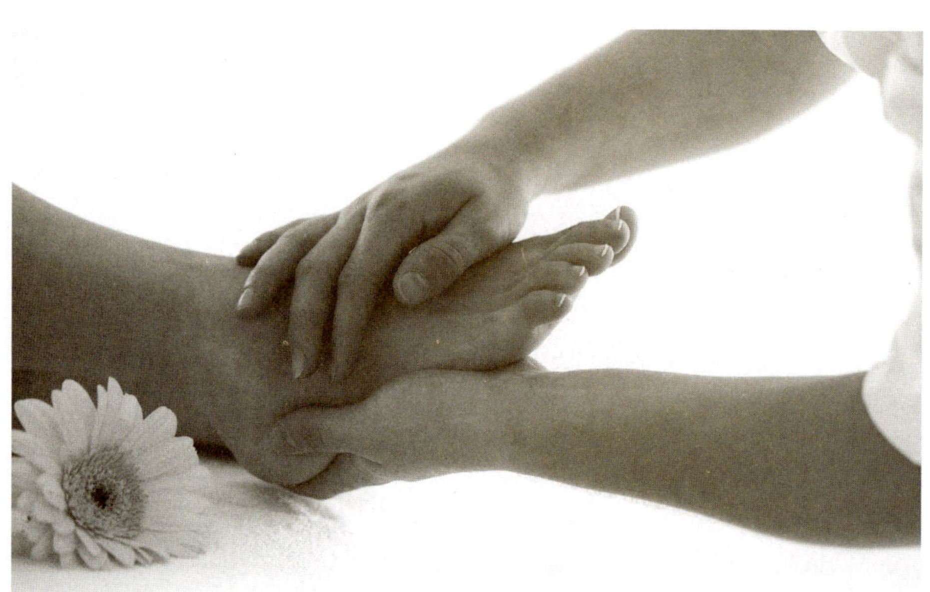

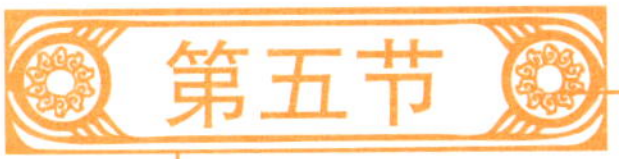

第五节 足部反射区望诊法

足部反射区诊病法主要通过对足部外表的观察、对足部反射区的触摸按压等方法，由表及里，测知脏腑、组织、器官的病理信息。足部反射区诊病法包括足部反射区望诊法和足部反射区触诊法。足部反射区诊病法有利于提醒人们早注意、早检查、早治疗疾病，从而使治疗和保健更有针对性。

足部反射区望诊法

许多疾病通过对人体双足外表的观察就能大致诊断出来。

全足望诊要点

足部反射区局部出现明显凹陷，提示该反射区相对应的脏腑器官可能“缺损”或“已摘除”，如足部反射区局部出现明显肿胀、隆起，可能提示该反射区相对应的脏腑器官患有慢性器质性病变。如子宫切除术后，该脏器相对应的反射区就会出现明显的凹陷，局部组织松软。而在患者双足的膀胱反射区见到明显的局部肿胀，说明该患者可能患有前列腺增生、慢性肾衰竭、慢性膀胱炎等病变。足趾部皮肤水肿，提示该患者可能患有肾脏、心脏及循环系统疾病，或患有内分泌功能失调而致盆腔充血。足部内外踝损伤及瘀血与盆腔和髋关节病变有关。

足部反射区望诊的顺序和内容

望诊顺序为足底反射区、足内侧反射区、足外侧反射区、足背反射区，从足趾看到足跟，先看一只足，再看另一只足，之后进行双足对比。观察内容是：皮肤的颜色、弹性、异常赘生物、皮下组织的丰满程度、局部是否肿胀或凹陷、趾和趾甲的形态变异、足弓是否变形或消失等异常现象，以判断双足的哪些反射区异常，进而判断相对应的脏腑器官有无病理变化。

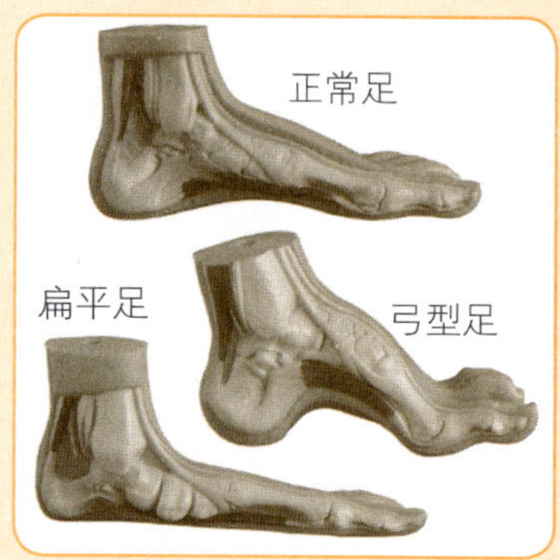

足部皮肤望诊

双足皮肤的异常现象如皲裂、趾间疣、小囊肿、溃疡、角质化、鸡眼、足癣、静脉瘤、皮肤瘀血或发红等出现在反射区，提示其相对应的脏腑器官可能会有病理变化。如双足底皮肤干瘪皱褶，提示新陈代谢障碍、胃肠功能差、内分泌失调。

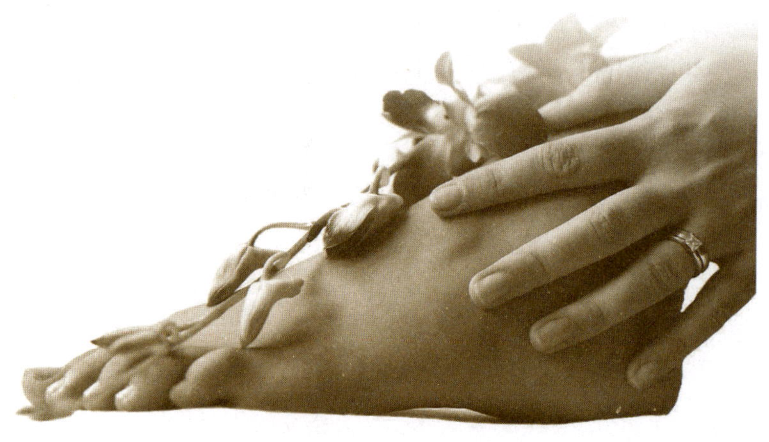

第六节 足部反射区触诊法

足部反射区触诊诊病就是按摩者用手指仔细按摩、挤压患者足部反射区，以了解患者的身体状况并推断疾病的部位、性质和病情轻重等，一般分为有痛诊断和无痛诊断。

有痛诊断即根据个人和反射区的疼痛敏感度，在均匀、适当力度的按摩挤压过程中，如果在某反射区按压时，患者感觉异常疼痛或触摸到皮下结节，说明其相对应的脏器可能患有疾病。皮下结节往往与异常疼痛同时存在，这些结节可呈圆形、条索状、小粒状等。而有些患者足知觉减退，或按压时反有异样感觉者可作出无痛诊断，要注意下列几个方面。

① 骨骼:

观察骨骼的形状是否变形，如长期穿高跟鞋的女性，足跟部骨骼变形，往往伴有盆腔病变。鼻反射区凹陷的人可能有过敏症，鼻反射区凸出者则易发生炎症。某些脏器摘除的患者，其相应反射区内凹陷。

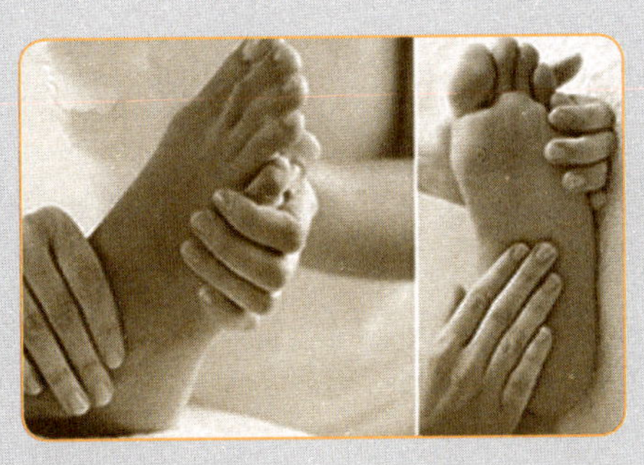

② 肌肉:

足掌部肌肉过于松软，表示气虚阳衰；过于僵硬，表示气滞血瘀，功能障碍。

③ 温度：

足掌冰冷，属于阳虚血凝、循环不畅；足心发烫，属于阴虚火旺。

④ 湿度：

足的湿度可反映内分泌腺和肾的功能，尤以足趾之间更为明显。足趾间干裂角化，多见于血虚早衰的中年人；足趾间过于潮湿，多见于湿热偏盛、内分泌失调的患者。

⑤ 颜色：

在某反射区如发现颜色变化或出现异常的蓝色或白色点状物，说明相对应的脏器可能有问题。大脑及额窦反射区呈紫暗色，提示脑血管疾患，可能是中风的先兆。

⑥ 触感：

按摩足部各反射区时，如触摸到皮下异常结节，说明其相对应的脏器可能有问题。例如：脊柱有损伤或病变时，在相对应的反射区内可能会摸到类似骨质增生的结节或条索状物；失眠患者，在其腹腔神经丛反射区也可触及米粒大小的硬结；子宫、卵巢患病时，其相对应的反射区可能会有水流动的感觉。

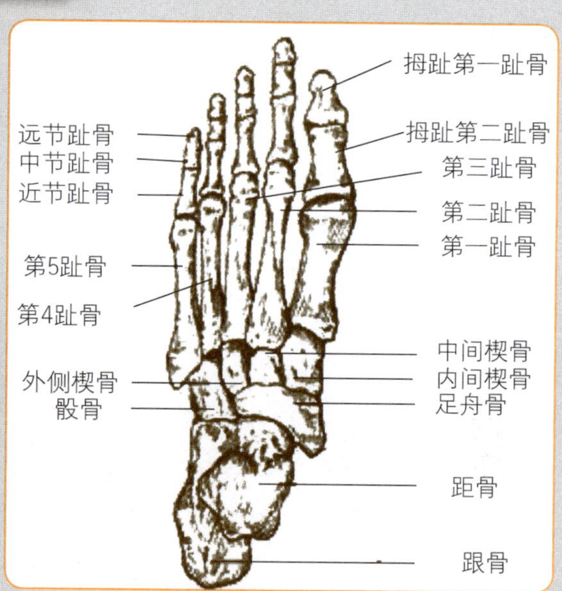

⑦ 测足背搏动（中医称趺阳脉）：

意义：下肢循环、下肢动脉闭塞性硬化等。

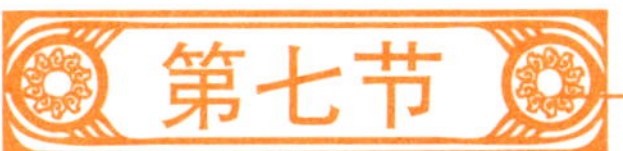

第七节 常见病症的足部反射区诊断法

不同的病变、不同的反射区所出现的病理特征有所不同，这要凭借按摩者得当的手法，用手指按压患者的足部反射区，以手感探测病理特征，了解病情，辨别病症。

1.糖尿病

糖尿病患者双足反射区均比较敏感，其胰腺、眼、心、上身淋巴结、下身淋巴结、甲状腺等反射区皮下可触到颗粒状小结节，在小腿内侧中部（小腿反射区的胰反射区）可触及一痛性结节（糖尿病结节）。结节的大小与血糖浓度有关，血糖浓度高，结节变大；血糖浓度低，结节变小。

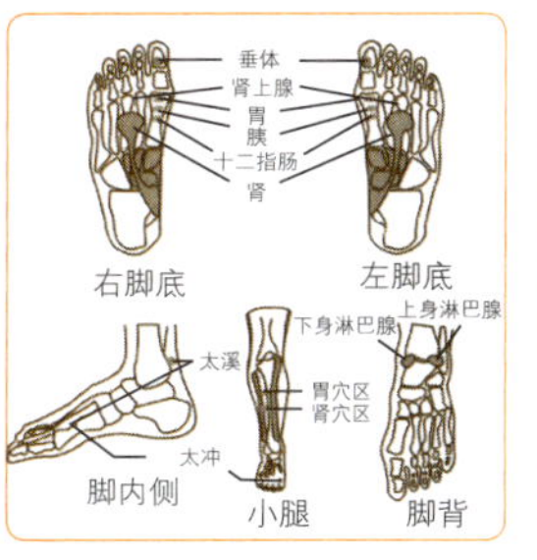

2.前列腺疾病

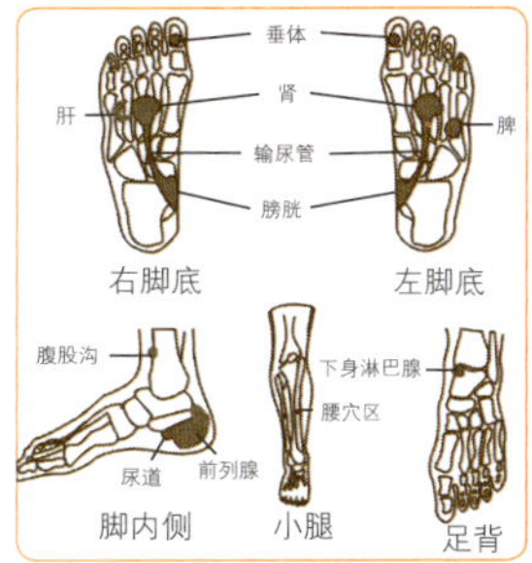

在患者的前列腺、肾、输尿管、膀胱等反射区可触及病理性小结节，并伴有压痛。足部反射区按摩对前列腺炎和前列腺增生有良好的治疗效果。由于当前对此类疾病尚无特殊治疗方法，足部按摩疗法更有实际意义，特别是足部按摩疗法对前列腺疾病有辅助诊断意义。目前一般体检中很少做前列腺检查，此类疾病常被忽视，而足部按摩疗法能及早发现、及时治疗，且检测手段非常简捷方便。

3.高血压

患者的头、颈、脑垂体、腹腔神经丛、肾上腺、输尿管、膀胱等反射区都有较明显的压痛，皮下一般都能触到小结节，按摩血压点反射区，感觉紧绷，类似脉诊的弦脉。

4.低血压

按摩患者的血压点反射区有一种空虚的感觉。

5.脑卒中

中风患者双足不对称，患者足变形、内翻，足部肌肉弛缓或痉挛，气血运行不畅，可见瘀斑，皮肤粗糙、无华，按压头、颈、肾、上肢、下肢、坐骨神经等反射区均有压痛，并有空虚感觉或凹陷，患侧尤为明显，还可触及小结节或条索状物。

6.脏器摘除（包括截肢）

患者相应的反射区有凹陷现象或呈空虚感觉。截肢者其相应反射区明显凹陷。

7.肝胆疾病

肝胆疾病包括病毒性肝炎、酒精性肝中毒、胆囊炎、胆石症、肝硬化及肝癌等。观察患者的足趾，肝功能不佳者可见足趾上翘；足趾肿胀提示肝脏有肿大倾向；足趾发硬可能是肝硬化的症状。切按患者的肝、胆、肾等反射区，常有压痛，有小丘疹或小结节。

8.月经异常

月经异常包括月经过多、月经过少、痛经、闭经等。仔细观察患者的子宫、卵巢、输卵管等反射区，可见青筋暴露、极浅瘀斑等；切按患者相关的反射区时常有压痛及颗粒状小结节。

9.更年期综合征

患者足部可见脱皮、小丘疹、瘀斑、脚掌红润。切按患者的子宫、生殖腺、甲状腺、甲状旁腺、肾、肾上腺等反射区均有不同程度的压痛，并有颗粒状小结节或条索状硬块等。

10.颈（腰）椎骨质增生

切按患者足部颈椎（腰椎）反射区、皮下骨骼处可触到高低不平、类似骨质增生的结节，其他如头部、颈部、斜方肌及上半身淋巴结等反射区也可触到颗粒状小结节。同时，切按以上反射区均有压痛感，特别是颈项及腰椎反射区。

11.类风湿关节炎

患者足部可见到趾关节变形或挛缩，足掌血液循环较差，肌肤欠温、色泽少华，切诊趾关节压痛明显。上身淋巴结、脊柱、肾、肾上腺、甲状旁腺、输尿管及肩、肘、膝反射区均有压痛，可能有小结节或条索状物。

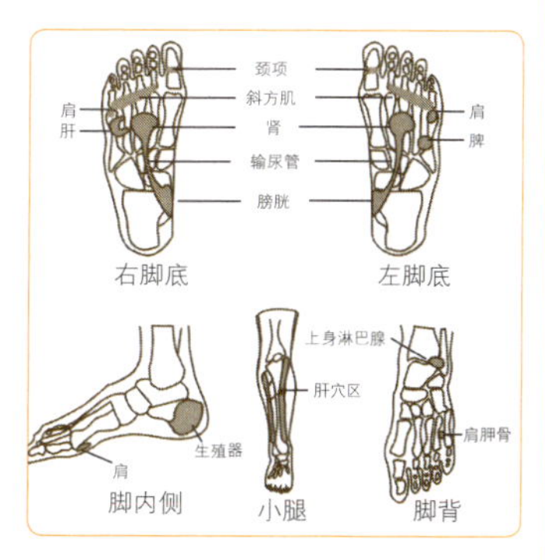

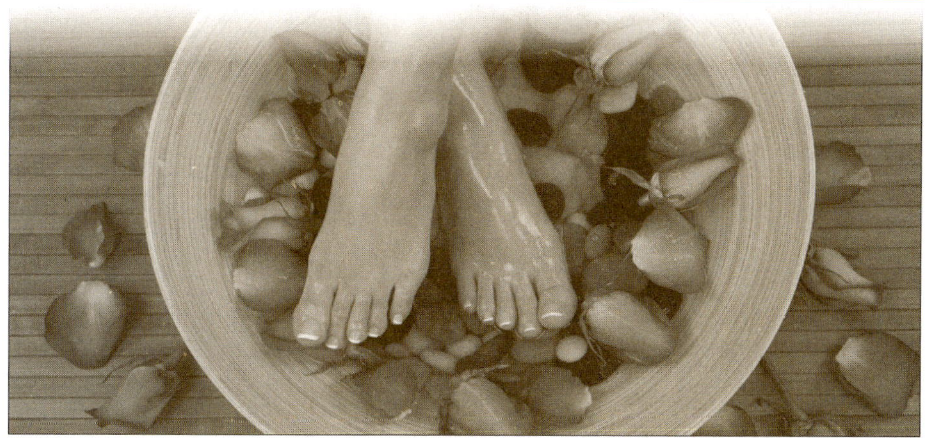

第四章 常见病的足部反射区自我按摩疗法

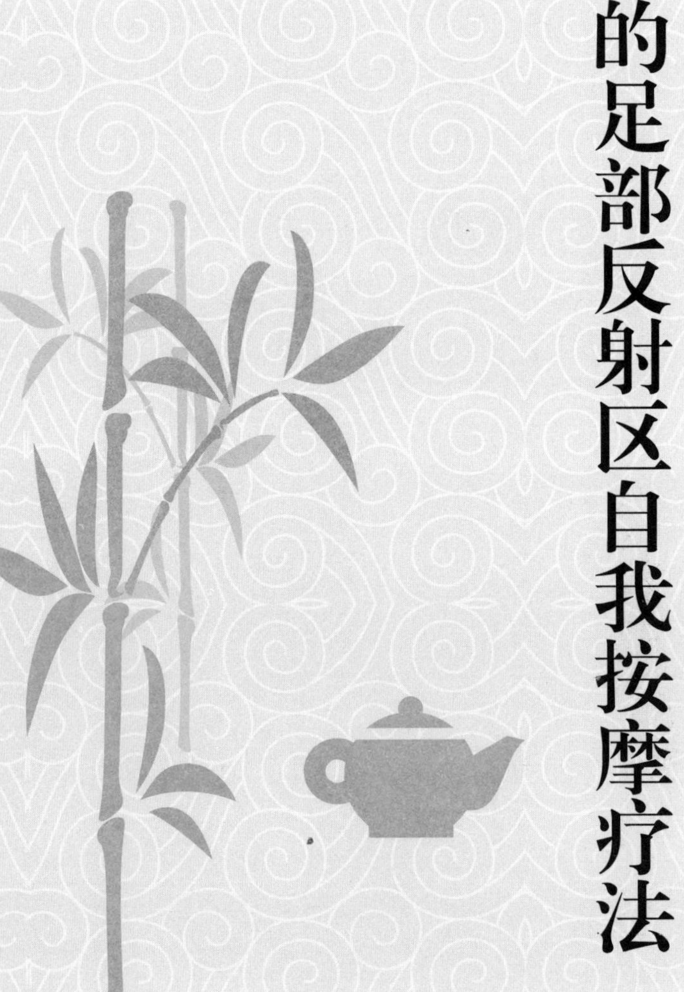

神经衰弱

病因病理分析

本病临床表现具有多样性，归纳起来为：1)衰弱症状。这是本病常有的基本症状。患者经常感到易疲劳，精力不足，大脑反应迟钝，对工作、学习甚至生活都提不起兴趣，记忆力减退。2)兴奋症状。自我控制能力减弱，性情变得急躁和容易激动，讲话和举动常常过于匆忙。感觉过敏，对声光刺激和细微的身体不适特别敏感，好猜疑。3)睡眠障碍：大多数神经衰弱患者都有睡眠障碍，只是程度不同而已。

●临床可见以下三种证型

①心肾不交：烦躁失眠，腰酸梦遗，头晕耳鸣，舌红，脉细数。

②心脾两虚：心悸健忘，失眠多梦，纳呆腹胀，大便稀薄，肢倦神疲，舌淡，脉细弱。

③肝郁化火：急躁易怒，失眠易惊，头昏脑胀，尿黄便干，舌红，苔黄，脉弦数。

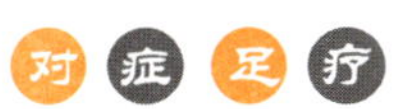

按摩大脑、垂体等反射区。心肾不交可配心、肾反射区；心脾两虚可配心、脾反射区；肝郁化火可配肝反射区。

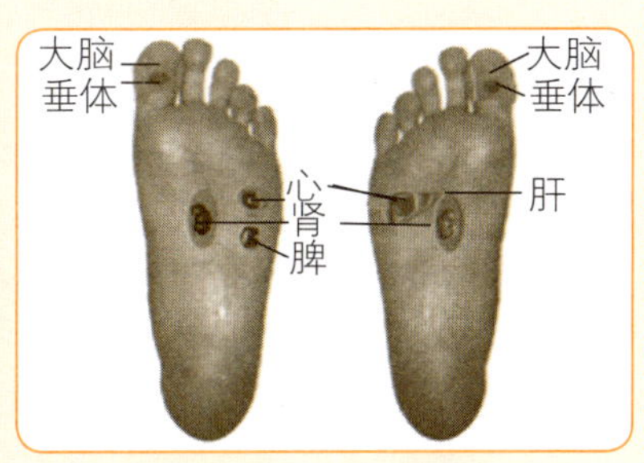

足疗流程

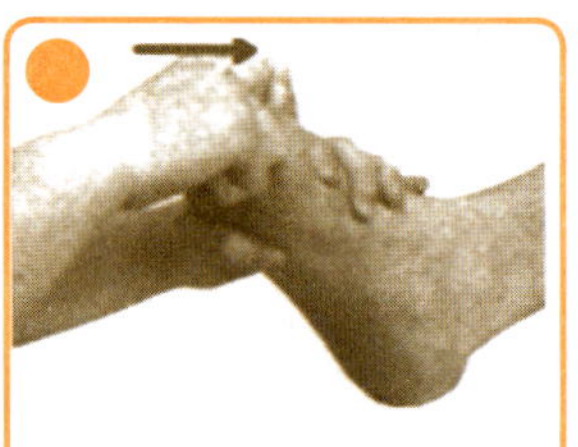

● 食指刮压大脑和脑垂体反射区1~2分钟

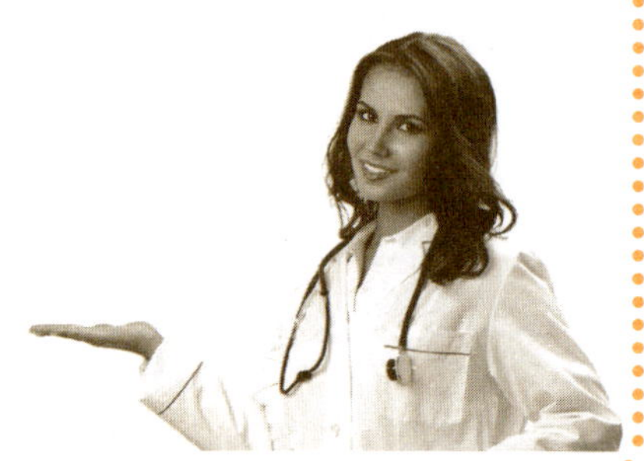

辩证加减

心肾不交：加食指扣拳法按压心反射区、食指刮压法按肾反射区，各1～2分钟。

心脾两虚：加食指扣拳法按压心、脾反射区各1～2分钟。

肝郁化火：加食指扣拳法按肝反射区1～2分钟。

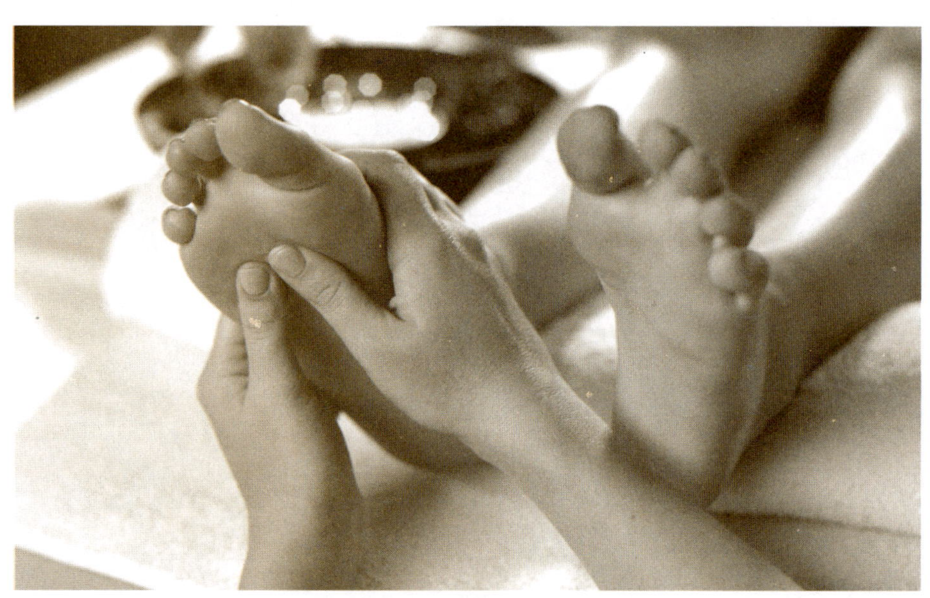

【眩 晕】

病因病理分析

眩晕是眩和晕两种症状的总称。眩即目眩，眼前昏花缭乱；晕为头晕，是头部运转不定的感觉。两者可以单独出现，也可以同时兼见，两者兼见者，乃称眩晕。

●临床上常见以下证型

①心脾两虚：头晕乏力，失眠多梦，神疲肢倦，心悸，纳呆腹胀，舌淡苔白，脉细弱。

②肝阳上扰：头痛如劈如裂，伴头晕耳鸣，失眠多梦，面目红赤，口干口苦，小便黄赤，大便秘结，舌红、苔黄，脉弦数。女性患者多有乳房胀痛，可扪及包块。

③肝肾不足：头晕头痛，耳鸣目眩，失眠多梦，面色无华，口唇淡白，舌红或少苔，脉弦细数或弦滑。

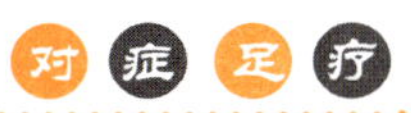

按摩大脑、垂体、内耳迷路等反射区。心脾两虚加心、脾反射区；肝阳上扰加肝反射区；肝肾不足加肝、肾反射区。

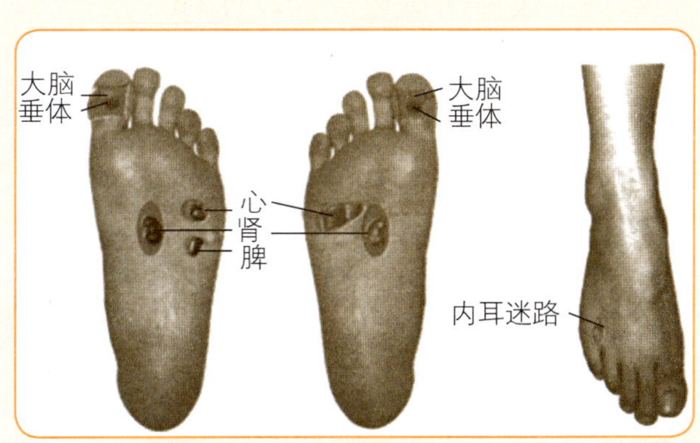

足疗流程

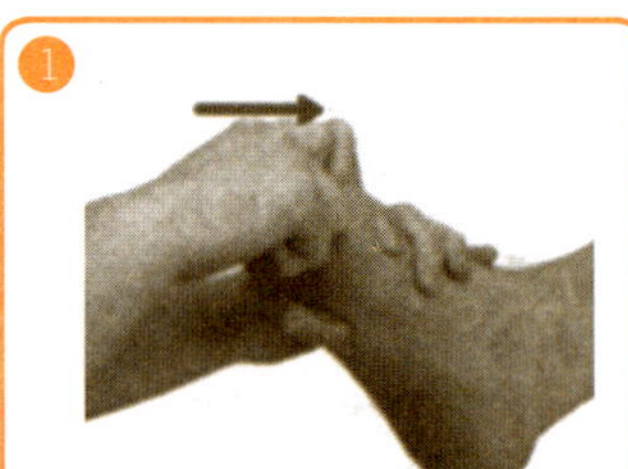

● 食指刮压大脑和脑垂体反射区1~2分钟

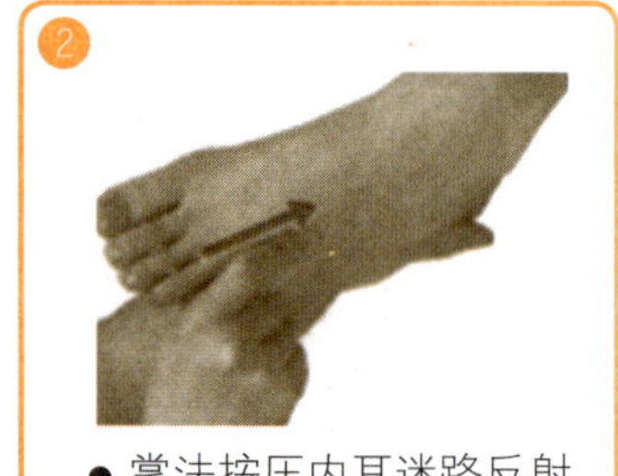

● 掌法按压内耳迷路反射区1~2分钟

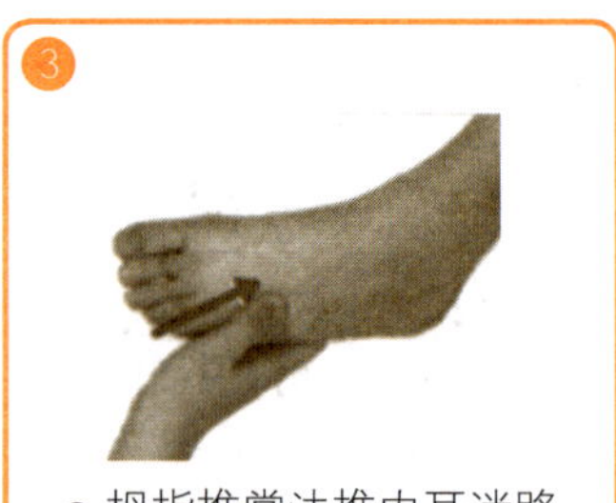

● 拇指推掌法推内耳迷路反射区1~2分钟

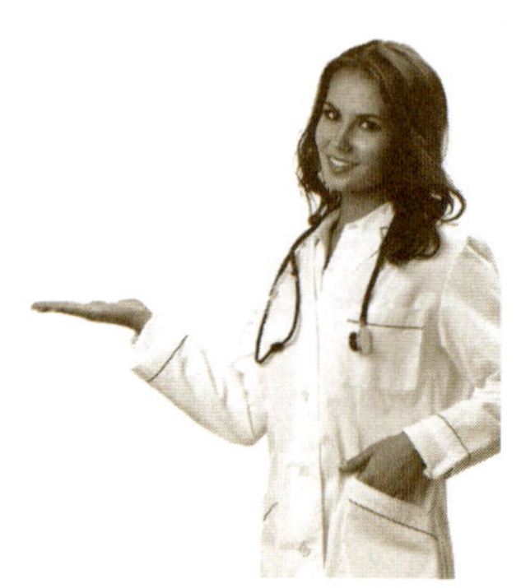

辩证加减

心脾两虚：加食指扣拳法按压心、脾反射区各1~2分钟。

肝阳上扰：加食指扣拳法按肝反射区1~2分钟。

肝肾不足：加食指扣拳法按肝反射区、食指刮压法按肾反射区，各1~2分钟。

头痛

病因病理分析

头痛是许多疾病一种极为常见的症状，一般是指头上半部自眼眶以上至枕下之间的疼痛。可见于现代医学内科、外科、神经科、精神科、五官科等各种疾病。在内科，临床上头痛多见于感染性及发热性疾病、高血压、颅内疾病、神经官能症、偏头痛等。头痛严重者称为头风。偏头痛的发病病因不外风、火、痰、瘀、虚，实证居多。与本病发生关系密切的是少阳经及厥阴经，胆经和肝经尤其重要。

●临床上常见以下证型

①风寒侵袭：每因天气变化时发病，外感风寒客于经脉可发头痛，舌苔白，脉浮紧。

②痰浊闭阻：头痛如裹如束，或全头钝痛，呕吐痰涎，头昏脘痞，苔白腻，脉迟而滑。女性患者常兼有带下量多。

③瘀血阻滞：头痛每于经前发，痛如锥刺，经后缓解，或有外伤史，舌质暗，舌边有瘀斑，舌下静脉暗紫，脉细涩或沉涩。女性患者多有痛经和月经不调。

④肝阳上扰：头痛如劈如裂，伴头晕耳鸣，失眠多梦，面目红赤，口干口苦，小便黄赤，大便秘结，舌红、苔黄，脉弦数。女性患者多有乳房胀痛，可扪及包块。

⑤血虚失养：头痛绵绵，月经后加重，头昏不适，或兼有失眠健忘，舌质淡，脉细弱。女性患者常兼见月经量少，色淡。

对症足疗

按压大脑、垂体、小脑和脑干反射区。风寒侵袭加鼻反射区；肝阳上扰加肝、肾反射区。

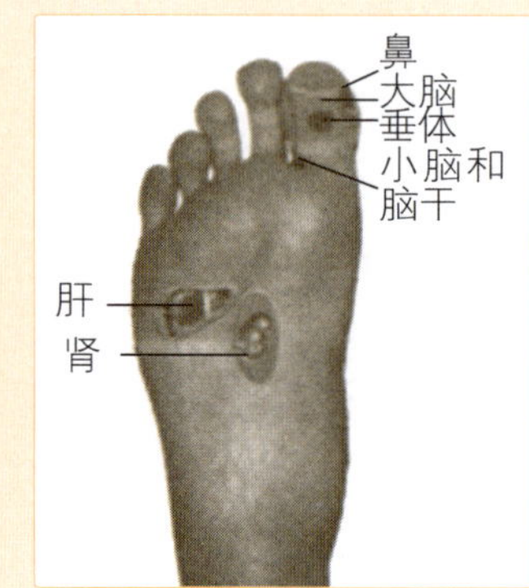

足疗流程

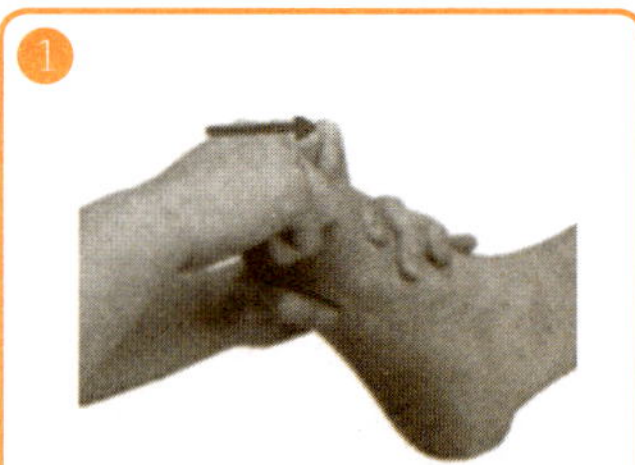
● 食指扣拳法按压大脑、垂体反射区1~2分钟

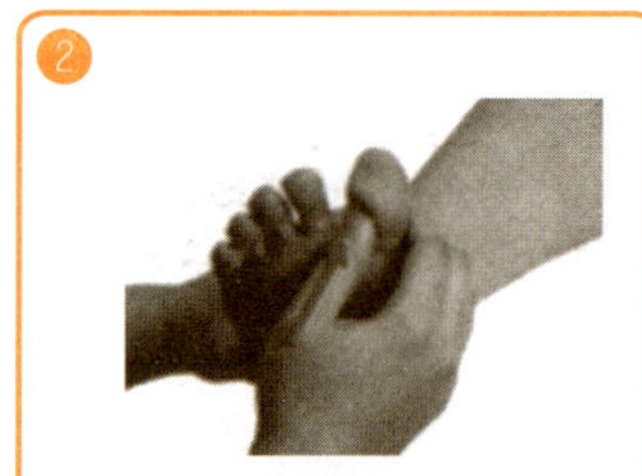
● 拇指指腹推压法按压小脑和脑干反射区1~2分钟

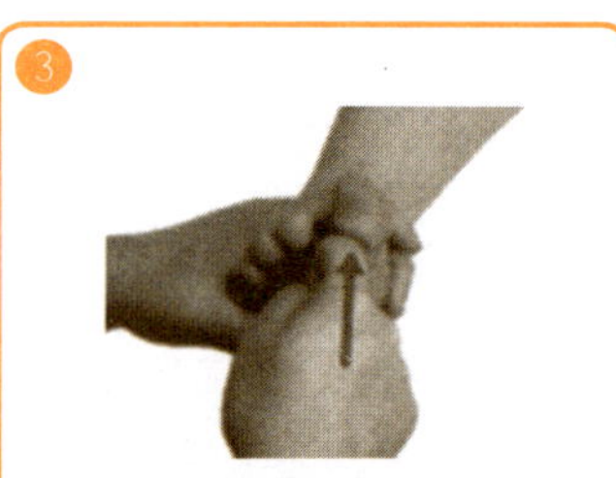
● 食指扣拳法按压小脑和脑干反射区1~2分钟

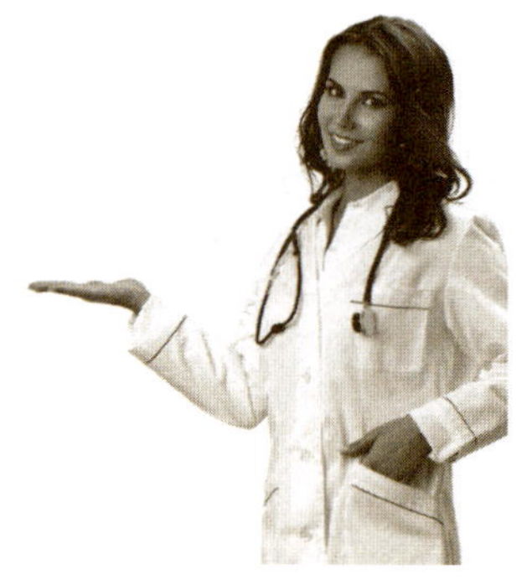

辩证加减

风寒侵袭：加按揉鼻反射区1～2分钟。
肝阳上扰：加食指扣拳法按肝反射区、食指刮压法按肾反射区，各1～2分钟。

癫痫

病因病理分析

癫痫是一种发作性疾病。在民间，人们习惯把癫痫病叫“羊癫风”，是因脑部神经细胞兴奋性增高，引起放电异常，由于过度放电神经元的部位不同和扩散范围不同，其表现为意识丧失、抽搐、感觉异常、行为障碍或自主神经功能紊乱及精神异常的一种神经系统病变。

临床上可见虚实两型

①实证：病程短，发作时突然昏倒，不省人事，手足抽搐，两目上视，牙关紧闭，角弓反张，苔白腻，脉弦滑。

②虚证：病程长，多为发作日久，抽搐强度减弱，神疲乏力，头晕目眩，腰膝酸软，食少痰多，舌淡脉弱。

对症足疗

按摩大脑、垂体、甲状旁腺等反射区。发作时用重手法按摩甲状旁腺反射区。若为实证，重扣心、肝反射区；若为虚证，加心、脾、肾反射区。

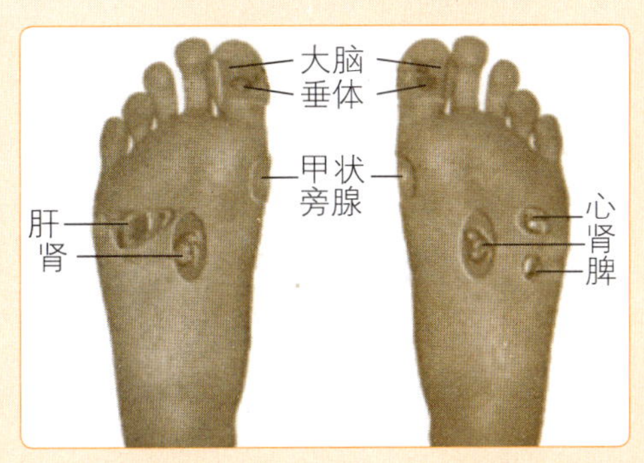

足疗流程

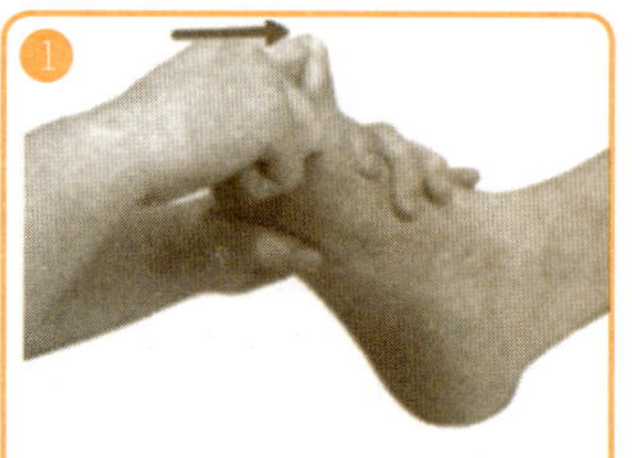

● 食指按压法按压大脑、垂体反射区1~2分钟

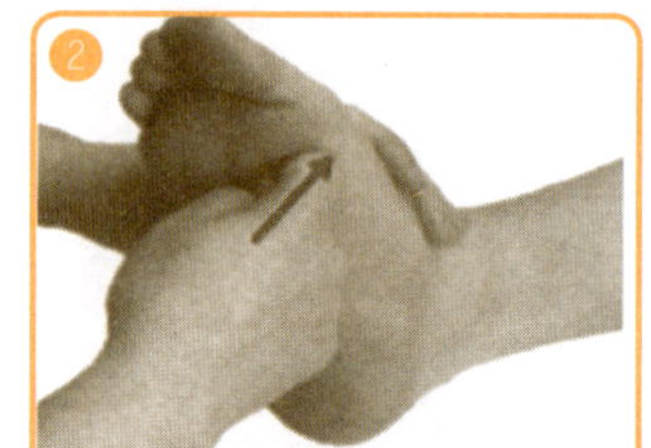

● 食指扣拳法按压甲状旁腺反射区1~2分钟

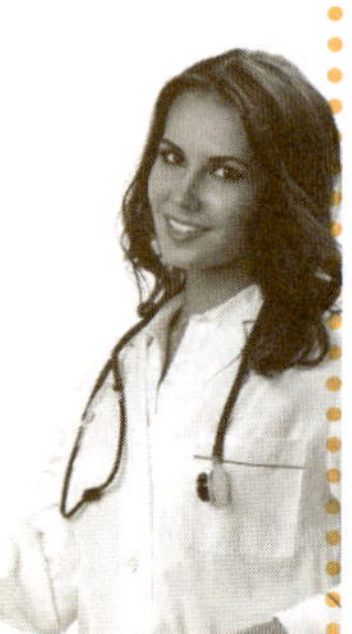

辩证加减

实证：加食指扣拳法重扣心反射区、肝反射区，各1～2分钟。

虚证：加食指扣拳法按压心反射区、脾反射区，食指刮压法按肾反射区，各1～2分钟。

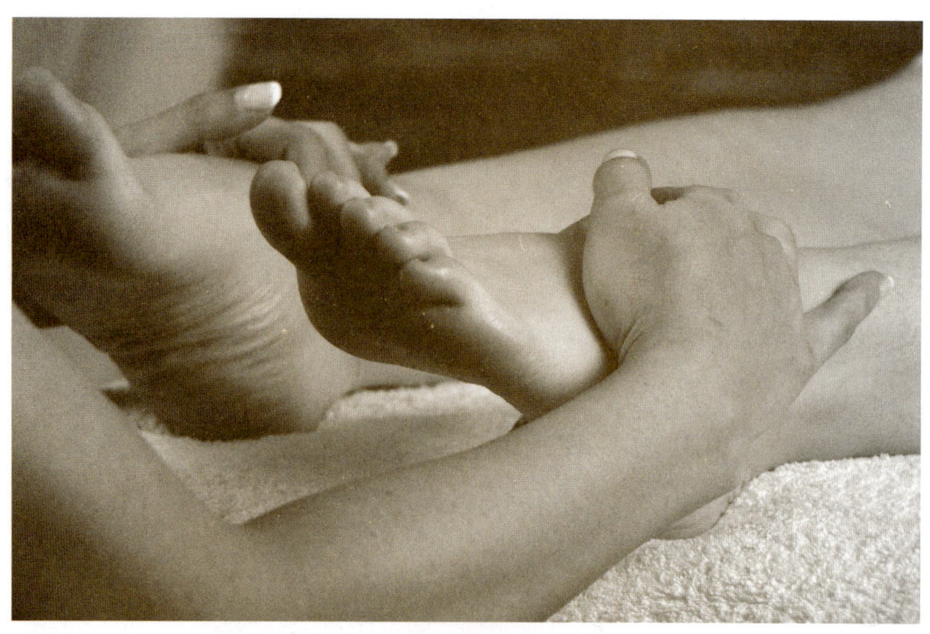

白内障

病因病理分析

本病病因病机为肝肾两亏，或脾胃虚弱，或肝经风热耗伤精汁，睛珠失濡形成。晶状体由于某些原因发生浑浊而导致视力下降则形成白内障。在整个白内障的发展过程中一般不会有眼痛、眼红等症状。随着我国人口的老龄化，白内障的患病比率以及绝对人数都在不断上升。长期以来，白内障被称为“掠夺光明的第一杀手”，它是导致老年人失明的主要原因之一，也是我国目前致盲率最高的一种眼科疾病。

●临床上常见以下三种证型

①肝肾亏虚：视物昏蒙，如隔轻烟薄雾，而后昏昧目重，终至不辨人物，伴腰膝酸软，头晕耳鸣，两目干涩，舌红少苔，脉细数。

②脾胃虚弱：视物昏花，自觉眼前有固定不动的黑点，视物容易疲劳，神疲倦怠，纳少腹胀，面色无华，舌淡苔白，脉细弱。

③肝热上扰：视物模糊，急躁易怒，胁肋胀痛，耳鸣如潮，尿黄便干，舌红苔黄，脉弦数。

对症足疗

按摩眼、大脑、肝等反射区。脾胃虚弱加脾、胃反射区；肝肾亏虚加肝、肾反射区。

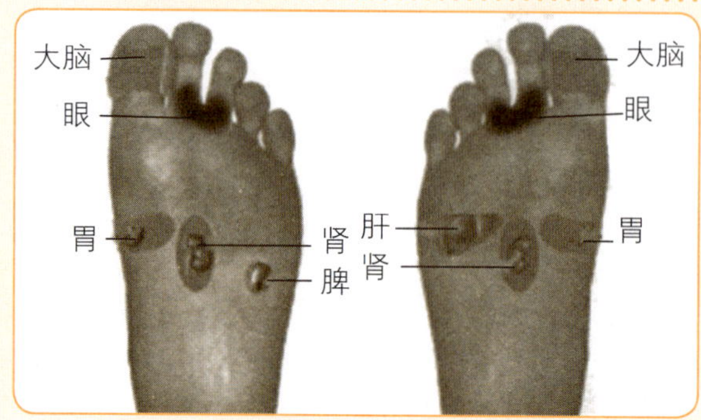

足疗流程

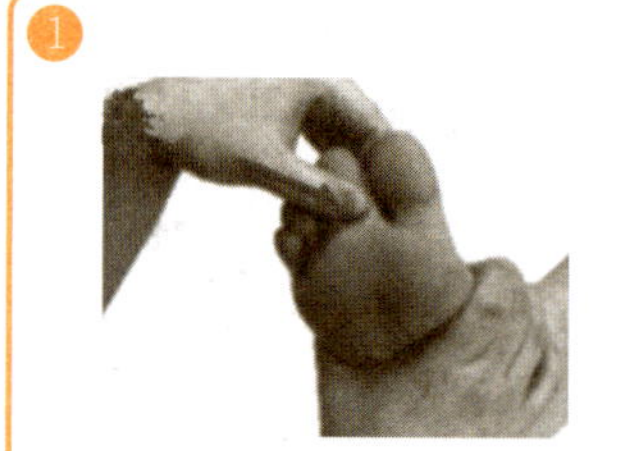

● 拇指法指腹按压法按压眼反射区2分钟

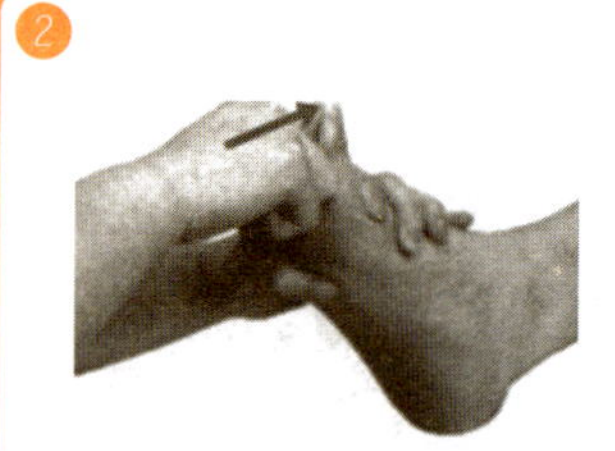

● 食指刮压法刮压大脑反射区2分钟

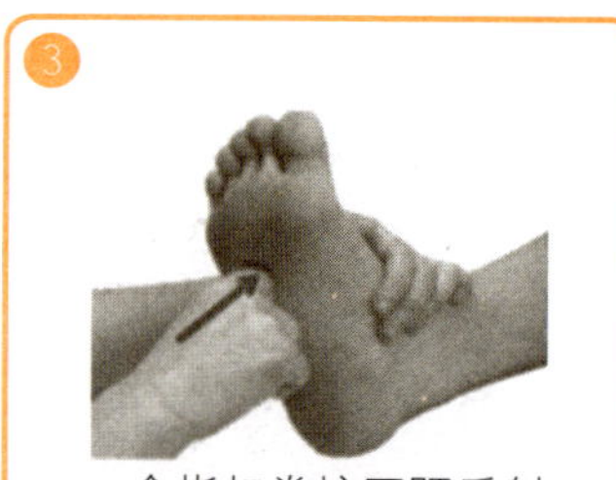

● 食指扣拳按压肝反射区2分钟

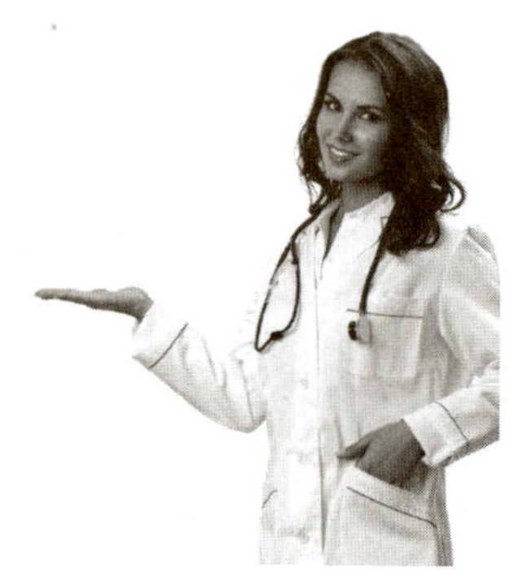

辩证加减

脾胃虚弱：加食指扣法按脾、胃反射区区各1～2分钟。

肝肾亏虚：加食指扣拳法按肝反射区、食指刮压法按肾反射区，各1～2分钟。

青光眼

病因病理分析

急性青光眼有眼红、眼痛、头痛、呕吐、视力下降等表现。慢性青光眼起病隐匿，除少数眼压高时有眼胀、雾视，多数没有自觉症状，往往容易被忽略而耽误治疗。视野缺损是青光眼的重要特征之一，一般情况下，发展中的青光眼患者视野是十分狭小的，就像从管中视物那样，即使视力检查正常，但一个人不能行走、下楼梯、点烟。由于青光眼症状往往被忽略，因此致盲的人很多。

●临床上常见以下三种证型

①肝郁气滞：双眼先后或同时发病，视物模糊，眼前阴影，中央有大片遮挡，日渐加重，盲无所见，伴情志不舒、急躁易怒、郁闷胁痛、口苦等，舌红，苔薄，脉弦。眼底检查可见视乳头色淡或苍白。多有目珠转动时牵拉痛和压痛史。

②肝肾阴虚：双眼昏蒙，眼前有黑影遮挡，视觉障碍，渐至失明，伴双眼干涩、头晕耳鸣、咽干颧红、遗精腰酸，舌红，苔薄，脉细数。眼底检查可见视乳头色淡或苍白。

③气血两虚：视力渐降，日久失明，伴面乏华泽、神疲乏力、懒言少语、心悸气短，舌淡，苔薄，脉细。眼底检查可见视乳头苍白。

按摩眼、大脑、肝等反射区。气血两虚可加脾、胃反射区；肝肾两虚可加肾反射区。

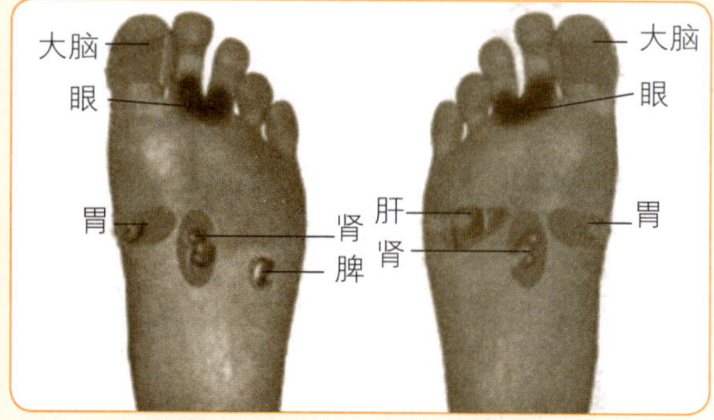

足疗流程

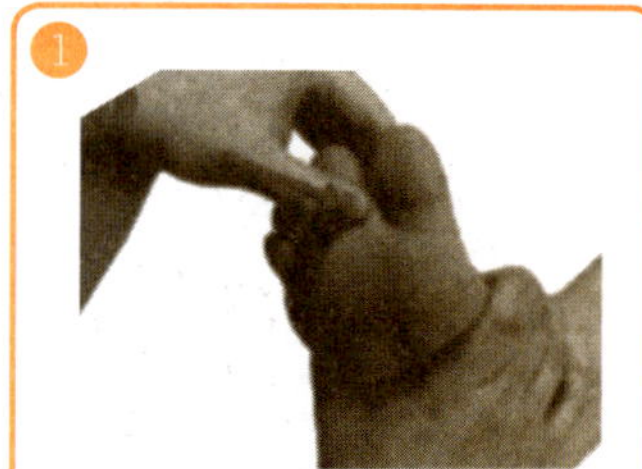

● 拇指指腹按压法按压眼反射区2分钟

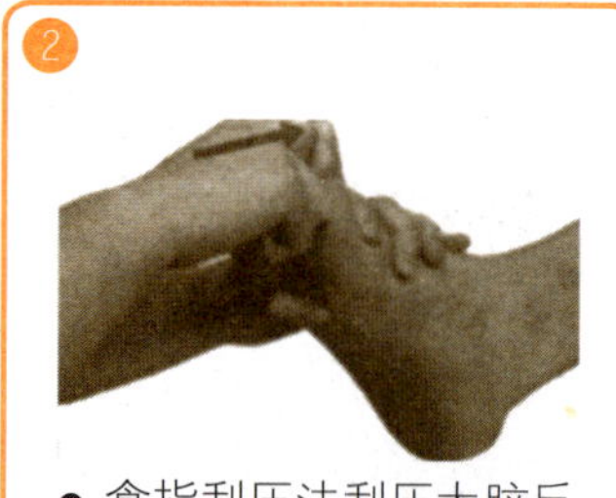

● 食指刮压法刮压大脑反射区2分钟

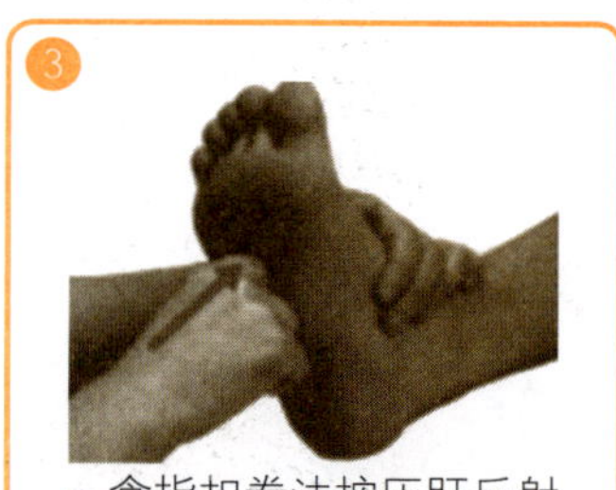

● 食指扣拳法按压肝反射区2分钟

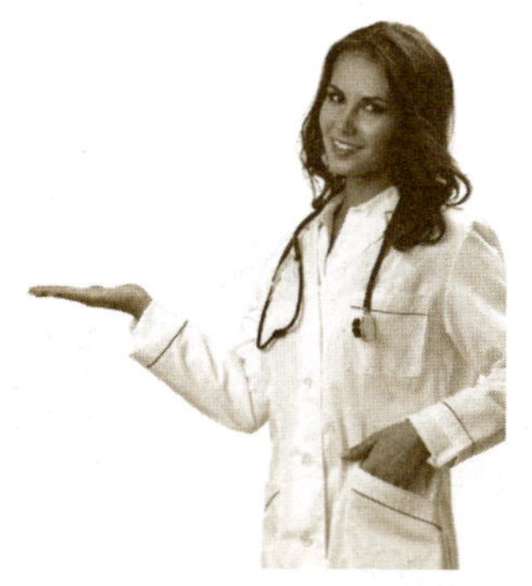

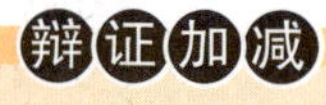

气血两虚：加食指扣拳法按压脾、胃反射区各1～2分钟。

肝肾阴虚：加食指刮压法按肾反射区1～2分钟。

【耳 鸣】

病因病理分析

耳鸣是指患者在耳部或头部的一种声音感觉，但周围环境中并无相应的声源存在，是多种耳部病变和全身疾病的症候群之一。本病在中医学中属于“耳鸣”范畴。其病因病机为暴怒伤肝，肝火上扰清窍；或饮食失节，痰湿内生化火：或房劳伤肾，肝肾阴虚，虚火上炎。

对症足疗

按摩耳、内耳迷路、大脑、肾、肝、肾上腺等反射区。

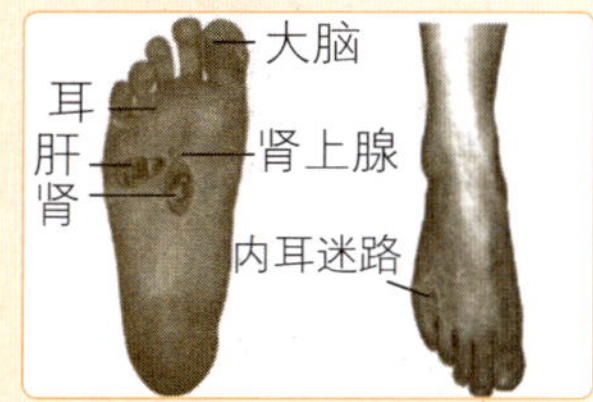

足疗流程

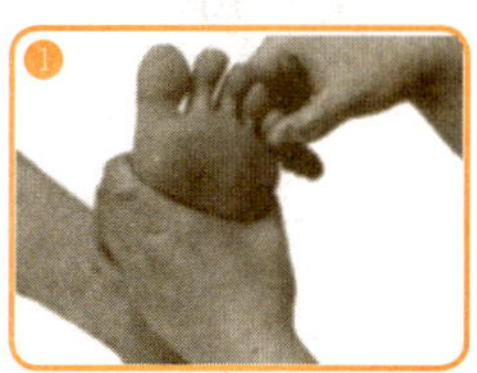

● 拇指指腹按压法按压耳反射区1～2分钟

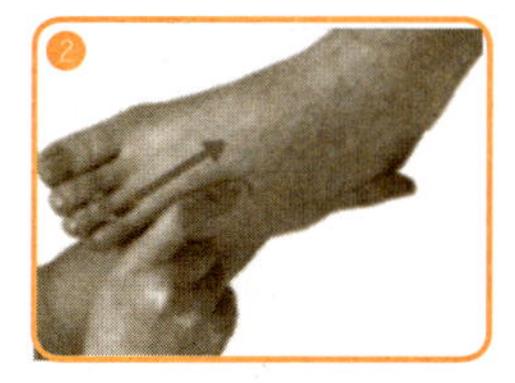

● 勾掌法和拇指掌推法勾推内耳迷路反射区1～2分钟

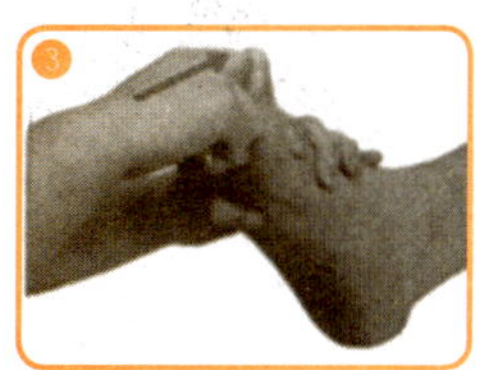

● 食指刮压法刮压大脑反射区2分钟

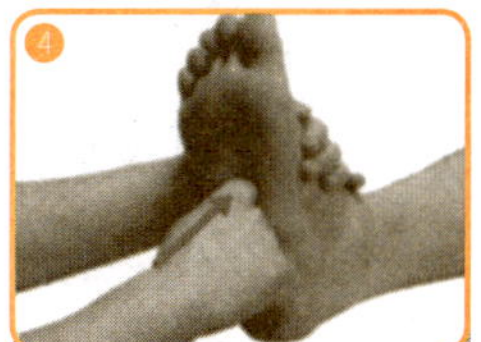

● 食指扣拳法按压肾反射区1～2分钟

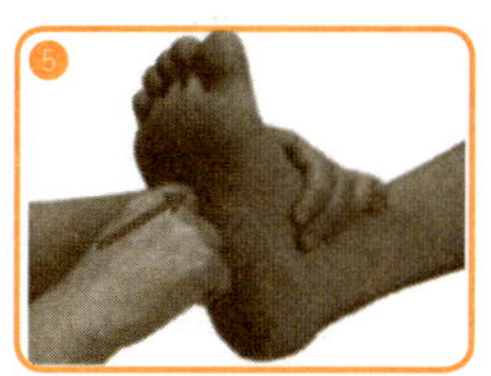

● 食指扣拳法按压肝反射区1～2分钟

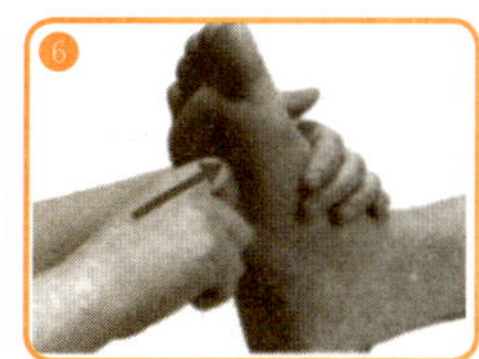

● 食指扣拳法扣肾上腺反射区1～2分钟

【耳 聋】

病因病理分析

听觉系统的传音、感音功能异常所致听觉障碍或听力减退，统称为耳聋。轻者为“重听”，一般情况下能听到对方提高的讲话声；重者为耳聋，听不清或听不到外界声音。

对症足疗

按摩肾、耳、内耳迷路、大脑、肾上腺等反射区。

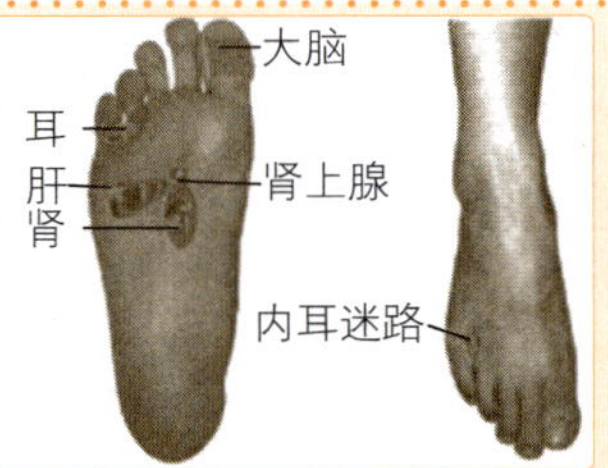

足疗流程

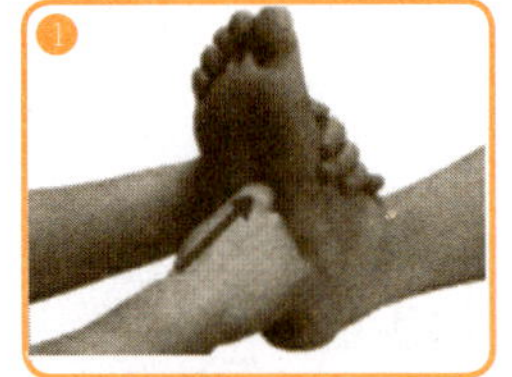

● 食指扣拳法按压肾反射区2分钟

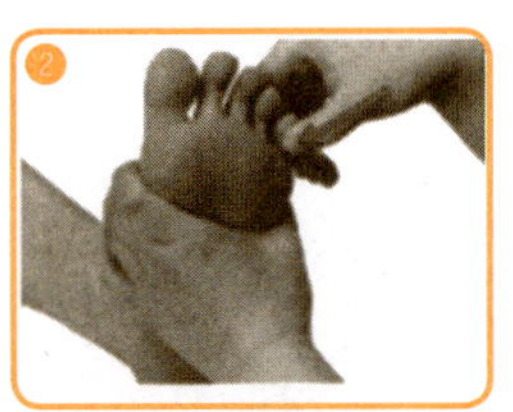

● 拇指指腹按压法按压耳反射区1～2分钟

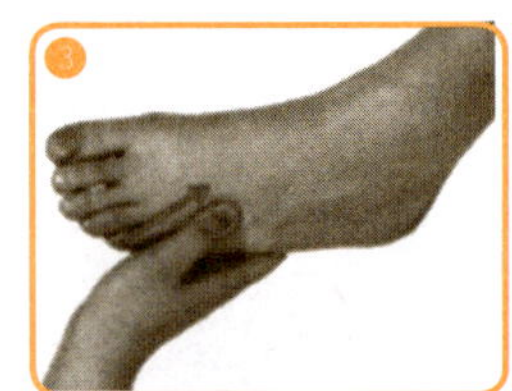

● 拇指推掌压法推内耳迷路反射区2分钟

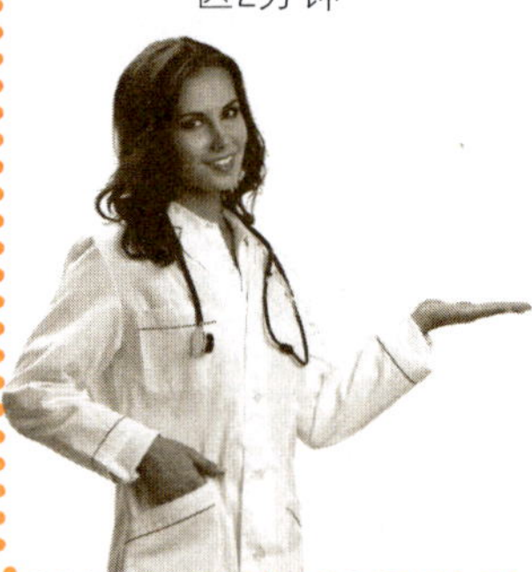

● 食指刮压法刮压大脑反射区2分钟

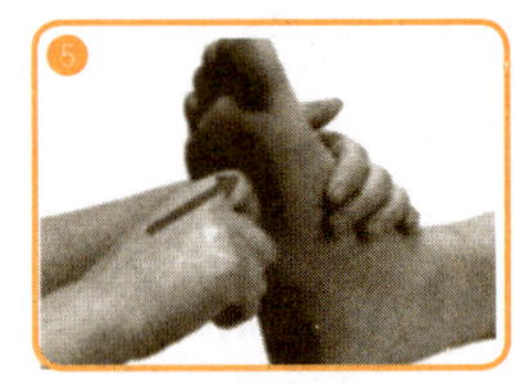

● 食指扣拳法按压肾上腺反射区2分钟

过敏性鼻炎

病因病理分析

过敏性鼻炎，又称变态反应性鼻炎。临床以阵发性鼻痒，连续喷嚏，鼻塞，鼻涕清稀量多为主要症状。中医学认为本病是由于机体肺气不足，卫阳不固，外感风寒之邪，致气机阻滞，津液停聚所致，治疗应以益气壮阳固本为主，宣肺通窍、散寒祛湿为辅。

过敏性鼻炎一般分为以下三型

①肺气虚弱：鼻窍奇痒，喷嚏，清涕涟涟，鼻塞，鼻内黏膜肿胀苍白，平素畏风寒，倦怠懒言，气短音微，舌淡，苔薄白，脉虚弱。

②肺脾气虚：鼻塞，鼻涕清稀、淋漓而下，嗅觉迟钝，双下鼻甲黏膜肿胀，苍白或灰白，呈息肉样变。并伴见头昏头重，神疲气短，四肢困倦，胃纳欠佳，大便稀溏，舌质淡或淡胖、边有齿痕，苔白，脉濡缓。

③肺肾虚弱：鼻鼽多为常年性，鼻痒嚏多，清涕难敛，早晚较甚，鼻窍黏膜苍白水肿，平素畏风寒，四肢不温，面色淡白，或见腰膝酸软，遗精早泄，小便清长，夜尿多，舌质淡，脉沉细弱。。

对症足疗

按摩鼻、上颌、下颌、肺、肾上腺等反射区。肺脾气虚可加脾反射区；肺肾虚弱可加肾反射区。

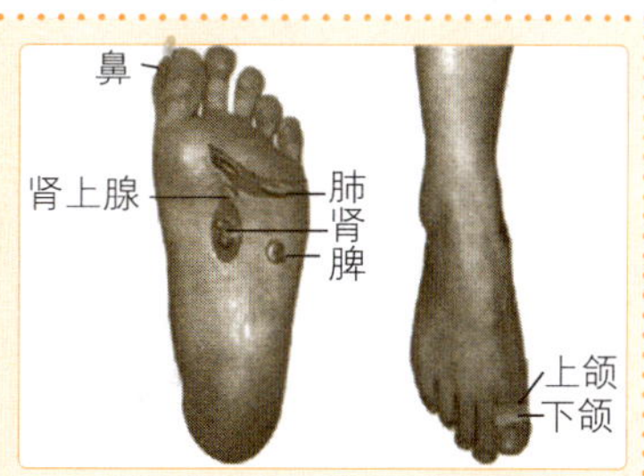

足疗流程

①

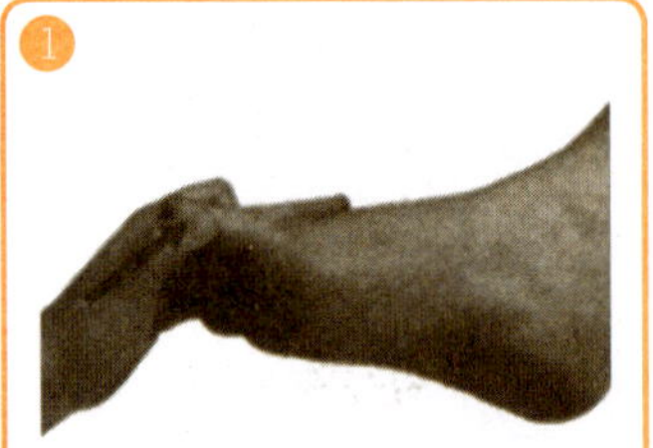

● 拇指按压鼻反射区1~2分钟

②

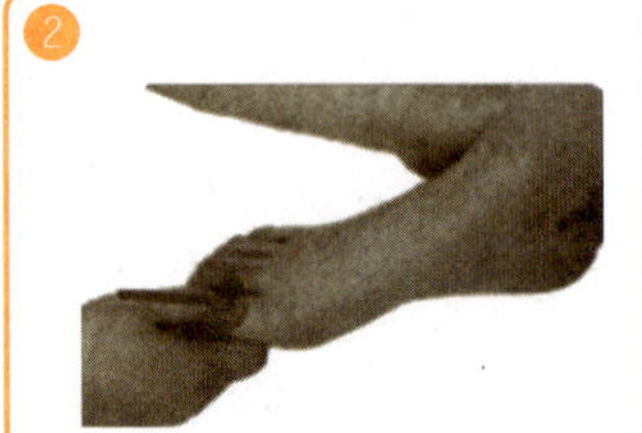

● 拇指按压上颌反射区1~2分钟

③

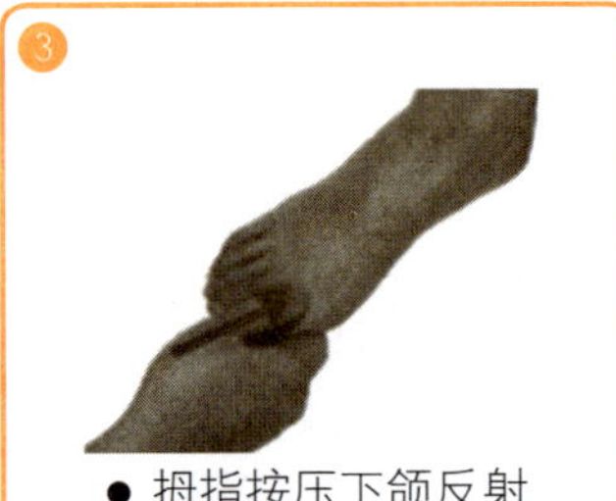

● 拇指按压下颌反射区1~2分钟

④

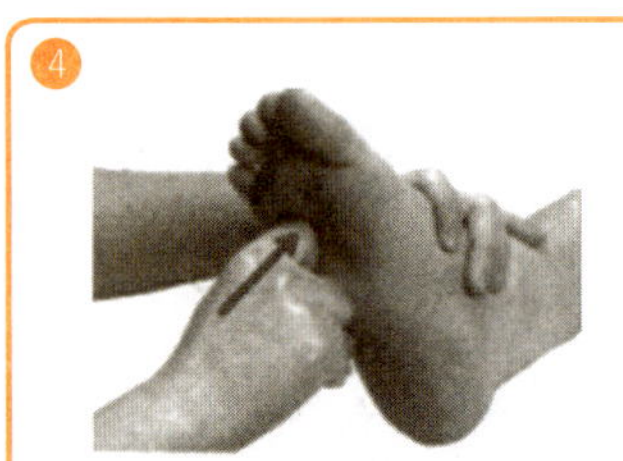

● 食指扣拳法按压肺反射区1~2分钟

③

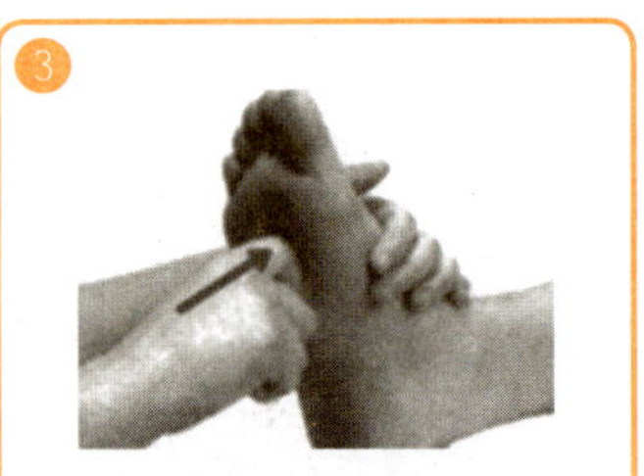

● 食指扣拳法按压肾上腺反射区1~2分钟

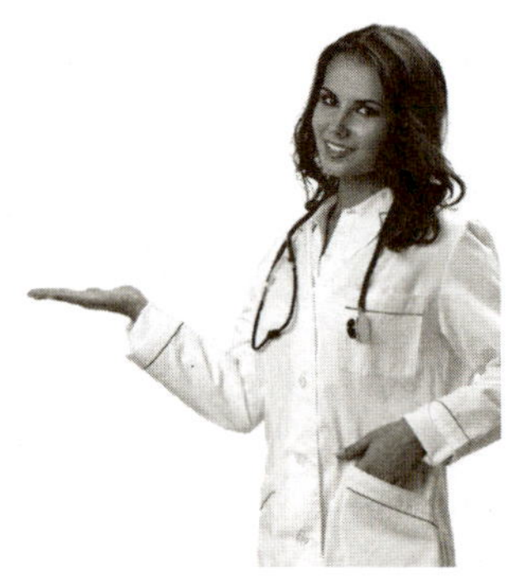

辩证加减

肺脾气虚：加食指扣拳法按压脾反射区1~2分钟。

肺肾虚弱：加食指扣拳法按压肾反射区1~2分钟。

鼻出血

病因病理分析

鼻出血是临床常见症状之一，多因鼻腔病变引起，也可由全身疾病引起，偶有因鼻腔邻近病变出血经鼻腔流出者。鼻出血多为单侧，亦可为双侧；可间歇反复出血，亦可持续出血；出血量多少不一，轻者仅鼻涕中带血，重者可引起失血性休克；反复出血则可导致贫血。多数出血可自止。其病因病机为外感燥热、过食辛辣、情志不畅、劳伤虚损等，引起肺、肝、肾、脾功能失调，火、热气逆灼伤鼻窍脉络或由于脏腑虚损而致。

●临床上常见以下分型

①肺经热盛：血从鼻窍点滴而出，色鲜红，量不多，鼻窍干燥，鼻息气热或鼻塞，多涕色黄，舌红苔薄黄，脉浮数。

②胃热炽盛：鼻出血色深红，量多不止，鼻内干燥，烦渴饮引，口臭，或牙龈肿胀、糜烂，大便秘结，小便色黄，舌红，苔黄厚，脉洪数。

③肝火上逆：鼻出血色深红，血出如涌，暴发骤停，烦躁易怒，头痛耳鸣，口苦咽干，胸胁胀满，舌红苔黄，脉弦数。

④脾不统血：鼻衄常发，渗渗而出，色淡，面色无华，头晕眼花，少气懒言，食少便溏，舌淡脉缓弱。

⑤肝肾阴虚：鼻出血时作时止，色淡红，渗渗出血，头晕耳鸣，五心烦热，失眠盗汗，腰膝酸软，舌红绛少苔，脉细数。

对症足疗

按摩鼻、甲状旁腺等反射区。肺经热盛可配肺反射区；胃热炽盛可配胃反射区；肝火上逆可配肝反射区；脾不统血可配脾反射区；肝肾阴虚可配肝、肾反射区。

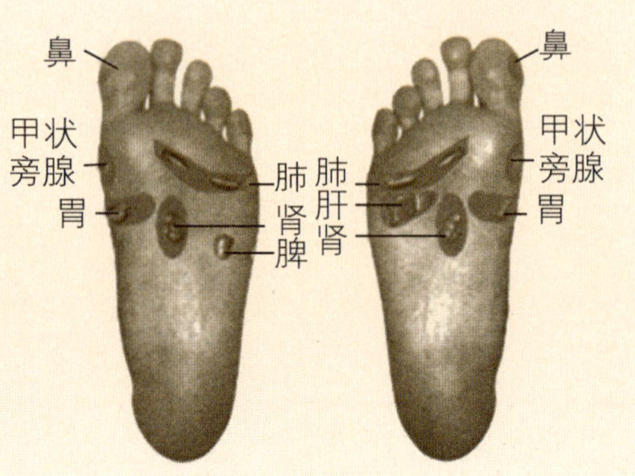

足疗流程

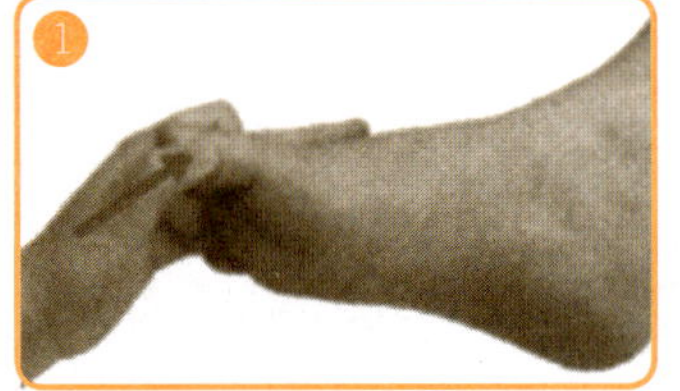

● 拇指按压鼻反射区1～2分钟

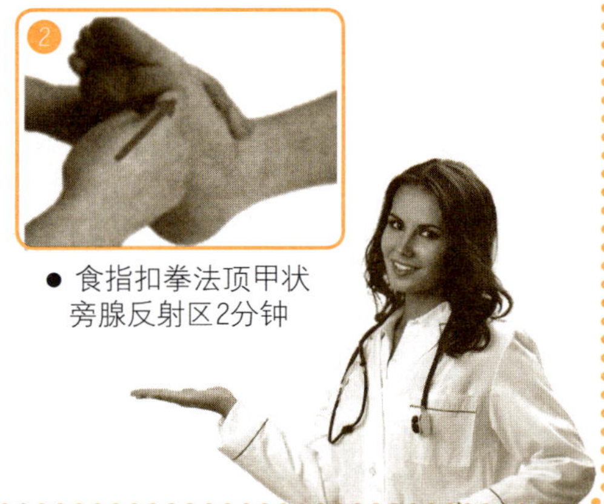

● 食指扣拳法顶甲状旁腺反射区2分钟

辩证加减

肺经热盛：加食指扣拳法按压肺反射区1～2分钟。

胃热炽盛：加食指扣拳法按压胃反射区1～2分钟。

肝火上逆：加食指扣拳法按压肝反射区1～2分钟。

脾不统血：加食指扣拳法按压脾反射区1～2分钟。

肝肾阴虚：加食指扣拳法按压肝、肾反射区各1～2分钟。

感 冒

病因病理分析

感冒又称伤风，是由病毒或细菌引起的急性上呼吸道炎症。一年四季均可发病，但以春冬季及气候骤变时多发。主要临床表现为恶寒（恶风）、发热（体温一般不超过39℃）、鼻塞、流涕、打喷嚏、声重、头痛、咽痛、咳嗽、全身酸痛、乏力、食欲减退等。如在一个时期内广泛流行，症状多类似，称为时行感冒。

●本病临床上常见以下三种类型

①风寒证：恶寒重，发热轻，鼻流清涕，咽痒，无汗，咳痰稀白，舌苔薄白，脉浮紧。

②风热证：发热较重，微恶风寒，鼻流黄浊涕，咽痛，汗出，咳痰黄稠，舌苔薄黄，脉浮数。

③暑湿证：身热，微恶风，汗少，鼻流浊涕，或口中黏腻，头重，胸闷，泛恶，苔腻，脉濡数。

对症足疗

按摩鼻、喉与气管、肺、扁桃体、大脑等反射区。暑湿证可加脾、胃反射区。

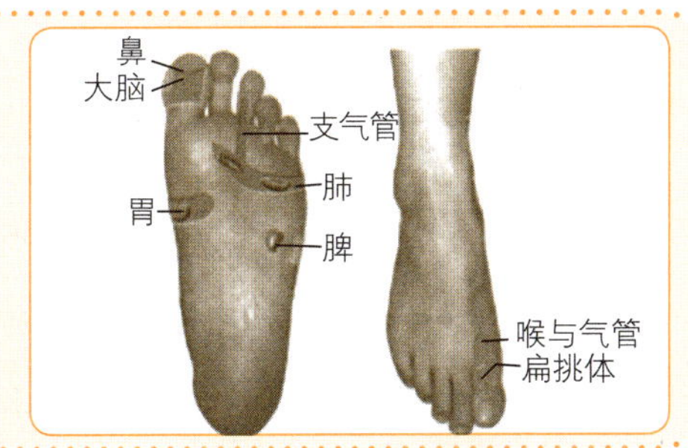

足疗流程

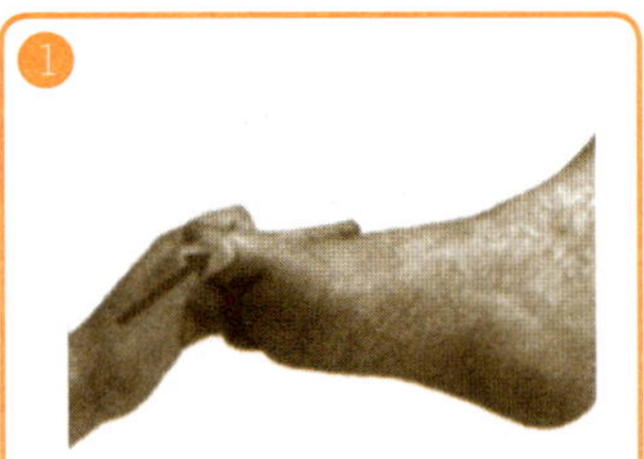

① ● 拇指按压鼻反射区1～2分钟

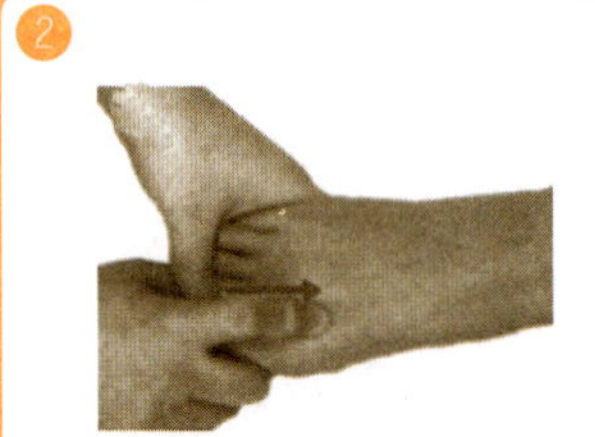

② ● 食指勾掌法按压喉与气管反射区2分钟

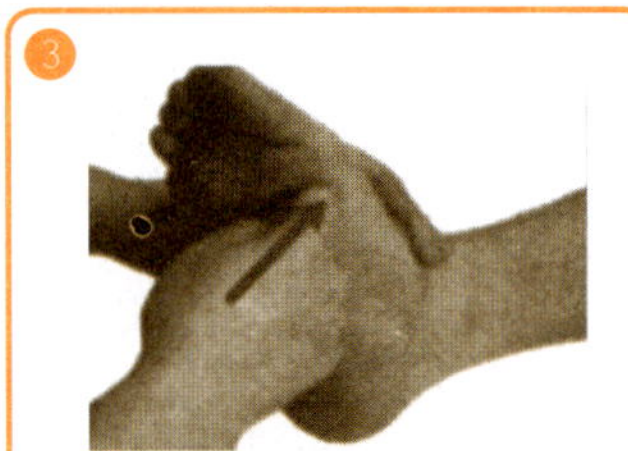

③ ● 食指扣拳法按压肺反射区1～2分钟

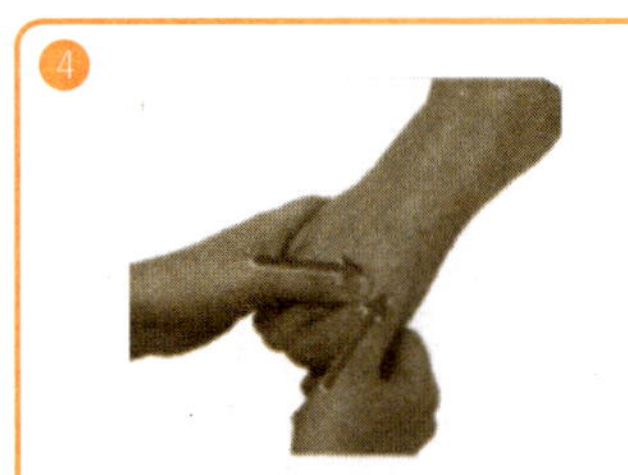

④ ● 拇指按压扁桃体反射区1～2分钟

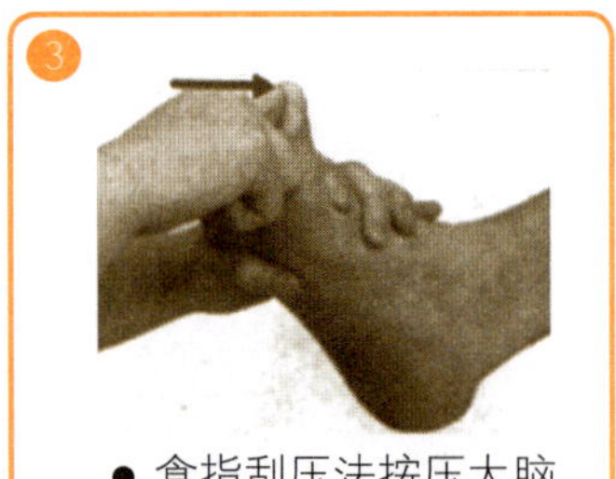

③ ● 食指刮压法按压大脑反射区1～2分钟

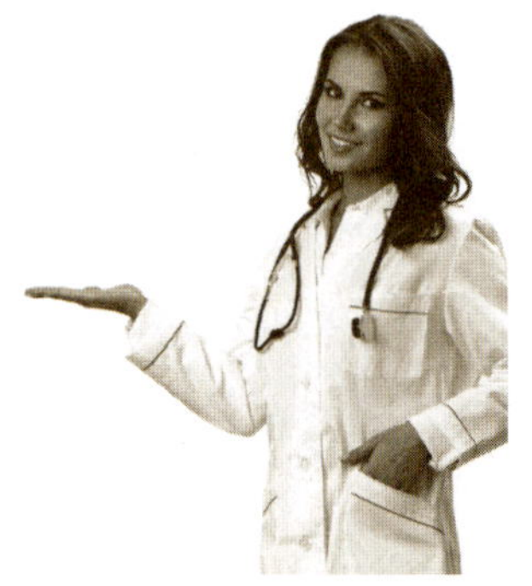

辩证加减

暑湿证：加食指扣拳法按压脾、胃反射区各1～2分钟。

慢性支气管炎

病因病理分析

慢性支气管炎是由于感染或非感染因素引起的气管、支气管黏膜及其周围组织的慢性非特异性炎性变化，黏液分泌增多。多发于中老年人，病程进展缓慢隐匿，临床上以长期咳嗽、咯痰或伴有喘息为主要特征，一般白天较轻，晨起及晚睡时因体位变化常有阵咳和排痰，并发急性感染后则症状加重。慢性支气管炎早期症状较轻，多在冬季发作，春暖后缓解，且病程缓慢，故不为人注意。晚期病变进展，并发阻塞性肺病时，肺功能受到损害。

对症足疗

按摩肺、支气管、胸部淋巴结、喉与气管、扁桃体、鼻等反射区。

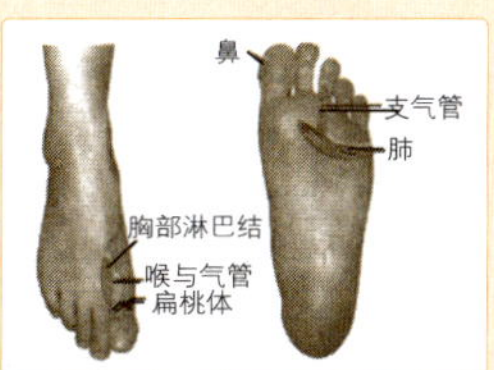

足疗流程

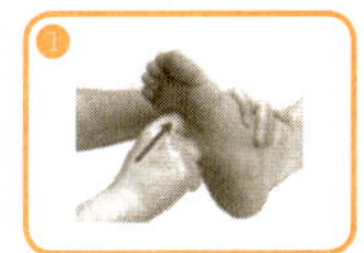

● 食指扣拳法按压肺反射区1～2分钟

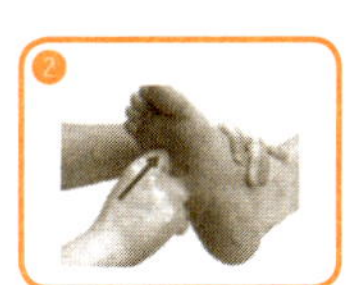

● 食指扣拳法按压支气管反射区1～2分钟

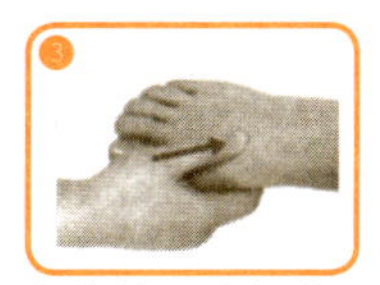

● 拇指按压胸部淋巴结反射区1～2分钟

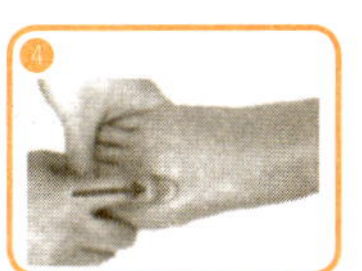

● 食指勾掌法按喉与气管反射区2分钟

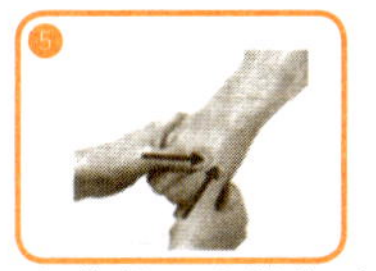

● 拇指按压扁桃体反射区1～2分钟

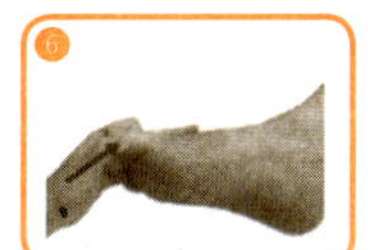

● 拇指按压鼻反射区1～2分钟

哮喘

病因病理分析

支气管哮喘简称哮喘，为常见的发作性、肺部过敏性疾病。其发作一般有季节性。大多在支气管反应性增高的基础上由变应原或其他因素引起不同程度的弥漫性支气管痉挛、黏膜水肿、黏液分泌增多及黏膜纤毛功能障碍等变化。其临床特点为发作性胸闷、咳嗽或典型的以呼气为主的伴有哮鸣音呼吸困难，可经平喘药物缓解或自行缓解。

对症足疗

按摩肺、气管、支气管、鼻、上身淋巴结、胸部淋巴结、胸（乳房）、横膈膜等反射区。

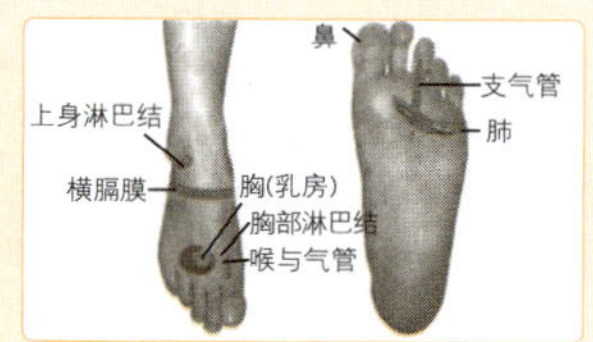

足疗流程

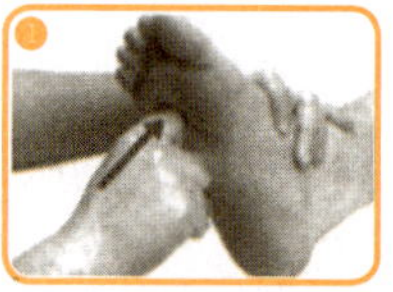

● 食指扣拳法按压肺反射区1～2分钟

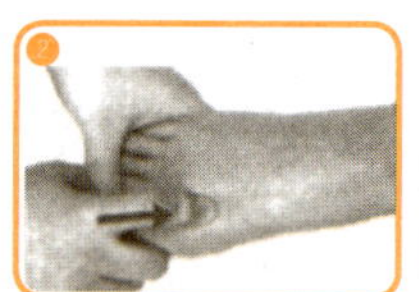

● 食指勾掌法按压气管反射区1～2分钟

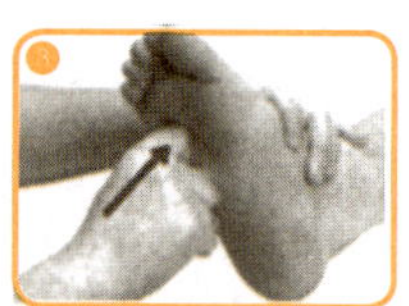

● 食指扣拳法按压支气管反射区1～2分钟

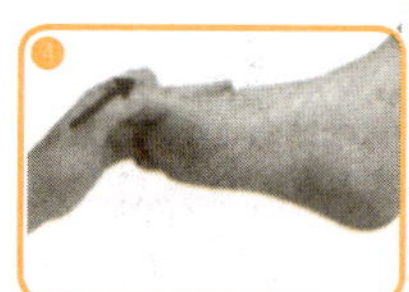

● 拇指按压鼻反射区1～2分钟

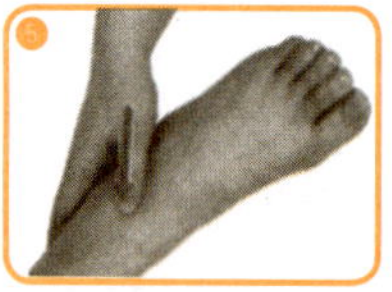

● 拇指按压上身淋巴结反射区1～2分钟

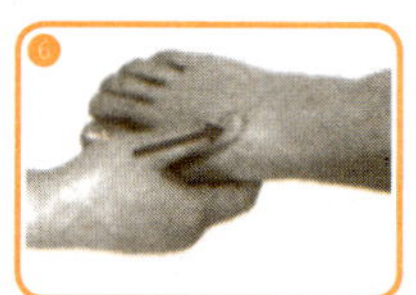

● 拇指按压胸部淋巴结反射区1～2分钟

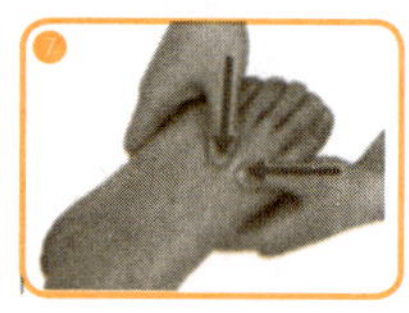

● 拇指按压胸（乳房）反射区2分钟

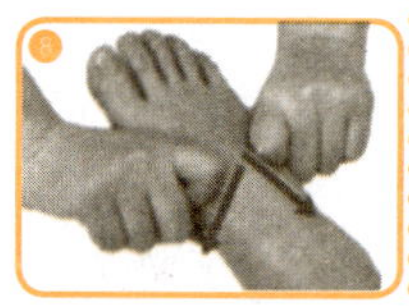

● 食指刮压法刮横膈膜反射区2分钟

肺炎

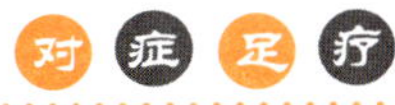

病因病理分析

肺炎是由细菌或病毒引起的急性肺部（肺气泡）炎症。可见高热，呼吸急促，持久干咳，可能有单侧胸痛，深呼吸和咳嗽时胸痛，有少量痰或大量痰，可能含有血丝，幼儿患肺炎时症状常不明显，可能有轻微咳嗽或完全没有咳嗽。

本病常见分型有：风热袭肺、肺胃阴虚、肺脾气虚。

对症足疗

按摩肺、胸部淋巴结、上身淋巴结、胸（乳房）、横膈膜、胸椎等反射区。肺胃阴虚加胃反射区；肺脾气虚加脾反射区。

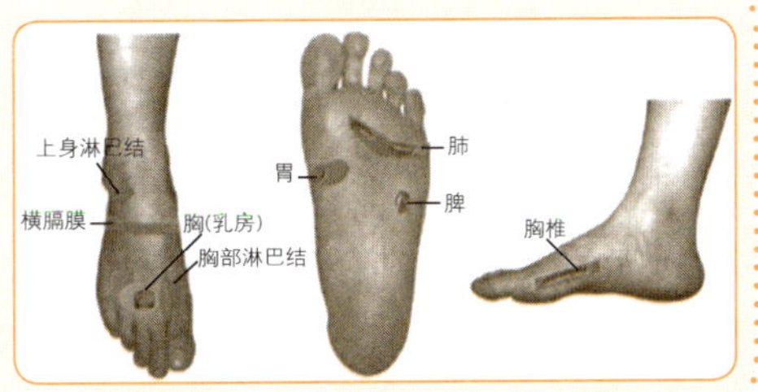

足疗流程

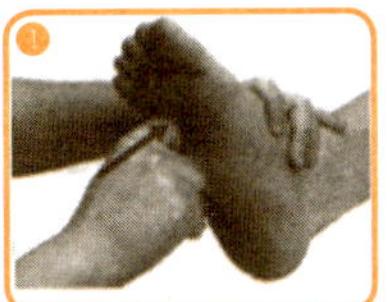

● 食指扣拳法按压肺反射区1~2分钟

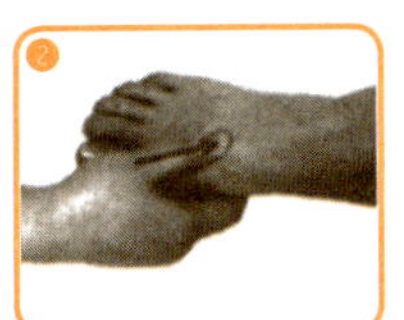

● 拇指掌推法推胸部淋巴结反射区1~2分钟

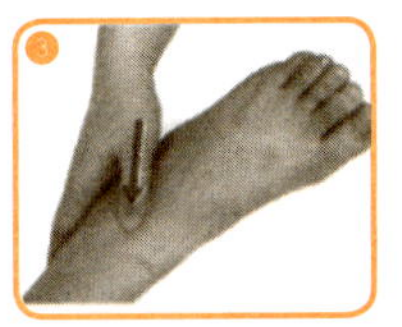

● 拇指按压上身淋巴结反射区1~2分钟

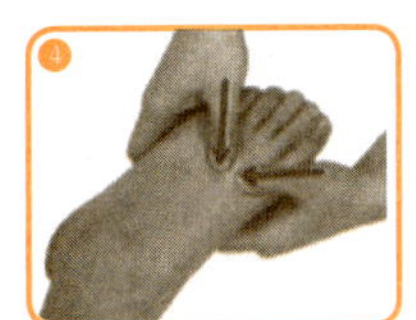

● 拇指按压胸（乳房）反射区1~2分钟

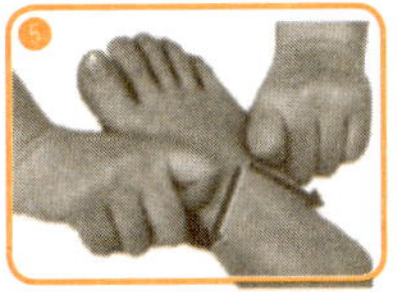

● 食指刮压法刮横膈膜反射区1~2分钟

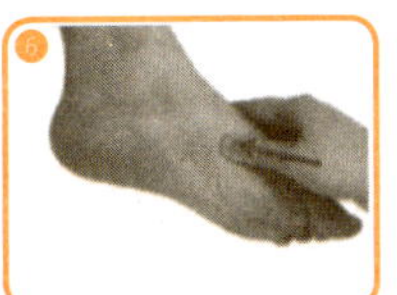

● 拇指按压胸椎反射区1~2分钟

辩证加减

肺胃阴虚：加食指扣拳法按压胃反射区1~2分钟。

肺脾气虚：加食指扣拳法按压脾反射区1~2分钟。

扁桃体炎

病因病理分析

本病发病部位在咽喉部两侧的喉核处，症见扁桃体红肿疼痛，表面或有黄白色脓性分泌物。

对症足疗

按摩扁桃体、鼻、下颌等反射区。

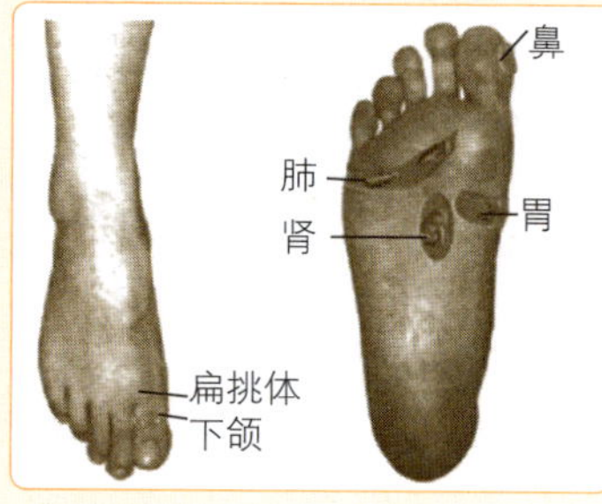

足疗流程

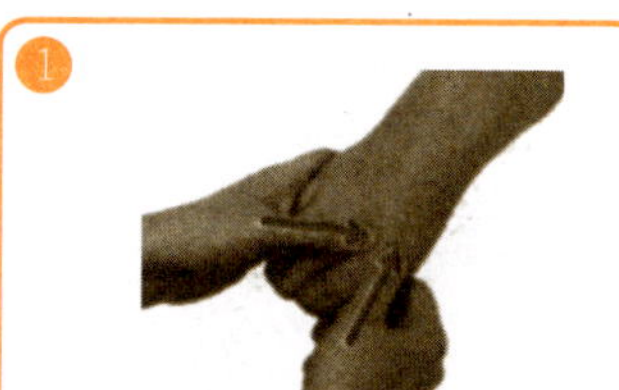

1 ● 拇指按压扁桃体反射区1～2分钟

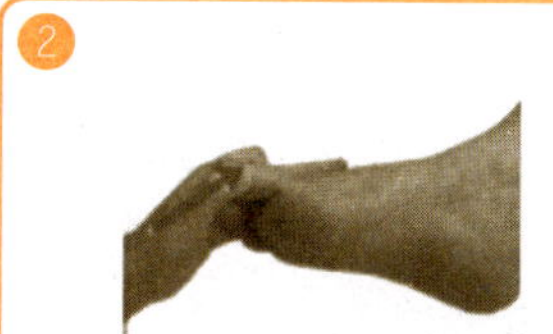

2 ● 拇指按压鼻反射区1～2分钟

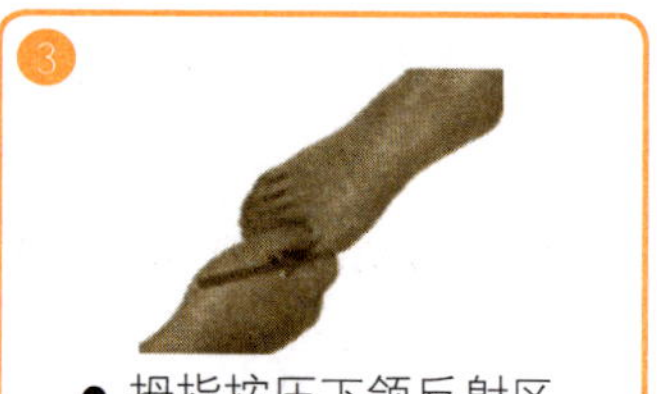

3 ● 拇指按压下颌反射区1～2分钟

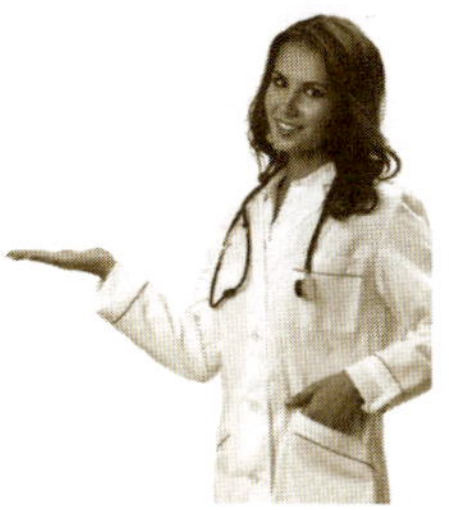

肺气肿

病因病理分析

肺气肿是指终未细支气管远端（呼吸细支气管、肺泡管、肺泡囊和肺泡）的气道弹性减退，过度膨胀、充气和肺容积增大，或同时伴有气道壁破坏的病理状态。临床表现症状轻重视肺气肿而定。早期可无症状或仅在劳动、运动时感到气短，逐渐难以胜任原来的工作。随着肺气肿的进展，呼吸困难随之加重，以至稍一活动甚或完全休息时仍感气短。此外，尚可感到乏力、体重下降、食欲减退、上腹胀满。

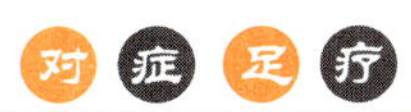

对症足疗

按摩肺、喉与气管、上身淋巴结、胸部淋巴结、胸（乳房）、横膈膜、胸椎等反射区。

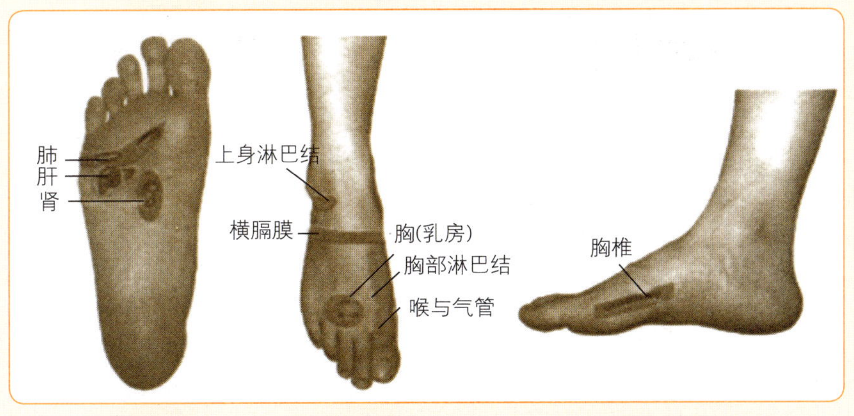

足疗流程

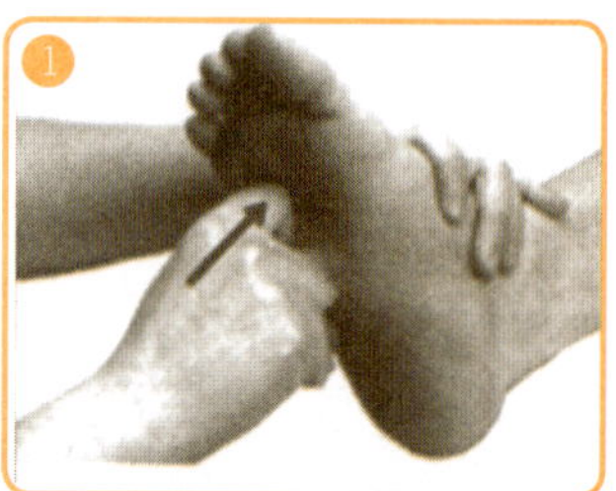
1

● 食指扣拳法按压肺反射区1～2分钟

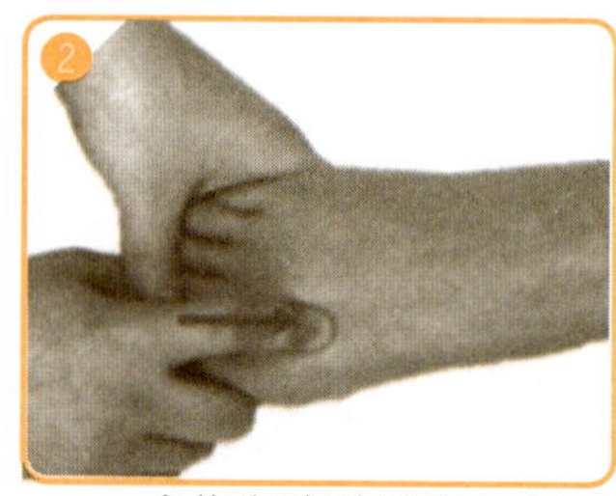
2

● 食指勾掌法按喉与气管反射区2分钟

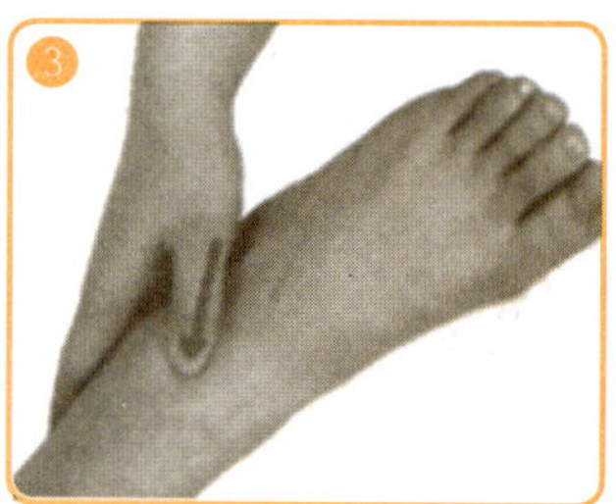
3

● 拇指按压上身淋巴结反射区1～2分钟

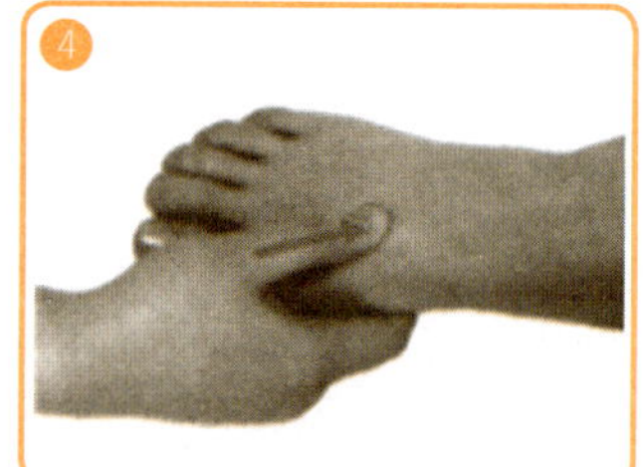
4

● 拇指掌推法推按胸部淋巴结反射区1～2分钟

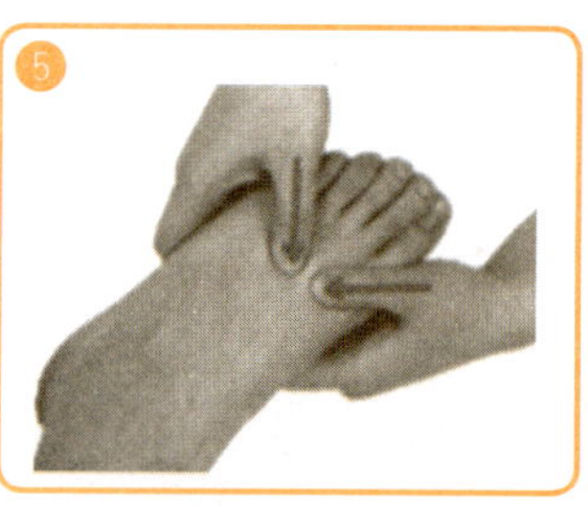
5

● 拇指按压胸（乳房）反射区1～2分钟

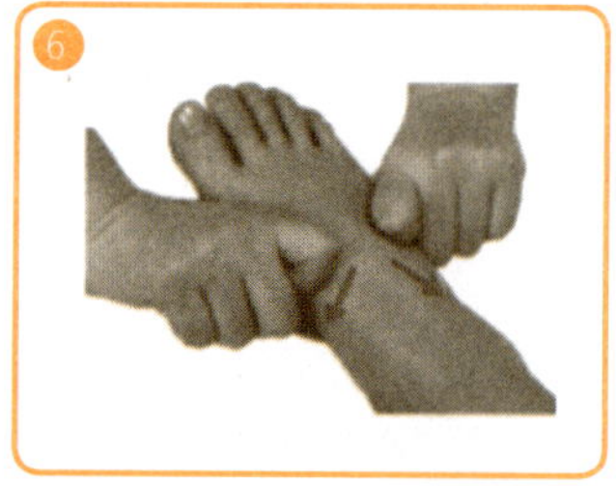
6

● 食指刮压法刮横膈膜反射区1～2分钟

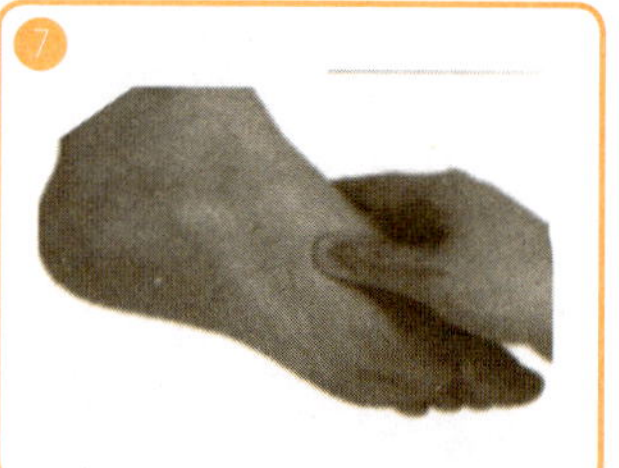
7

● 拇指按压胸椎反射区1～2分钟

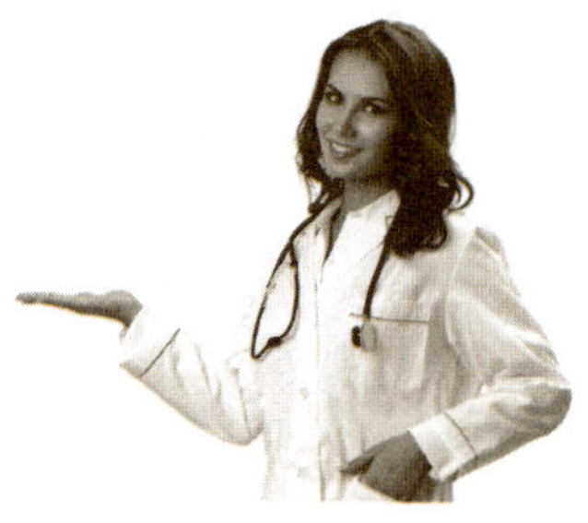

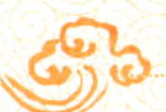

肺结核

病因病理分析

肺结核主要由人型结核杆菌侵入肺脏后引起的一种具有强烈传染性的慢性消耗性疾病。常见临床表现为咳嗽、咯痰、咯血、胸痛、发热、乏力、食欲减退等局部及全身症状。肺结核90%以上是通过呼吸道传染的，病人通过咳嗽、打喷嚏、高声喧哗等使带菌液体喷出体外，健康人吸入后就会被感染。

肺结核的病因有内因和外因两方面：外因为感染痨虫，侵袭肺系；内因则为正气虚弱，气血不足，阴精耗损，成为痨虫入侵的发病条件。内因和外因可以互为因果，痨虫是发病的因素，正虚是发病的基础。

常见临床分型有：

①肺阴亏损型：症状：干咳、声音嘶哑、痰中带血丝、胸部隐痛，骨蒸潮热与手足心热，两颧发红午后更著，盗汗，形体消瘦，口干喜冷饮，舌红脉细数。（血沉常增速，血红蛋白偏低。）

②阴虚火旺型：症状：咳嗽、气急、痰粘而少、颧红、潮热、盗汗少寐、胸疼、咯血、遗精、月事不调、消瘦乏力、舌绛苔剥、脉沉细数。（血红蛋白与红细胞偏低。）

③气阴耗伤型：症状：面色晄白，神疲体软，咳语声微，纳呆便溏，痰多清稀，畏风自汗与颧红盗汗并见，舌淡苔白有齿痕，脉沉细而少力。（血红蛋白及红细胞显著降低。）

④阴阳两虚型：症状：少气无力，消瘦面黄，声音嘶哑，潮热盗汗，骨蒸痨热，泄溏便急，痰白沫状或血痰，心悸气短，寡言少欲，纳呆，自汗，滑精，闭经，苔黄燥，脉微细或虚大无力。

对症足疗

按摩肺、上身淋巴结、下身淋巴结、胸部淋巴结、胸（乳房）、胸椎、横膈膜等反射区。气阴耗伤可配用脾反射区，阴阳两虚可配用肾反射区。

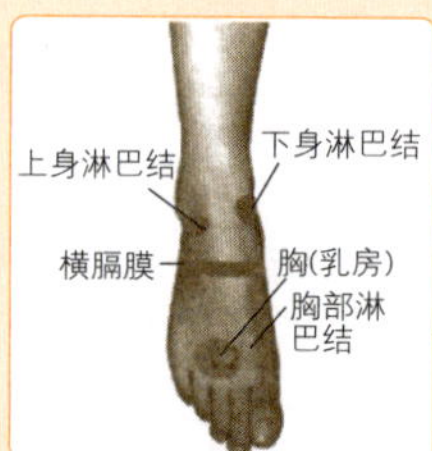

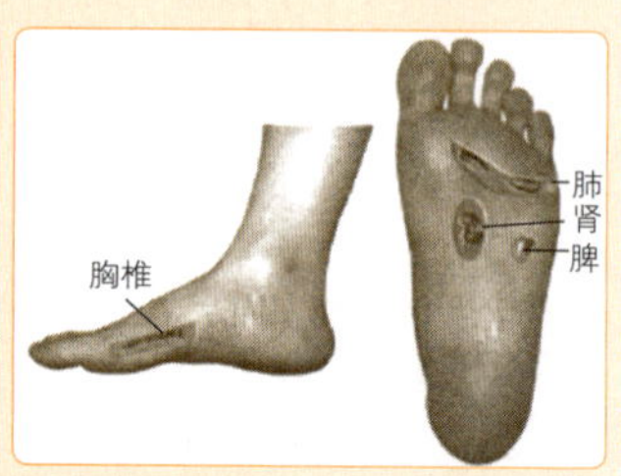

足疗流程

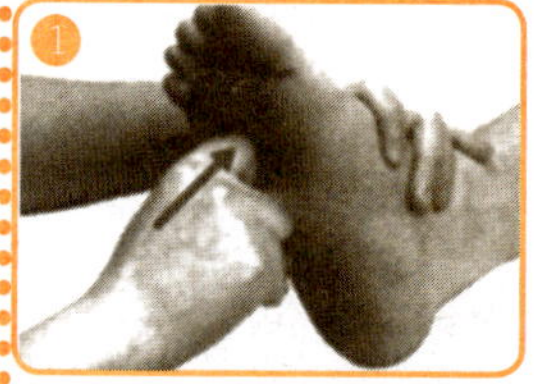

● 食指扣拳法按压肺反射区1～2分钟

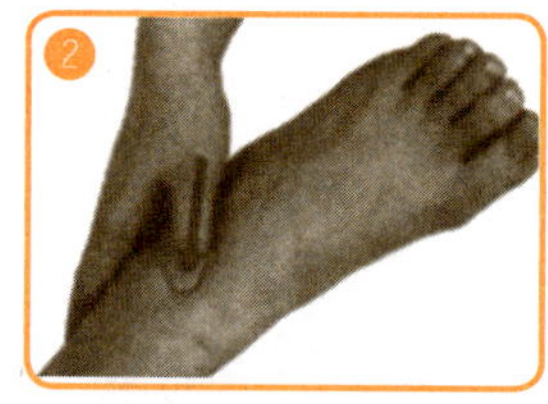

● 拇指按压上身淋巴结反射区1～2分钟

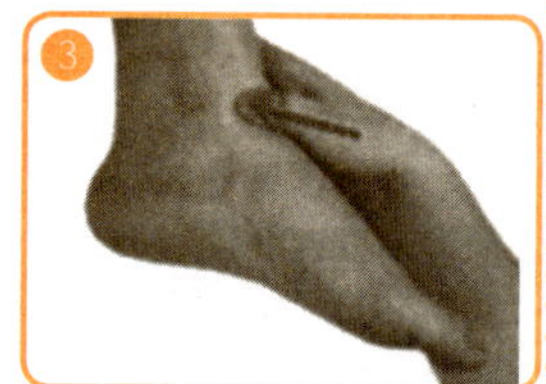

● 拇指按压下身淋巴结反射区1～2分钟

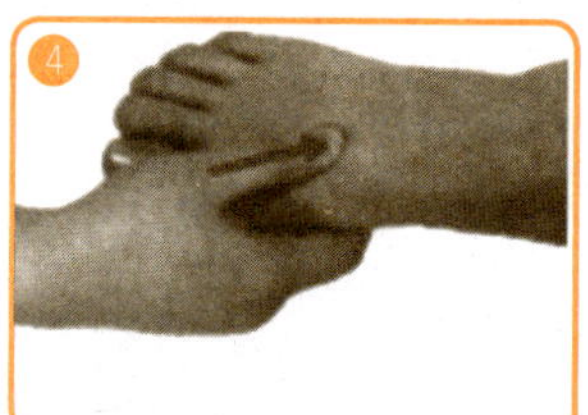

● 拇指按压胸部淋巴结反射区1～2分钟

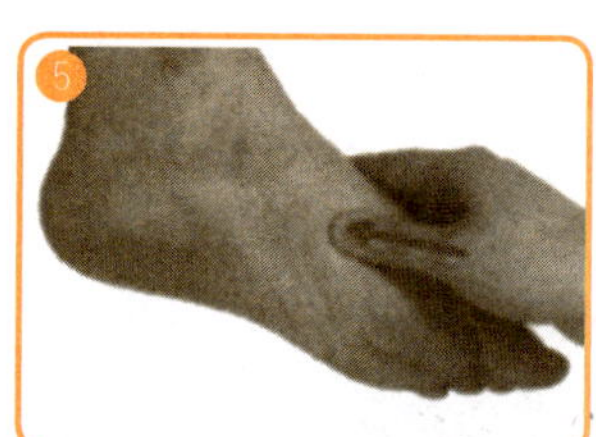

● 拇指按压胸椎反射区1～2分钟

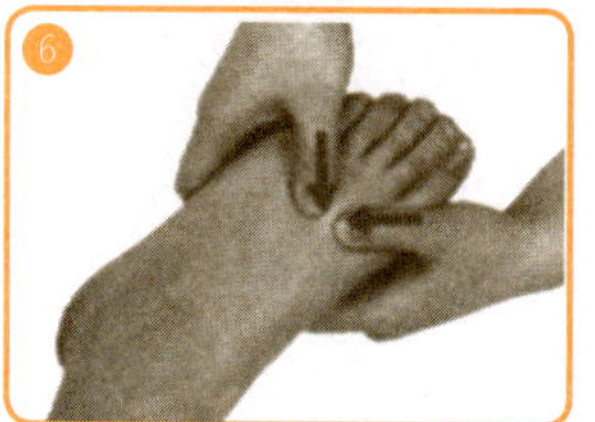

● 拇指按压胸（乳房）反射区1～2分钟

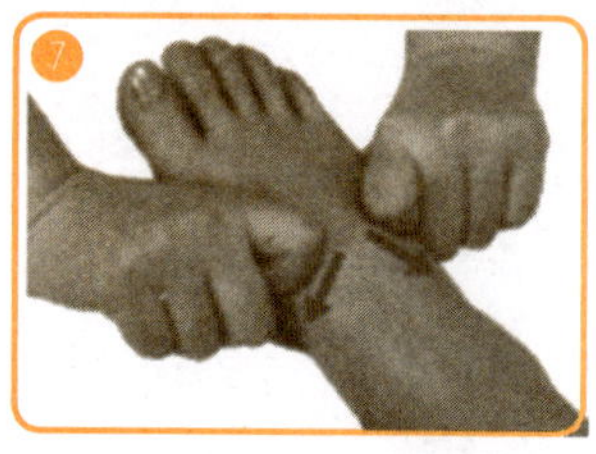

● 食指刮压法刮横膈膜反射区1～2分钟

高血压

病因病理分析

高血压病是指在静息状态下动脉收缩压和（或）舒张压增高（≥140／90mmHg），常伴有脂肪和糖代谢紊乱，以及心、脑、肾和视网膜等器官功能性或器质性改变，以器官重塑为特征的全身性疾病。

对症足疗

按摩大脑、垂体、心、肝等反射区。

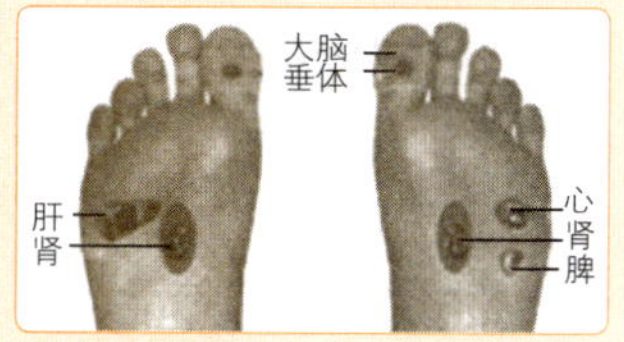

足疗流程

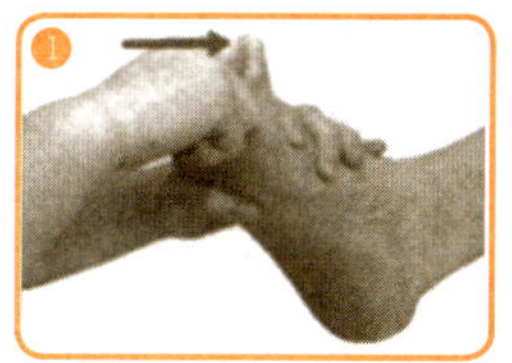

● 食指扣拳法按压大脑、垂体反射区1～2分钟

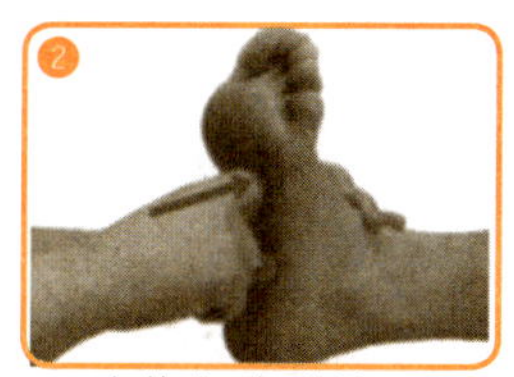

● 食指扣拳法按压心反射区1～2分钟

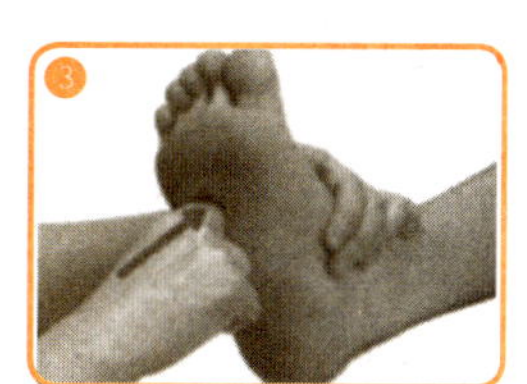

● 食指扣拳法按压肝反射区1～2分钟

贫　血

病因病理分析

贫血是指单位容积血液内红细胞数和血红蛋白含量低于正常。正常成人血红蛋白量男性为120～160g/L，女性为110～150g/L；红细胞数男性为（4.0～5.5）×10^{12}/L，女性为（3.5～5.0）×10^{12}/L。凡低于以上指标即为贫血。临床表现为面色苍白，伴有头昏、乏力、心悸、气急等症状。

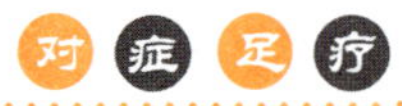

按摩心、肝、脾、胃、肾上腺等反射区。

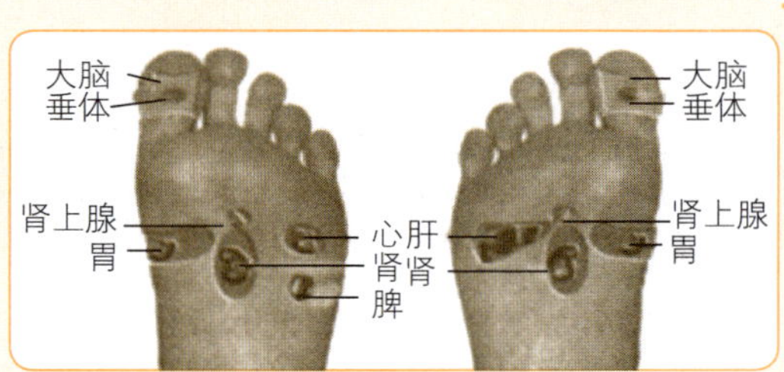

足疗流程

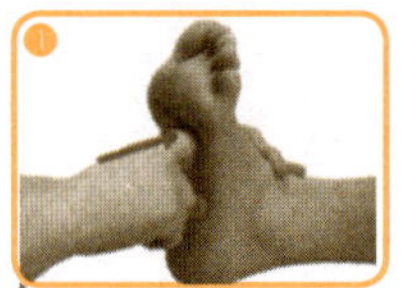

● 食指扣拳法按压心反射区1～2分钟

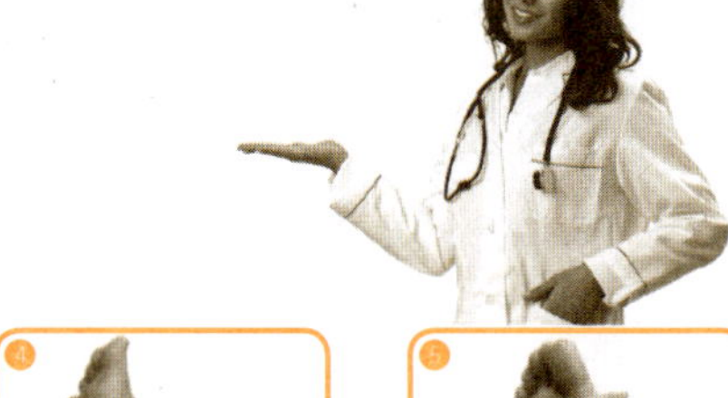

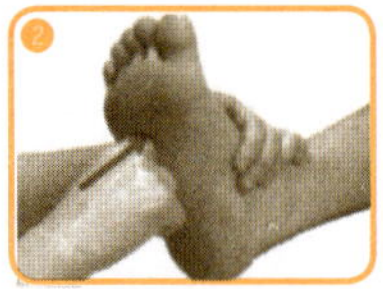

● 食指扣拳法按压肝反射区1～2分钟

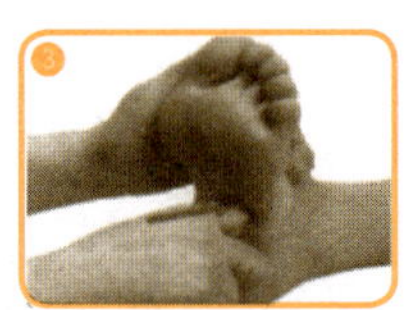

● 食指扣拳法按压脾反射区1～2分钟

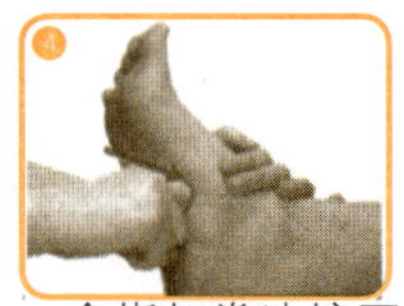

● 食指扣拳法按压胃反射区1～2分钟

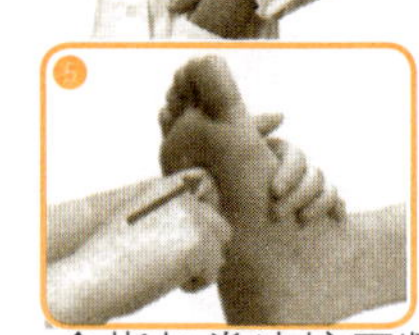

● 食指扣拳法按压肾上腺反射区1～2分钟

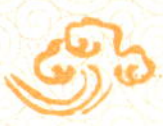

消化不良

病因病理分析

消化不良是一种由胃动力障碍引起的疾病，也包括胃轻瘫和食管反流病。其症状表现为断断续续的上腹部不适或疼痛、饱胀、烧心（反酸）、嗳气等。

常见临床分型有：

肝郁气滞型

患者主要表现为胃脘胀满，攻撑作痛，脘痛连胁，嗳气频繁，大便不畅，每因情志因素而疼痛发作，舌苔薄白，脉弦。

脾胃虚弱型

主要表现为脘腹胀满、排气不畅、嗳气、大便干燥、腹痛隐隐、纳食减少、神疲乏力、动则尤甚、手足不温、大便溏薄、舌质淡、脉细弱。

饮食积滞型

主要表现为胃脘胀满，甚则疼痛，嗳腐吞酸，或呕吐不消化食物，吐后痛减，或大便不爽，苔厚腻，脉滑。

肝胃郁热型

主要表现为胃脘灼痛、痛势急迫、烦躁易怒、泛酸嘈杂、口干口苦、舌红苔黄、脉弦或数。

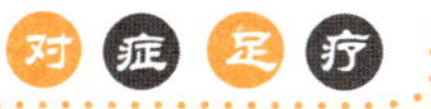

按摩胃、十二指肠、腹腔神经丛、下腹部等反射区。肝郁气滞可配肝反射区；脾胃虚弱可配脾反射区。

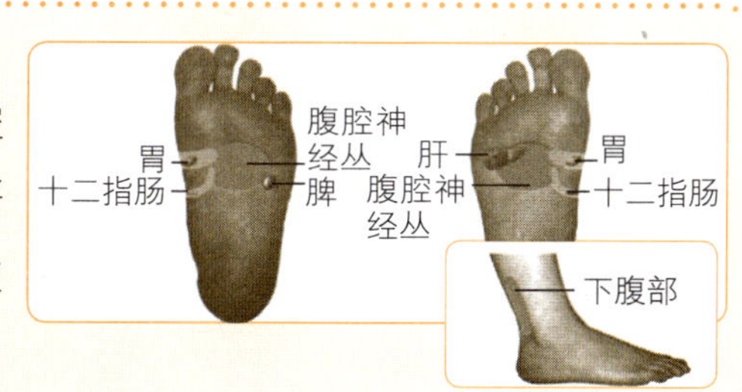

足疗流程

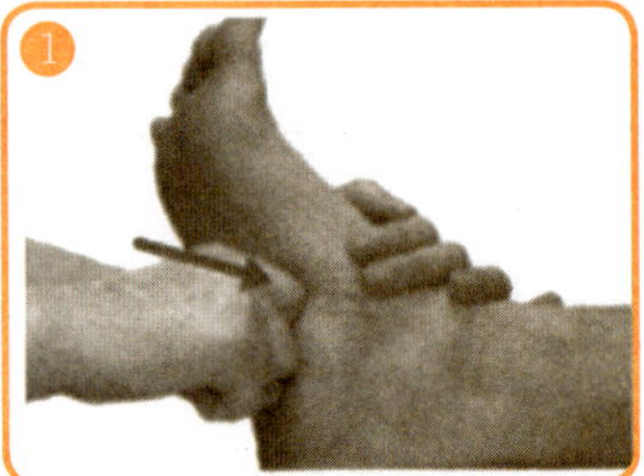

● 食指按压胃反射区1～2分钟

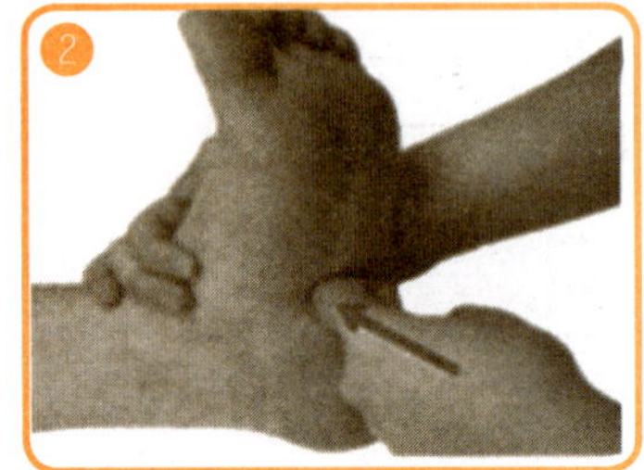

● 食指按压十二指肠反射区1～2分钟

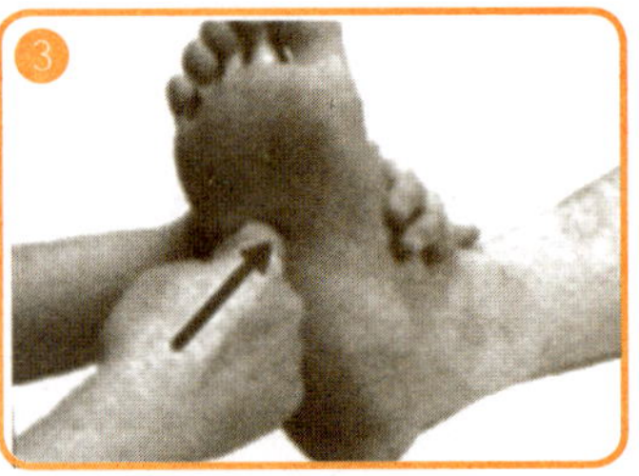

● 食指按压腹腔神经丛反射区2分钟

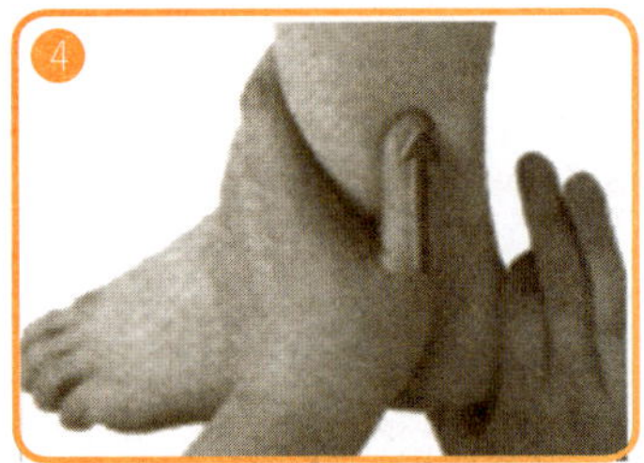

● 拇指推下腹部反射区1～2分钟

辩证加减

肝郁气滞：加食指扣拳法按压肝反射区1～2分钟。

脾胃虚弱：加食指扣拳法按压脾反射区1～2分钟。

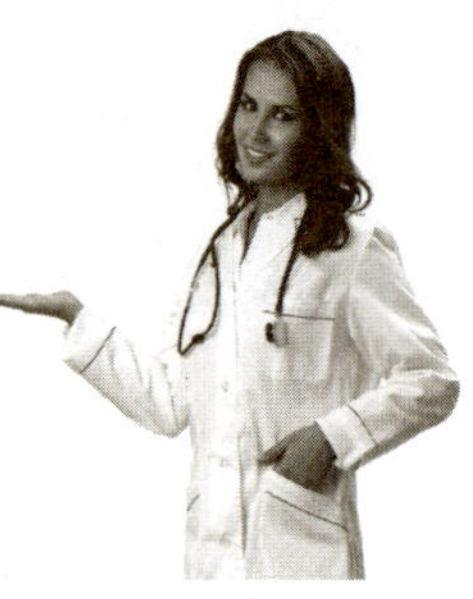

牙 痛

病因病理分析

牙痛是由多种牙体和牙周组织疾病引起的常见症状之一，如龋齿、急性牙髓炎、急性根尖周炎、牙周炎、牙本质过敏、牙齿折裂等。此外，颌骨的某些病变如急性化脓性上颌窦炎、颌骨骨髓炎及三叉神经痛等常伴发或诱发牙痛。其主要临床表现为牙齿疼痛，咀嚼困难，遇冷、热、酸、甜疼痛加重或自发性剧痛，夜间尤甚，部位不定。

常见临床分型有：

①胃火牙痛

牙痛牵引头痛，面颊发热，其齿喜冷恶热，或牙宣出血，或牙龈红肿溃烂，口气热臭，口干舌燥，舌红苔黄，脉滑数。治宜清胃凉血散郁，方用清胃散加生石膏、大黄，水煎服。素体阴虚者。

②肾虚或虚火牙痛

牙痛隐隐，午后和夜间较剧，牙龈红肿不甚，齿松，咬物无力且痛剧，或牙衄。全身可兼见腰酸、头晕、口干咽燥、舌红苔薄、脉多沉细数等症。常见于老年人。治宜滋阴益肾，降火止痛。

③肝火牙痛

牙痛牵引头痛，情绪波动时发作或痛甚，全身可兼有目赤、口苦、耳鸣、胁痛、烦躁易怒、便秘、尿赤等症，且舌红苔黄，脉弦数有力。治疗宜清肝胆，泻实火。方药用龙胆泻肝汤去木通、车前子，加黄连。

④风火牙痛

牙痛呈阵发性，遇风发作，患处得冷痛减，受热痛增，牙龈红肿，全身症状有发热、恶寒、口渴、舌红、苔白而干、脉浮数等。治疗宜疏风清热，解毒消肿。

⑤风冷牙痛

牙痛呈阵发性，遇风寒发作，患处得热则痛缓，牙龈或肿，全身可伴有头痛、鼻塞声重、恶风寒、发热、无汗、舌淡、苔薄白、脉浮紧等症。治疗宜疏风散寒止痛。

对症足疗

先以重手法按摩大脑、上颌、下颌、三叉神经反射区。胃火证可配用胃反射区；肾虚证可配用肾反射区。

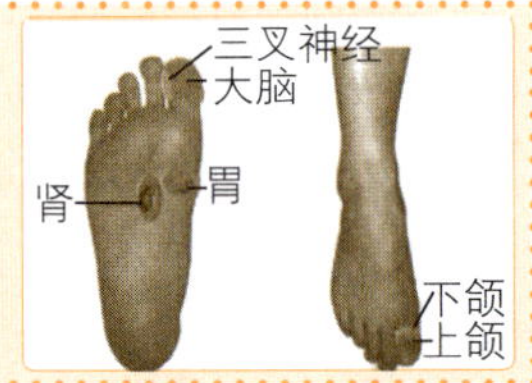

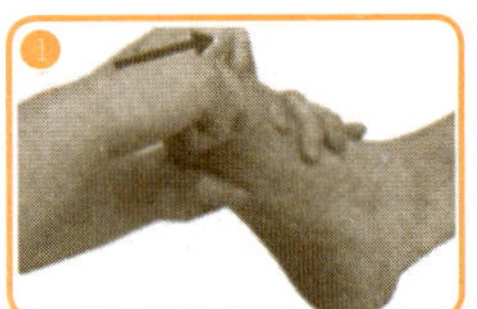

● 食指扣拳法按压大脑反射区1～2分钟

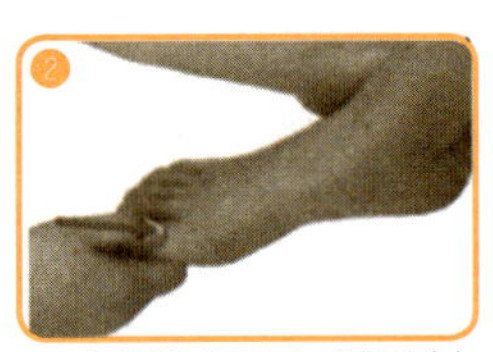

● 拇指按压上颌反射区1～2分钟

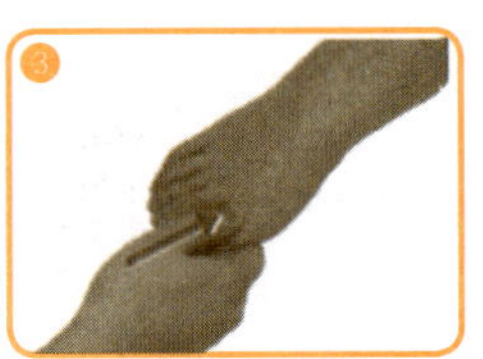

● 拇指按压下颌反射区1～2分钟

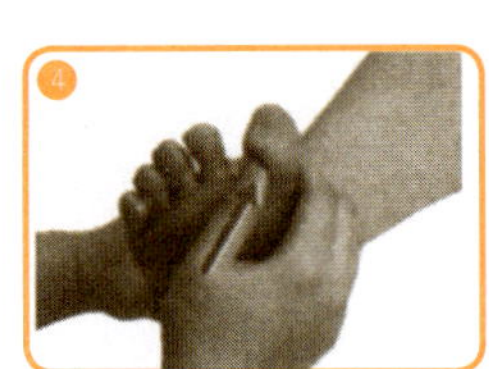

● 拇指指腹推压法按压三叉神经反射区1～2分钟

辨证加减

胃火证：加食指扣拳法按压胃反射区1～2分钟。

肾虚证：加食指扣拳法按压肾反射区2分钟。

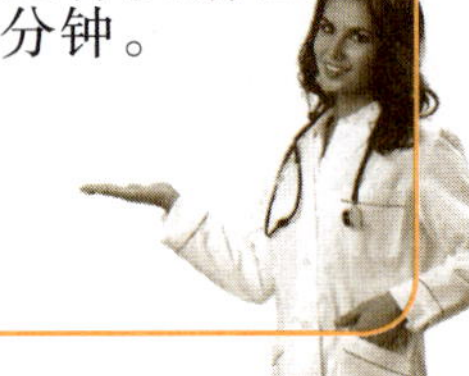

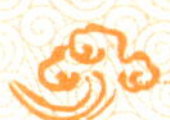

胃痉挛

病因病理分析

胃痉挛是因胃壁平滑肌收缩而引起胃部肌肉抽搐，是胃运动功能失调的一种表现。胃痉挛的主要表现为急性上腹部疼痛，多呈发作性，严重的可发生恶心、呕吐等症状。胃痉挛本身是一种症状，不是疾病，可由各种原因引起，常见诱因为受凉、饮食不当、运动时准备活动不充分、运动量过大、游泳时水温过低、情绪不好、压力过大等。多由急慢性胃部炎症、溃疡等疾病引起，也可由某些急腹症引起。

对症足疗

按摩胃、腹腔神经丛、下腹部、十二指肠、小肠等反射区。

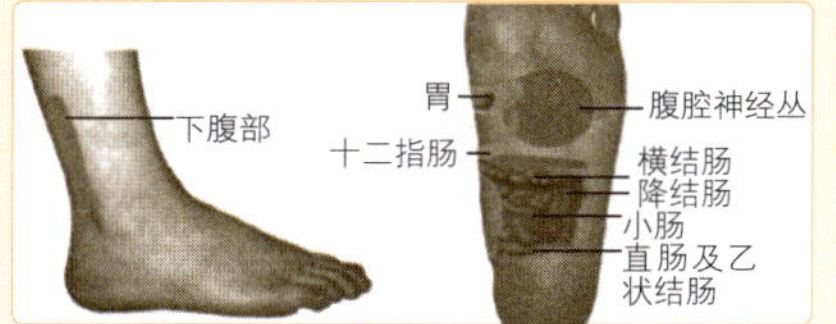

足疗流程

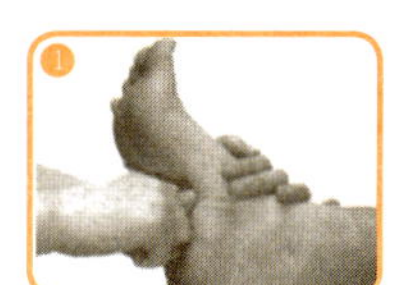
● 食指扣拳法按压胃反射区，止痉为止

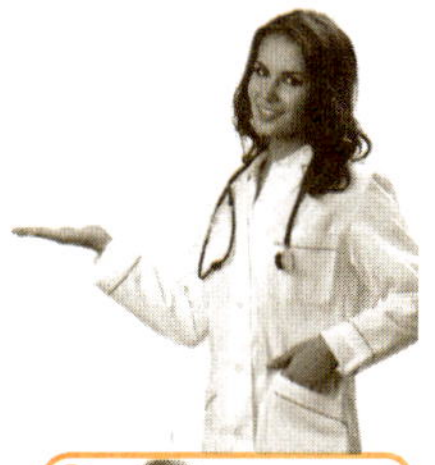

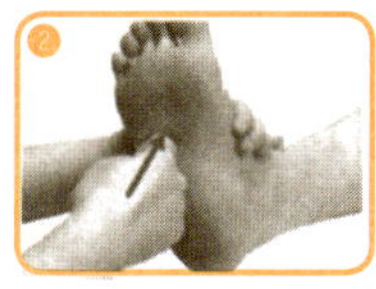
● 食指按压腹腔神经丛反射区，止痉为止

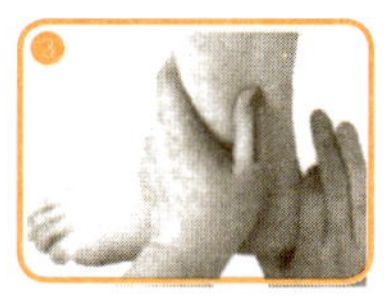
● 拇指推法推压下腹部反射区，止痉为止

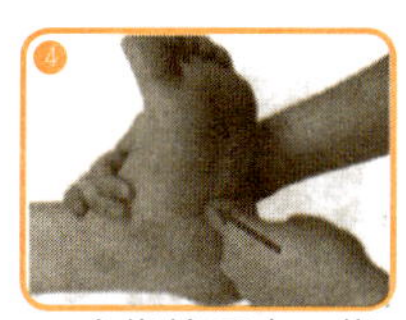
● 食指按压十二指肠反射区1～2分钟

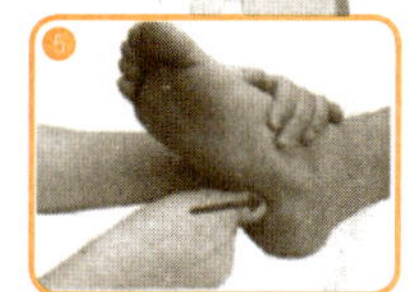
● 食指按压或刮压小肠反射区1～2分钟

胃、十二指肠溃疡

病因病理分析

溃疡病以反复发作的节律性上腹痛为临床特点，常伴有嗳气、反酸、灼热、嘈杂等感觉，甚至还有恶心、呕吐、呕血、便血。在胃肠局部有圆形、椭圆形慢性溃疡。

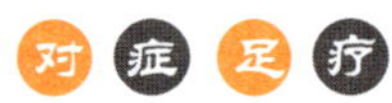

按摩胃、十二指肠、腹腔神经丛、下腹部等反射区。

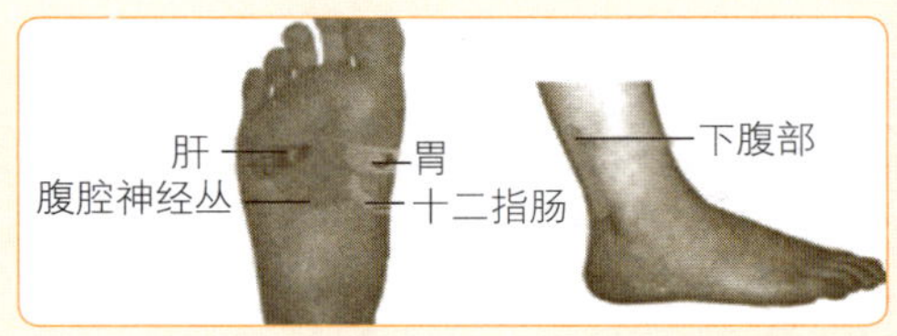

足疗流程

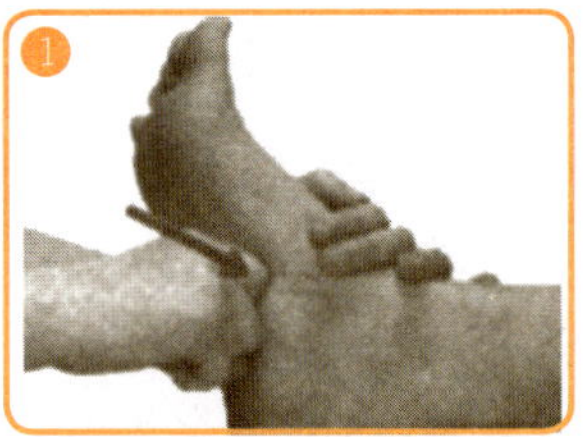

● 食指扣拳法按压胃反射区1～2分钟

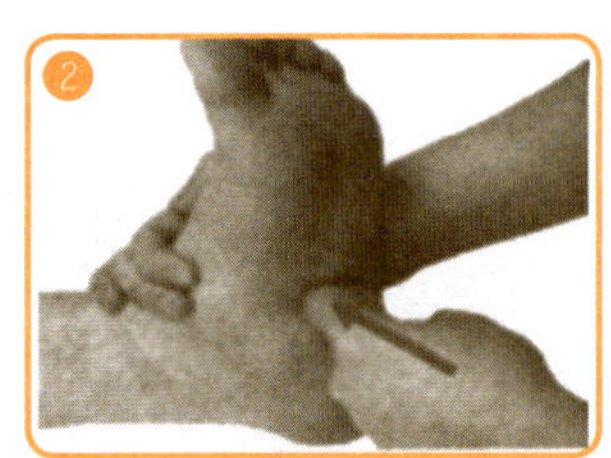

● 食指按压十二指肠反射区1～2分钟

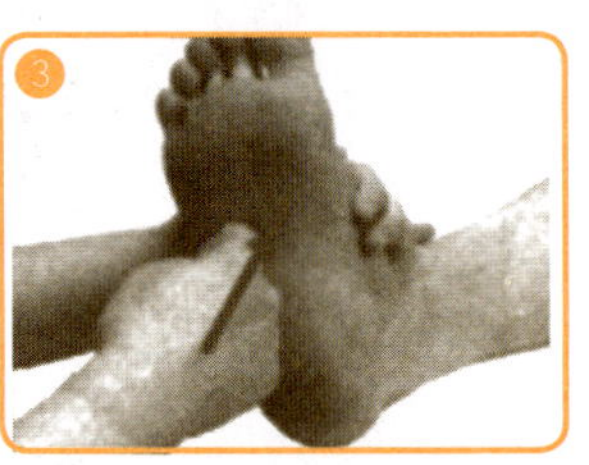

● 食指按压腹腔神经丛反射区1～2分钟

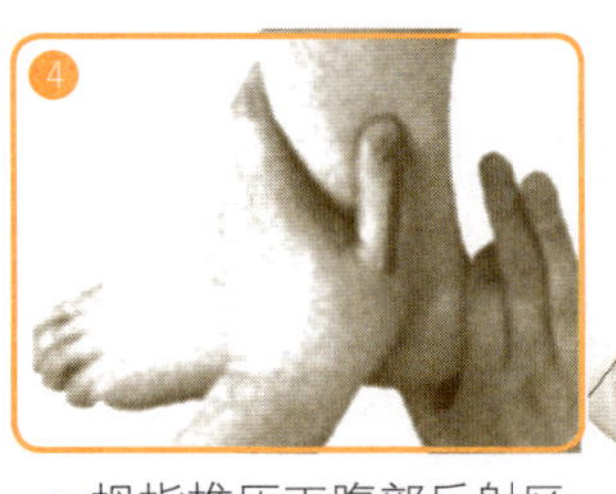

● 拇指推压下腹部反射区1～2分钟

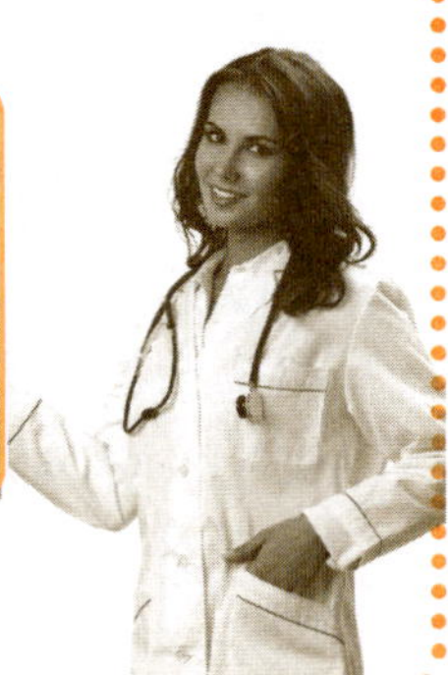

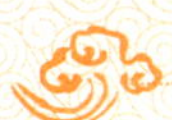

慢性肝炎

病因病理分析

慢性肝炎常有纳呆、疲倦、胁痛、腹胀四大症状，有些病人出现肝脾肿大，肝功能有明显异常。

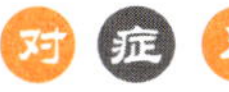
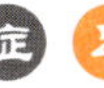
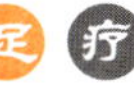

对症足疗

按摩肝、胆囊、胰、肾反射区。寒湿困脾加脾、胃反射区。

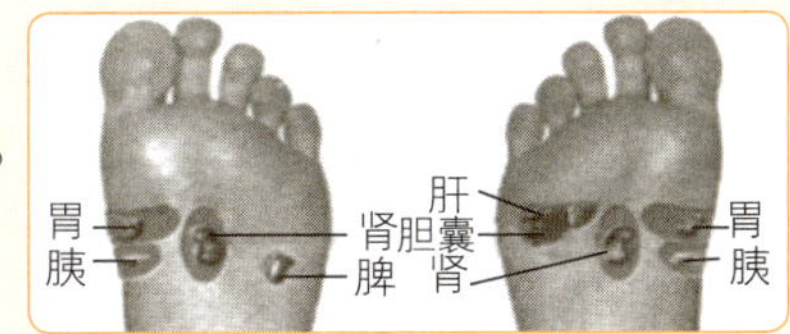

足疗流程

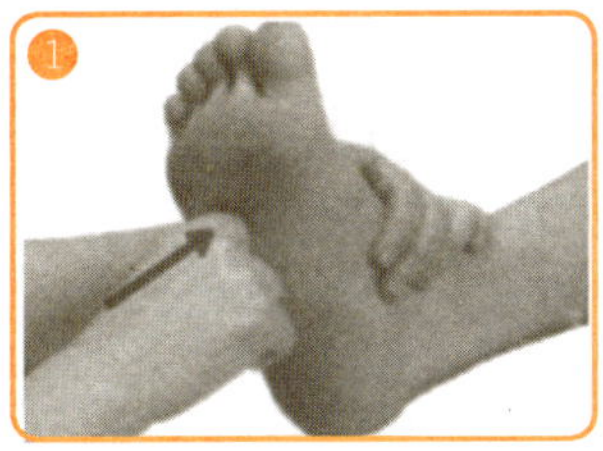

● 食指扣拳法按压肝反射区1～2分钟

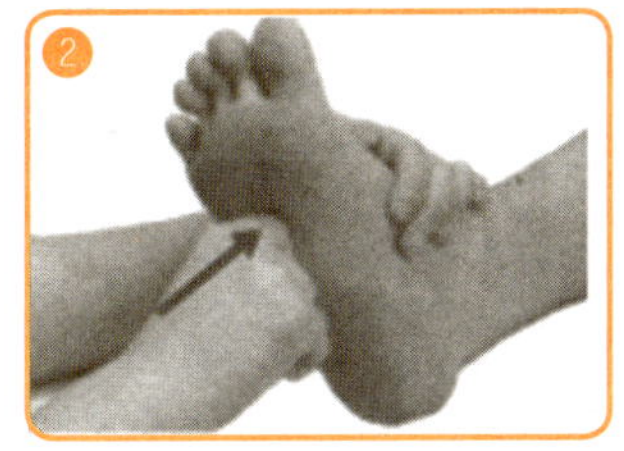

● 食指扣拳法按压胆囊反射区1～2分钟

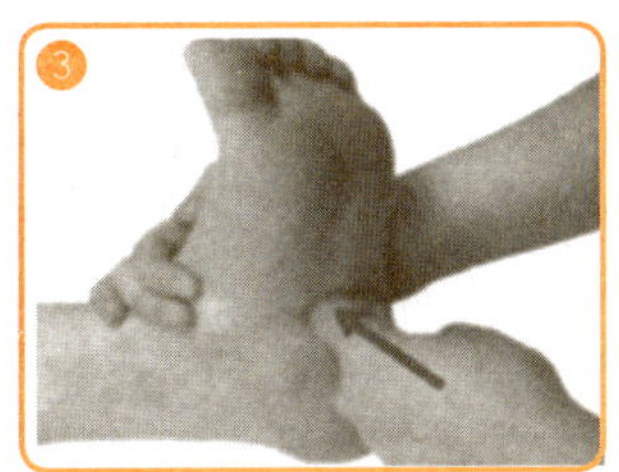

● 食指扣拳法按压胰反射区1～2分钟

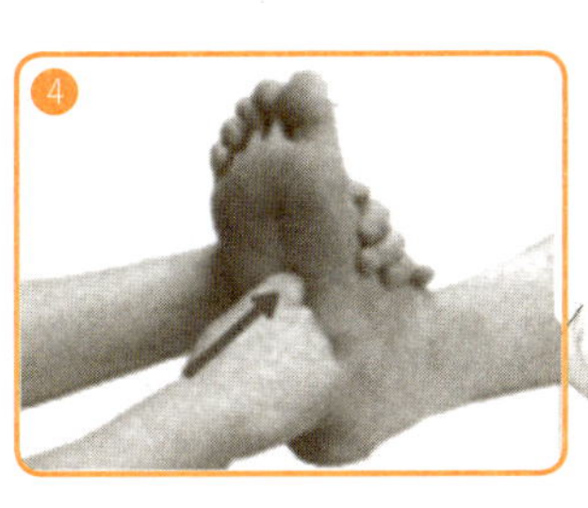

● 食指扣拳法按压肾反射区1～2分钟

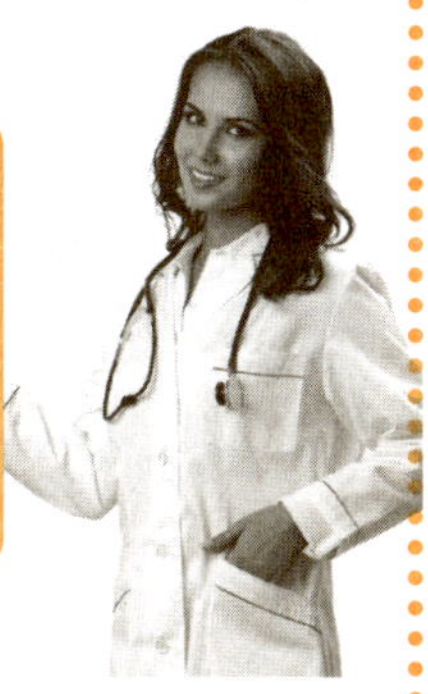

胆囊炎

病因病理分析

胆囊炎是细菌性感染或化学性刺激（胆汁成分改变）引起的胆囊炎性病变，为胆囊常见病。在腹部外科中，其发病率仅次于阑尾炎。本病多见于35～45岁的中年人，女性发病较男性为多，尤多见于肥胖且多次妊娠的妇女。

对症足疗

按摩肝、胆囊、胰、胃、腹腔神经丛等反射区。

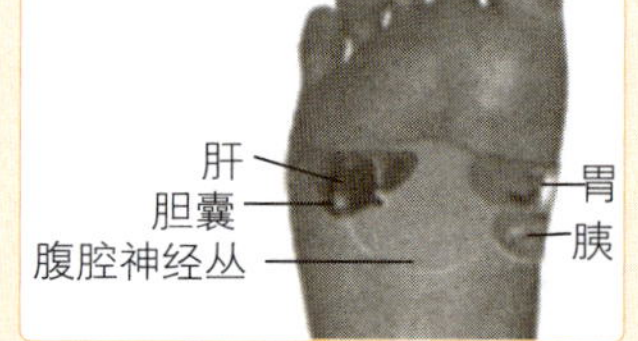

足疗流程

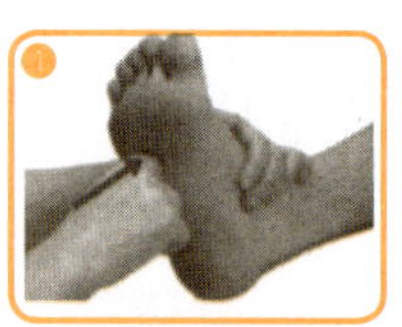

● 食指扣拳法按压肝反射区1～2分钟

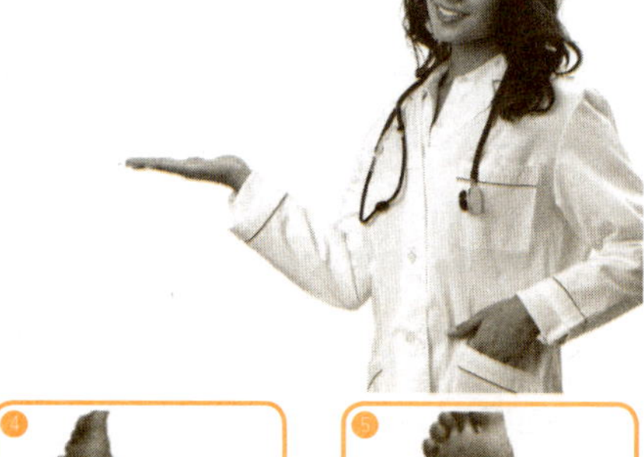

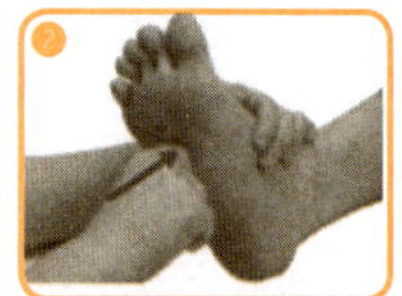

● 食指扣拳法按压胆囊反射区1～2分钟

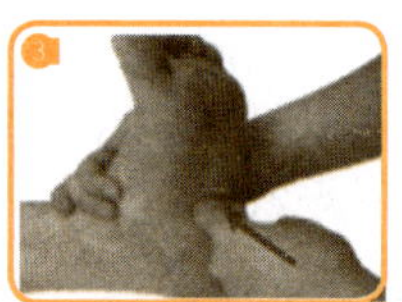

● 食指扣拳法按压胰反射区1～2分钟

● 食指扣拳法按压胃反射区1～2分钟

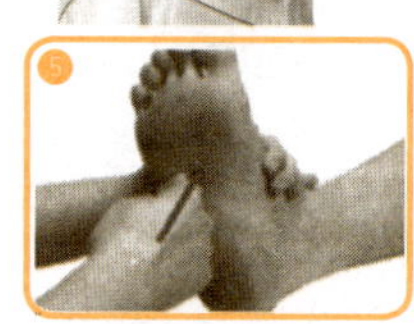

● 食指按压腹腔神经丛反射区1～2分钟

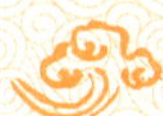

糖尿病

病因病理分析

糖尿病是一组常见的代谢内分泌疾病，其基本病理生理为相对或绝对胰岛素分泌不足所引起的糖、脂肪、蛋白质、水及电解质代谢紊乱。其主要特点是高血糖及糖尿。临床表现：早期无症状，发展到症状期，临床上可出现多饮、多食、多尿、疲乏、消瘦等症候群，严重时发生酮症酸中毒。常见的并发症及伴随症有急性感染、肺结核、动脉粥样硬化、肾和视网膜等的大小血管病变以及神经病变。

常见临床分型有：

根据临床主要症状分类，常把消渴病分为上、中、下三消论治。上消主症为烦渴多饮、口干舌燥；中消主症为多食易饥，形体消瘦，大便干结；下消主症为尿频量多，尿如脂膏。

对症足疗

按摩胰、垂体、肾上腺等反射区。上消（多饮）加肺反射区，中消（多食）加脾、胃反射区，下消（多尿）加肾反射区。

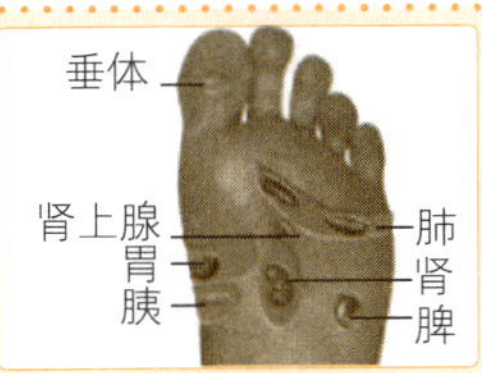

足疗流程

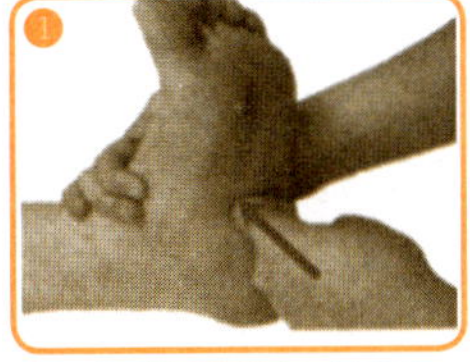

● 食指扣拳法按压胰反射区1～2分钟

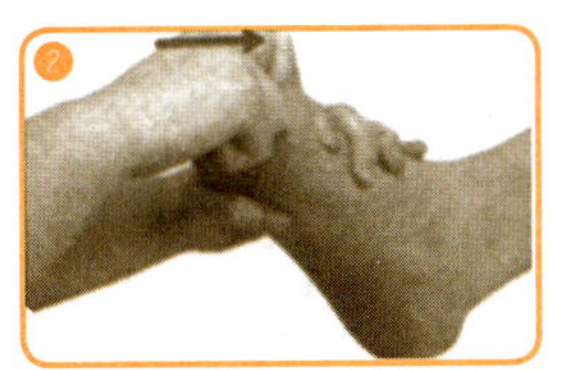

● 食指刮压法按垂体反射区1～2分钟

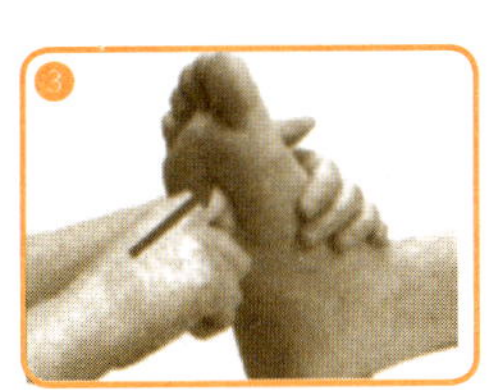

● 食指扣拳法按压肾上腺反射区1～2分钟

【慢性阑尾炎】

病因病理分析

其临床主要表现为腹部疼痛、胃肠道反应，腹部压痛主要位于右下腹部，一般范围较小，位置恒定，重压时才能出现。无肌紧张和反跳痛，一般无腹部包块，但有时可触到胀气的盲肠。

常见临床分型有：

①瘀滞型。临床特点主要是气滞血瘀。右下腹部隐隐作痛，或胀痛，或钝痛，或刺痛，或初起腹痛在胃脘处或绕脐作痛而走窜不定。血瘀重则痛有定处，位在右下腹，痛处拒按或有包块。同时可有脘腹胀闷，恶心反胃，嗳气纳呆，热象不显，舌淡红，苔薄白，脉弦或弦滑，大便秘结或正常，尿清或淡黄。

②蕴热型。其临床特点主要是实热或湿热蕴结的表现。有低热或中度发热，腹痛重而拒按，腹胀痞闷，恶心呕吐，口干渴喜冷饮或不欲饮，大便干结或溏而不爽，尿黄赤或黄浊，脉弦数或滑数，舌质红或舌尖红，苔黄燥或黄腻。

③毒热型。其特点是毒热炽盛之现象。表现为发热高或恶寒发热，口干渴，恶心呕吐不能纳食，右下腹或全腹痛重而拒按，面红唇干舌燥，大便燥结，尿黄少或赤涩，脉洪数或弦数，舌红或红绛，苔黄燥。

对症足疗

按摩盲肠阑尾、小肠、回盲瓣、腹腔神经丛、下腹部等反射区。湿热下注加脾反射区；气滞血瘀加肝反射区。

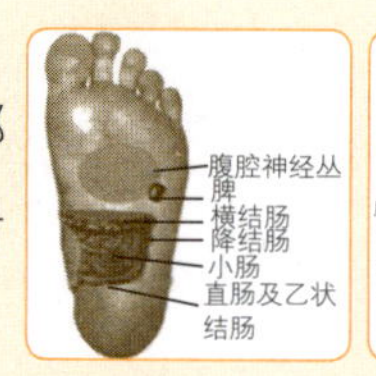

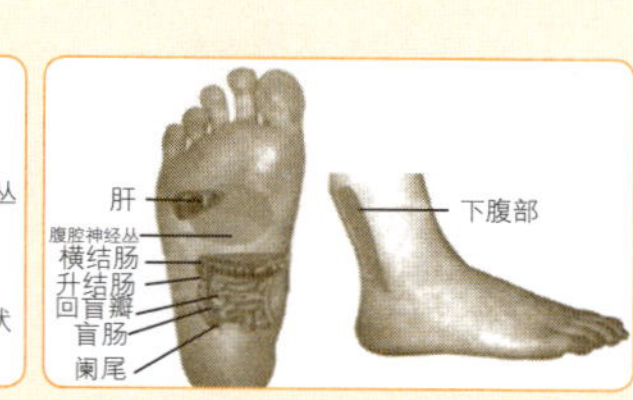

足疗流程

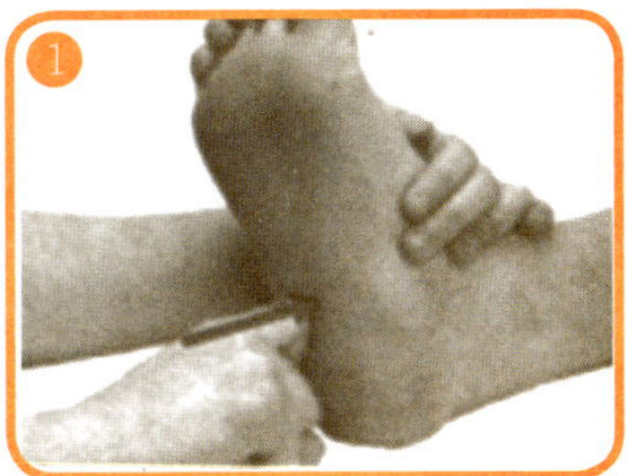

- 食指按压盲肠阑尾反射区1～2分钟

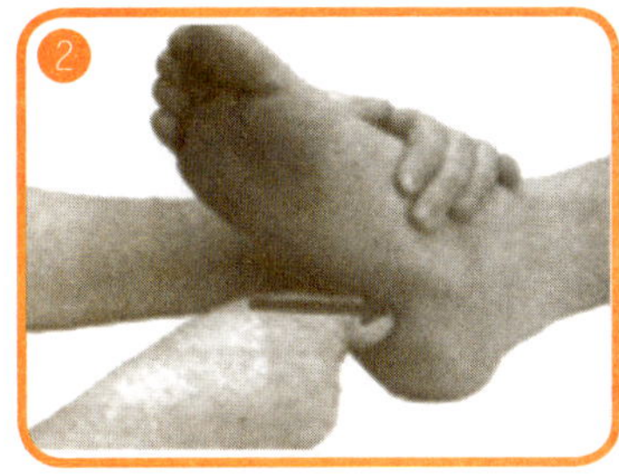

- 食指扣拳法按压小肠反射区1～2分钟

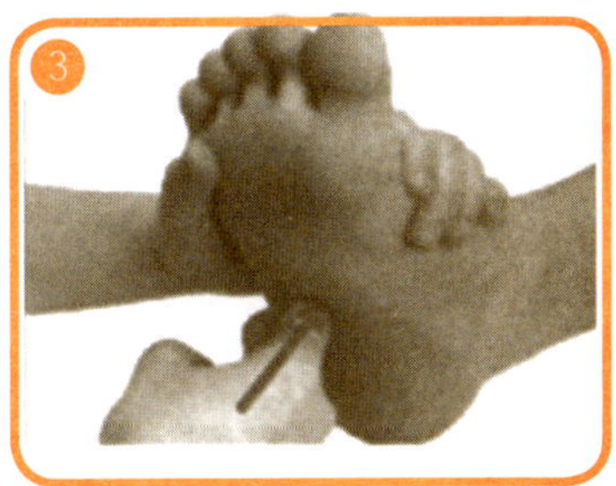

- 食指扣拳法按压回盲瓣反射区2分钟

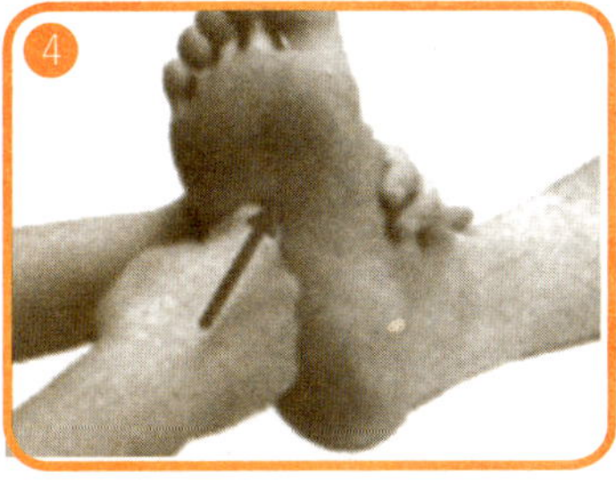

- 食指按压腹腔神经丛反射区1～2分钟

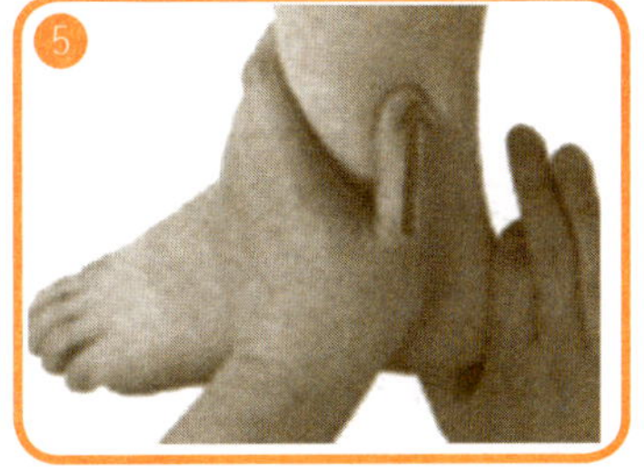

- 拇指推压下腹部反射区1～2分钟

辩证加减

湿热下注：加食指扣拳法扣脾反射区1～2分钟。

气滞血瘀：加食指扣拳法按压肝反射区1～2分钟。

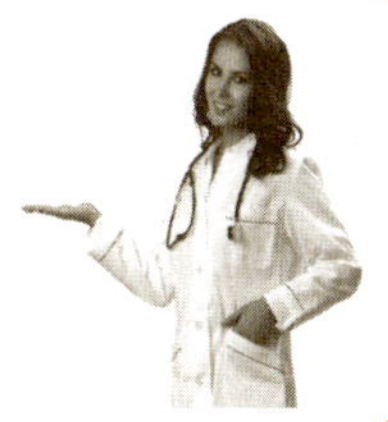

脱　肛

病因病理分析

脱肛指直肠或直肠黏膜脱出肛门外的病症。本病早期便后有黏膜自肛门脱出，并可自行缩回；后渐渐不能自行回复，需用手上托复位，常有少许黏液自肛门流出，排便后有下坠感和排便不尽感，排便次数增多；重者咳嗽、喷嚏、走路、久站或稍一用力即可脱出，脱出后局部有发胀感，也可感到腰骶部胀痛，脱出的黏膜有黏液分泌，黏膜常受刺激而发生充血、水肿、糜烂和溃疡，分泌液可夹杂血性黏液，刺激肛周皮肤，可引起瘙痒。

常见临床分型有：

气虚下陷型、肾气不固型、脾肾两虚、气血两虚型、湿热下注型。

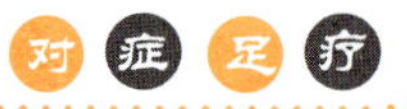

按摩直肠、肛门、骶骨、尾骨、脾等反射区。脾肾两虚加肾反射区。

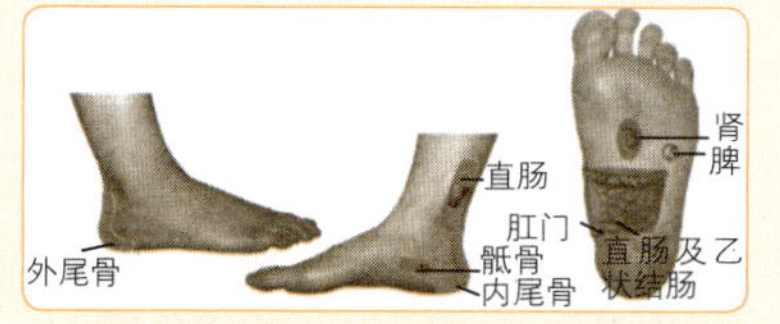

足疗流程

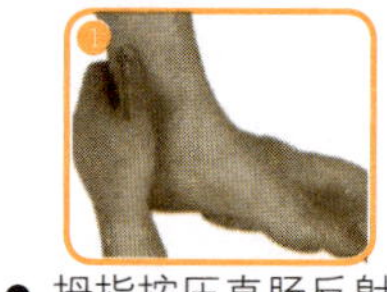

● 拇指按压直肠反射区1～2分钟

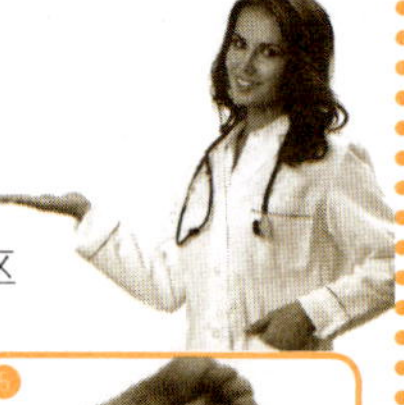

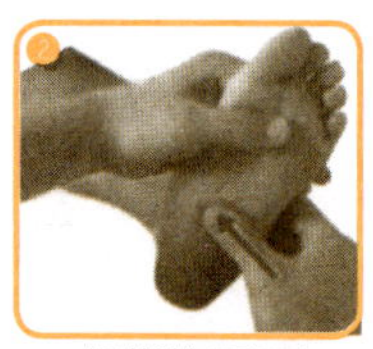

● 拇指按压肛门反射区1～2分钟

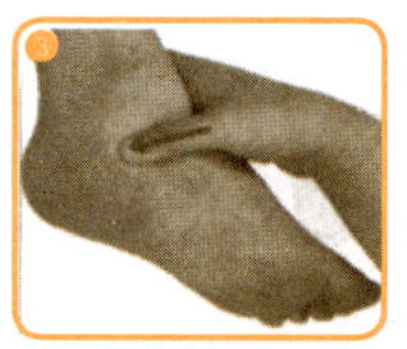

● 拇指按压骶骨反射区1～2分钟

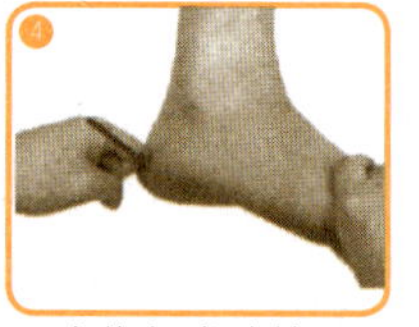

● 食指扣拳法按压尾骨反射区1～2分钟

● 食指扣拳法按压脾反射区1～2分钟

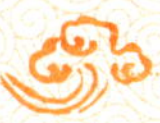

痔疮

病因病理分析

痔疮是直肠黏膜下和肛管皮肤下的直肠静脉丛扩大、曲张所形成的柔软的静脉团。其临床表现以排便时出血、脱出、肿痛为主要症状。痔疮的发病率很高，素有“十人九痔”之说法。

常见临床分型有：

风伤肠络、湿热下注、气滞血瘀、脾虚下陷、阴虚肠燥。

对症足疗

按摩直肠、肛门、骶骨、尾骨等反射区。气滞血瘀可配肝反射区，脾虚下陷型可配脾反射区。

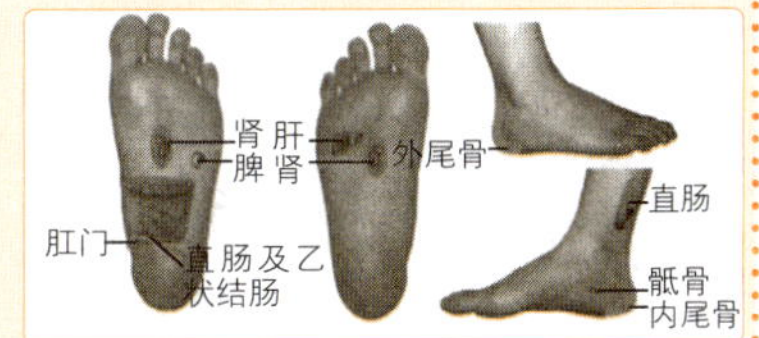

足疗流程

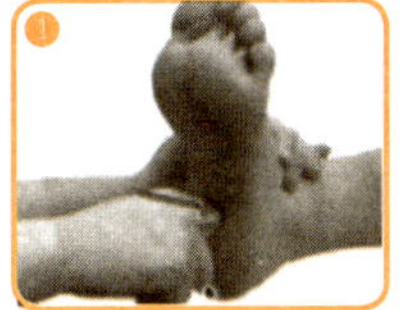

● 食指扣拳法按压直肠反射区1～2分钟

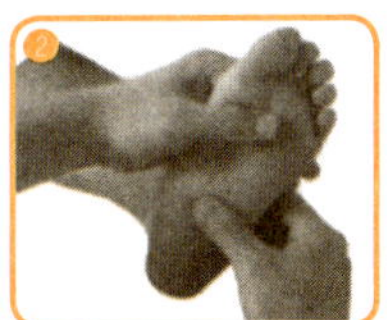

● 拇指按压肛门反射区1～2分钟

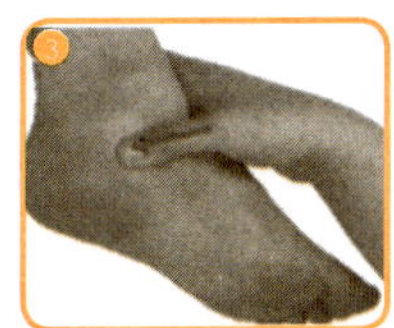

● 拇指按压骶骨反射区1～2分钟

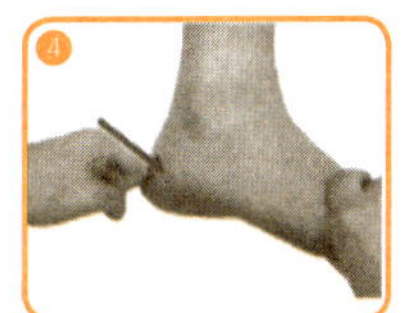

● 食指扣拳法按压尾骨反射区2分钟

辩证加减

气滞血瘀：加食指扣拳法按压肝反射区1～2分钟。

脾虚下陷：加食指扣拳法按压脾反射区1～2分钟。

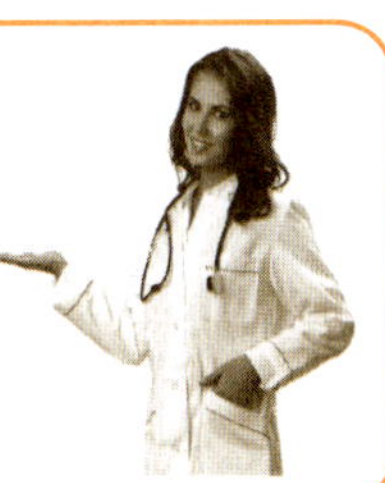

遗尿（包括小儿夜尿症）

病因病理分析

遗尿俗称尿床、夜尿症，是指3岁以上小儿或成人不能控制排尿的行为，通常指小儿在熟睡时不自主地排尿。

常见临床分型有：

①下无虚亏症状：睡中遗尿，甚者一夜数次，尿清长而频多，熟睡不易唤醒，面皖神疲，腰腿酸软，记忆力减退或智力较差，舌淡苔少，脉细。

②肺脾气虚症状：病后体虚，睡中遗尿，尿频而量少，面白少华，神疲乏力，食欲不振，大便时溏，自汗盗汗，舌质淡胖，舌苔薄白，脉细软无力。

③肝经湿热症状：睡中遗尿，小便黄臭，面赤唇红，性情急躁，夜间咀齿，舌苔薄黄，脉滑。

对症足疗

按摩肾、输尿管、膀胱、尿道和阴道、前列腺或子宫、腰椎、骶骨等反射区。脾肺气虚加脾、肺反射区；肝经湿热加肝反射区。

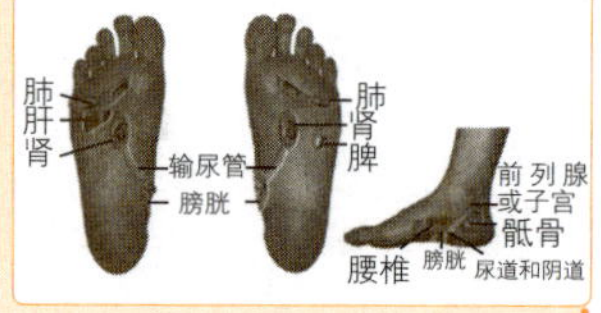

足疗流程

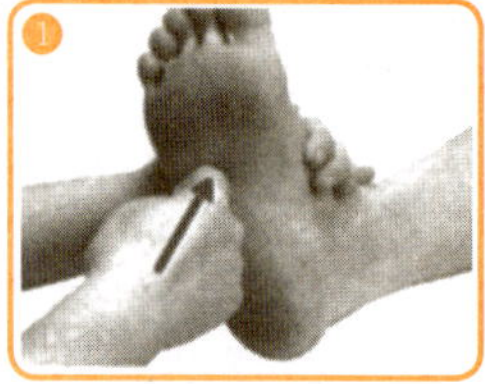

● 食指扣拳法按压肾反射区1～2分钟

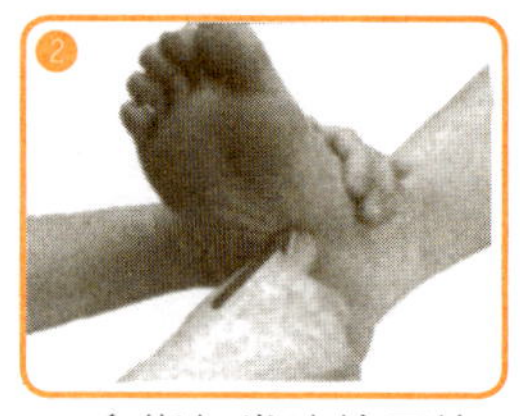

● 食指扣拳法按压输尿管反射区2分钟

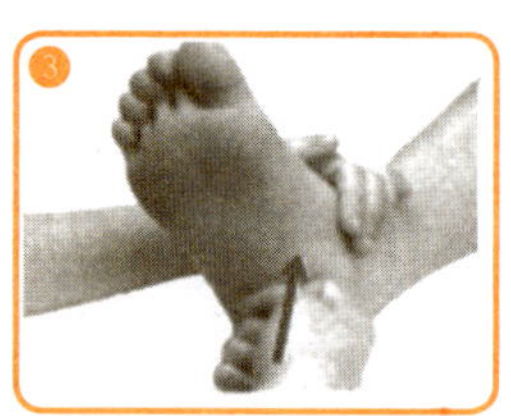

● 食指扣拳法按压膀胱反射区2分钟

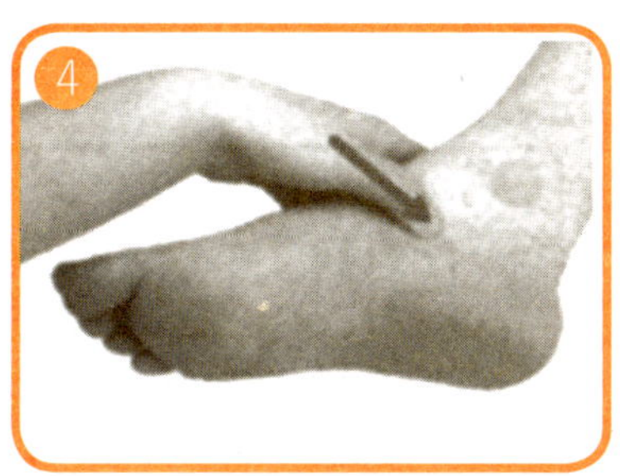

● 拇指按压尿道和阴道反射区1～2分钟

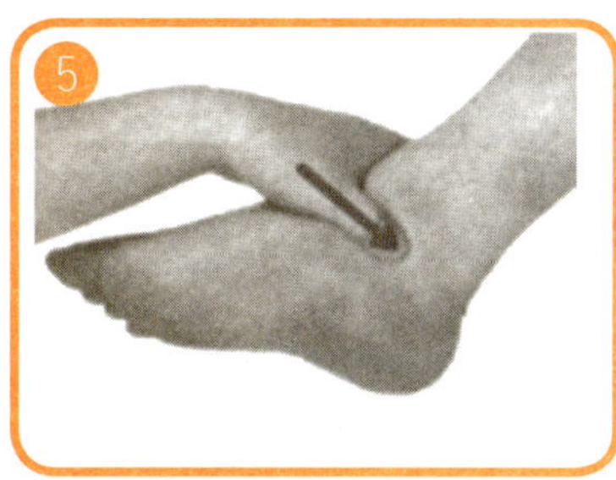

● 拇指按压前列腺或子宫反射区2分钟

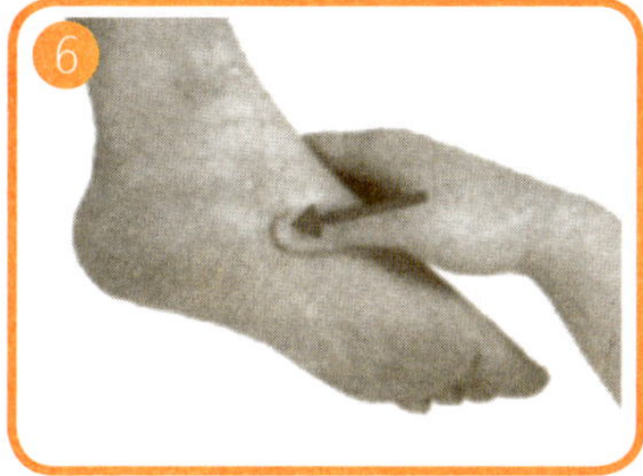

● 拇指按压腰椎反射区1～2分钟

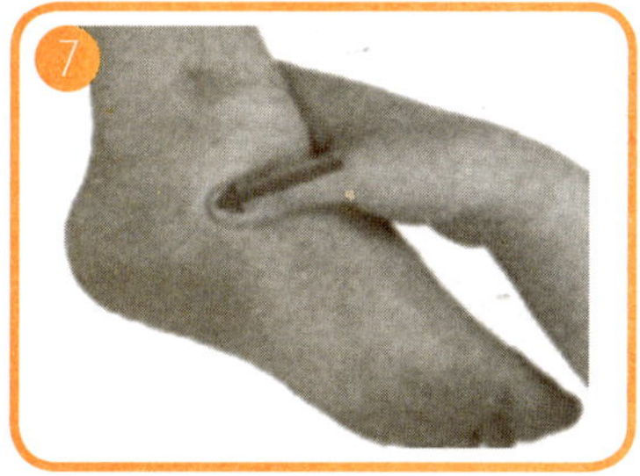

● 拇指按压骶骨反射区1～2分钟

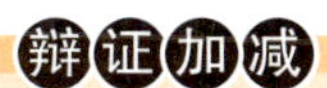

加脾肺气虚：加食指扣拳法按压脾、肺反射区各1～2分钟。

肝经湿热：加食指扣拳法按压肝反射区1～2分钟。

前列腺肥大症

病因病理分析

前列腺肥大又称良性前列腺增生症，是一种前列腺明显增大、影响老年男性健康的常见病。其症状以排尿次数增多（尤其夜间）、排尿困难、尿流变细为主要特点。

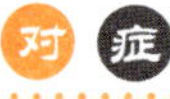
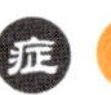
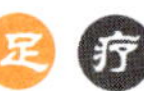

对症足疗

按摩肾、前列腺、尿道和阴道、腰椎等反射区。

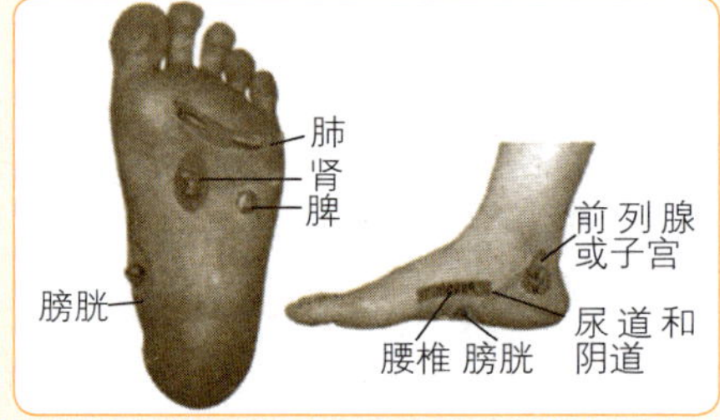

足疗流程

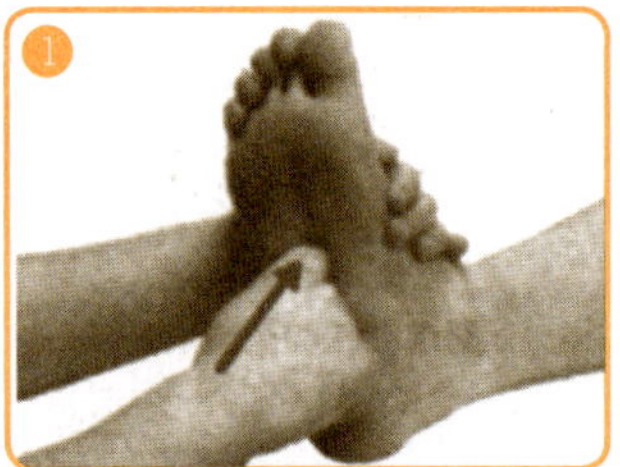

● 食指扣拳法按压膀胱反射区2分钟

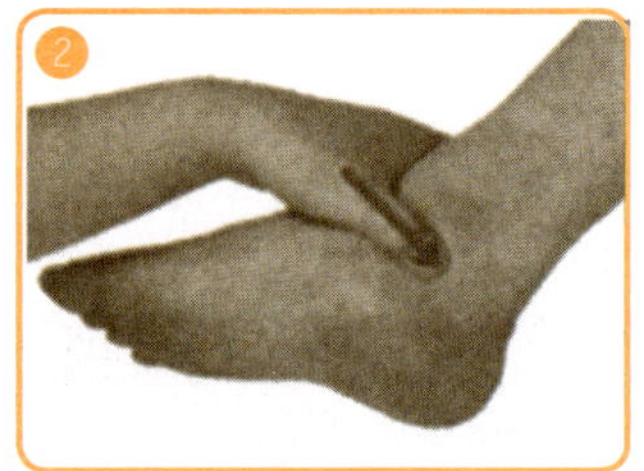

● 拇指按压前列腺反射区2分钟

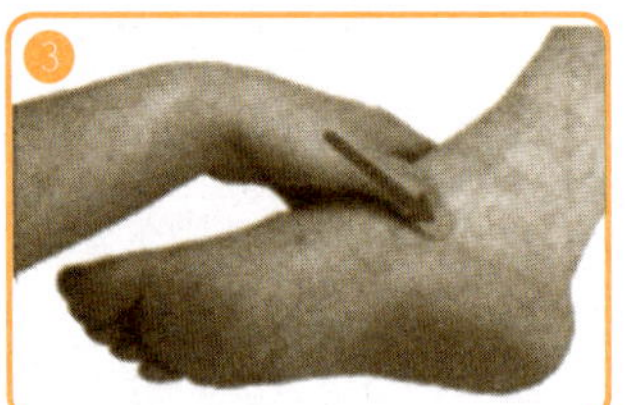

● 拇指按压尿道和阴道反射区1～2分钟

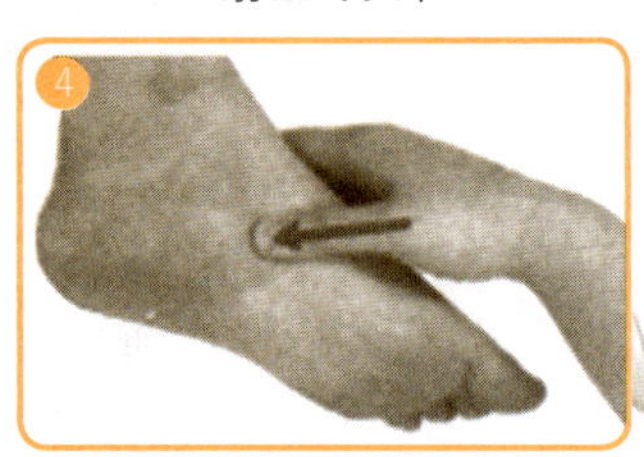

● 拇指按压腰椎反射区1～2分钟

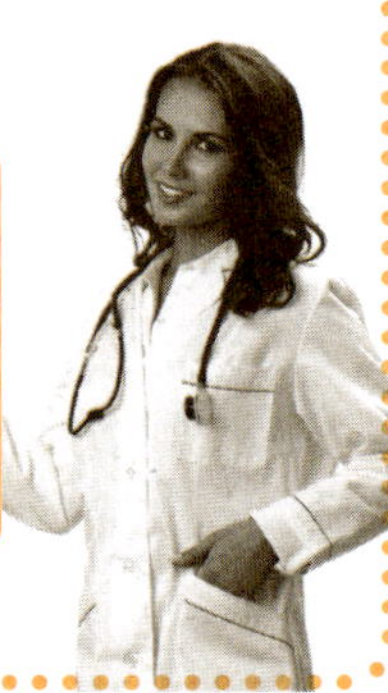

子宫脱垂

病因病理分析

子宫从正常位置沿阴道下降，宫颈外口达坐骨棘水平以下，甚至子宫全部脱出于阴道口以外，称为子宫脱垂。

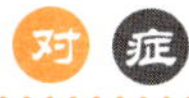
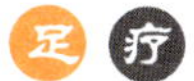

对症足疗

按摩肾、子宫、下腹部、骶骨、尾骨、腰椎、尿道和阴道等反射区。

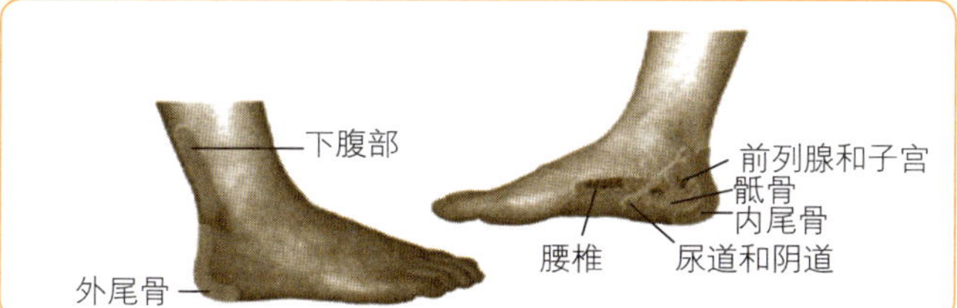

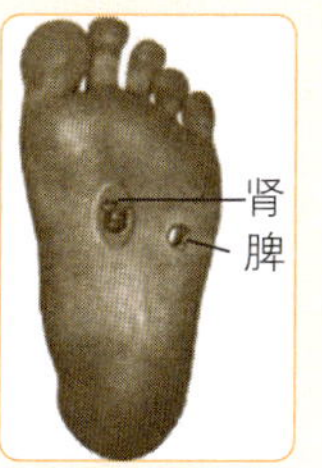

足疗流程

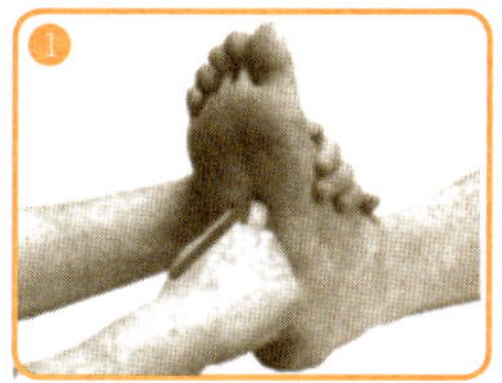

● 食指扣拳法按压肾反射区1～2分钟

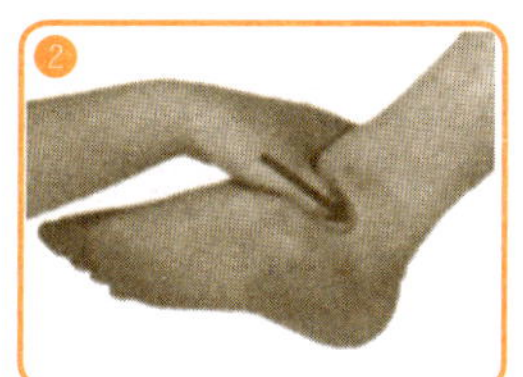

● 拇指按压子宫反射区1～2分钟

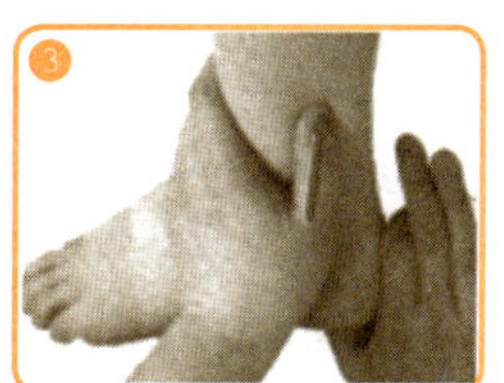

● 拇指按压下腹部反射区1～2分钟

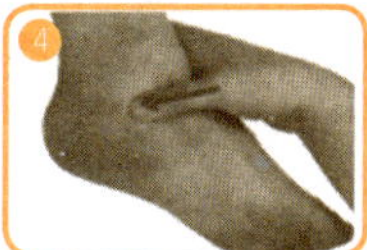

● 拇指按压骶骨反射区1～2分钟

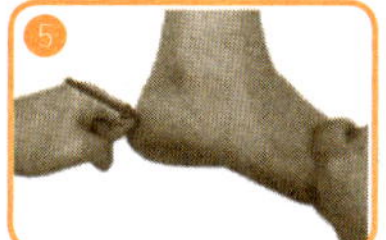

● 食指扣拳法按压尾骨反射区1～2分钟

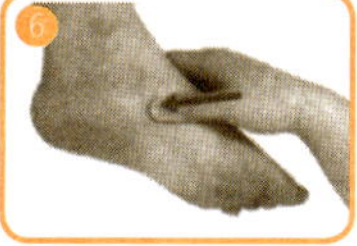

● 拇指推法按压腰椎反射区1～2分钟

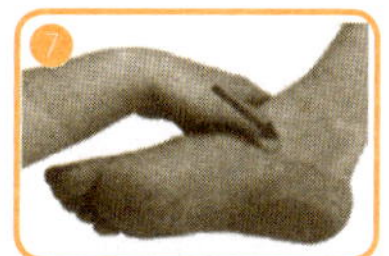

● 拇指指腹推压法按压尿道和阴道反射区1～2分钟

肥胖症

病因病理分析

一般认为，女性标准体重是：身高（cm）-105=标准体重（kg）。体重超过标准体重20%即为肥胖症。

男性标准体重是：身高（cm）-100=标准体重（kg）。

对症足疗

按摩脾、肾上腺、甲状腺、大脑、垂体等反射区。

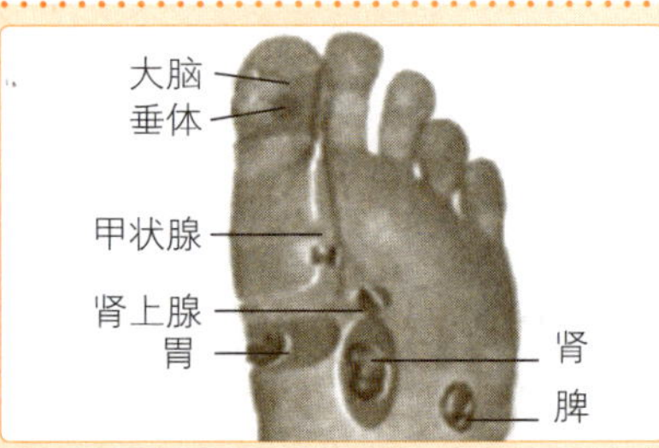

足疗流程

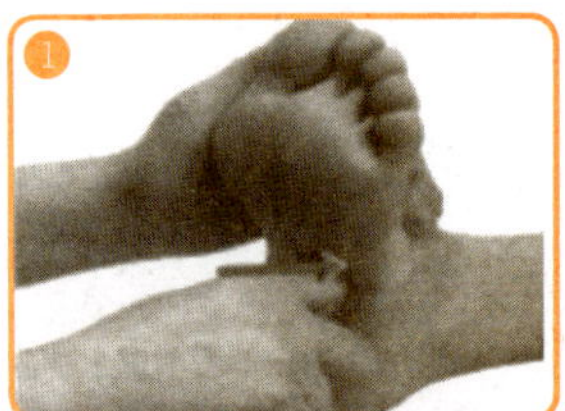

● 食指扣拳法按压脾反射区1～2分钟

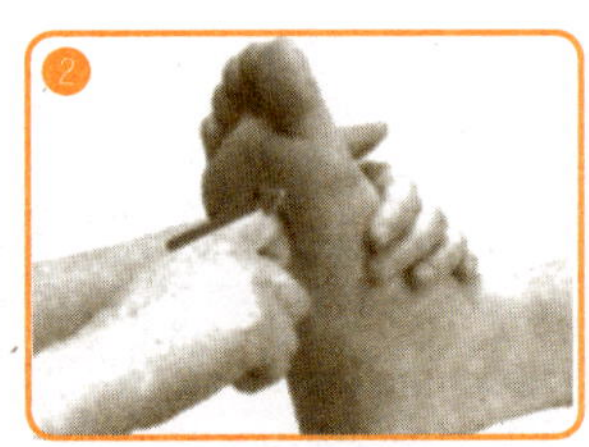

● 食指扣拳法按肾上腺反射区2分钟

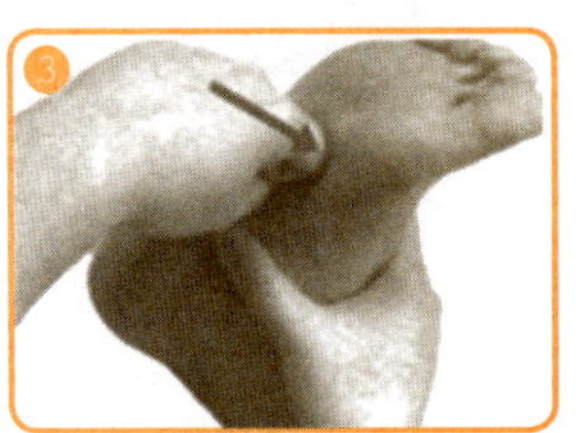

● 食指扣拳法按甲状腺反射区2分钟

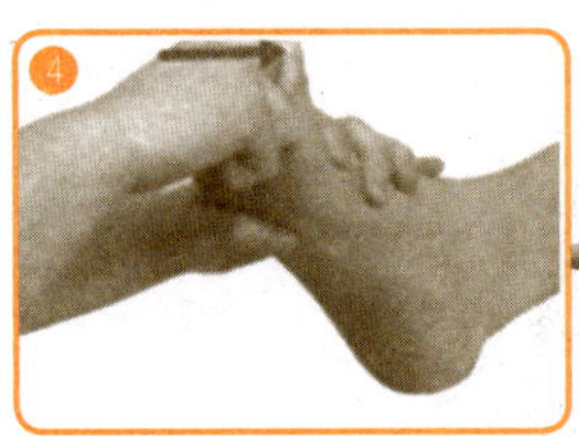

● 食指刮压法按大脑、垂体反射区1～2分钟

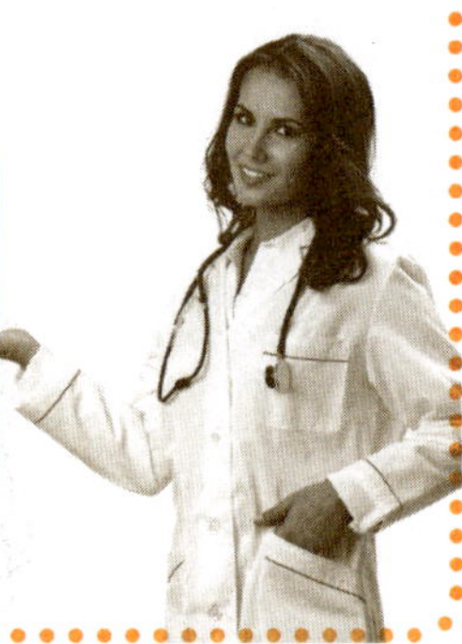

更年期综合证

病因病理分析

更年期综合征系由雌激素水平下降而引起的一系列症状。其临床表现为年龄45～55岁的妇女，除月经失调外，烘热汗出为典型症状，或伴有烦躁易怒、心悸失眠、胸闷头痛、情志异常、记忆力减退、腰腿酸痛等。

常见临床分型有：

①肝气郁结。情志抑郁，胁痛，乳房胀痛或周身刺痛，口干口苦，喜叹息，月经周期或前或后，经行不畅，小腹胀痛，悲伤欲哭，多疑多虑，尿短色赤，大便干结。舌质红，苔黄腻，或舌质青紫或瘀斑，脉弦或涩。

②肝肾阴虚。头晕耳鸣，心烦易怒，阵阵烘热，汗出，兼有心悸少寐，忘却，五心烦热，腰膝酸软，月经周期周期紊乱，经量或多或少或淋漓不断，色鲜红。舌红苔少，脉弦细数。

③肾阴阳俱虚颧红唇赤，虚烦少寐，潮热盗汗，头昏眼花，耳鸣心悸，敏感易怒，形寒肢冷，腰膝酸软，月经周期闭止，性欲减退。舌质淡，脉沉无力。

④心肾不交、心肾两虚心悸，怔仲，虚烦不寐，忘却多梦，惧怕易惊，咽干，潮热盗汗，腰酸腿软，小便短赤。舌红苔少，脉细数而弱。

⑤脾肾阳虚月经周期紊乱，量多色淡，形寒肢冷，倦怠乏力，面色晦暗，面浮肤肿，腰酸膝冷，腹满纳差，大便溏薄。舌质嫩，苔薄白，脉沉弱。

对症足疗

按摩肾、肾上腺、生殖腺、大脑、垂体等反射区。肝气郁结可配肝反射区；脾肾两虚可配脾反射区。

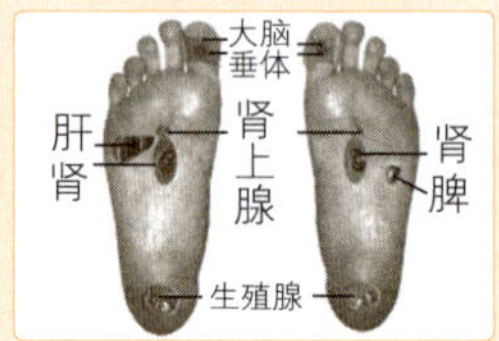

足疗流程

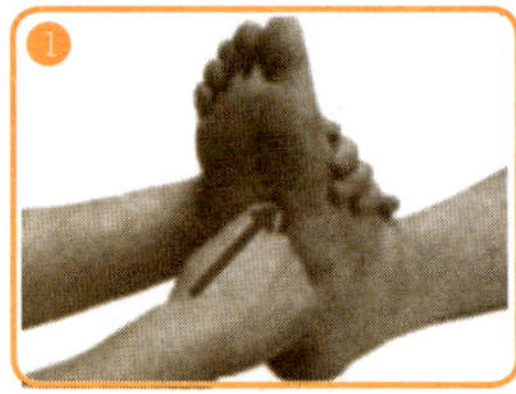

● 食指扣拳法按压肾反射区1～2分钟

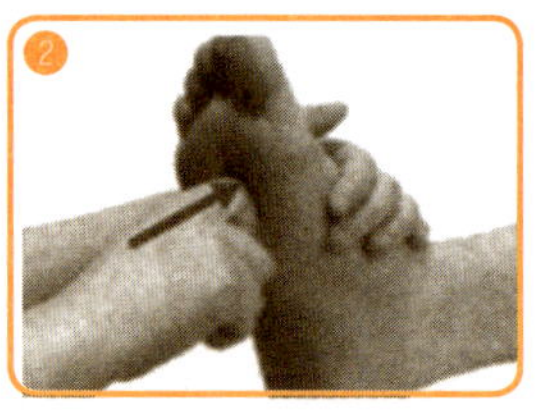

● 食指扣拳法按肾上腺反射区2分钟

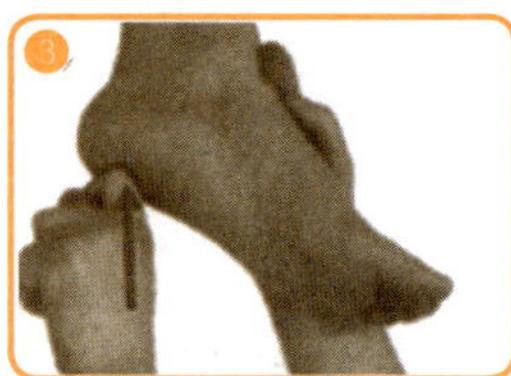

● 食指扣拳法按生殖腺反射区2分钟

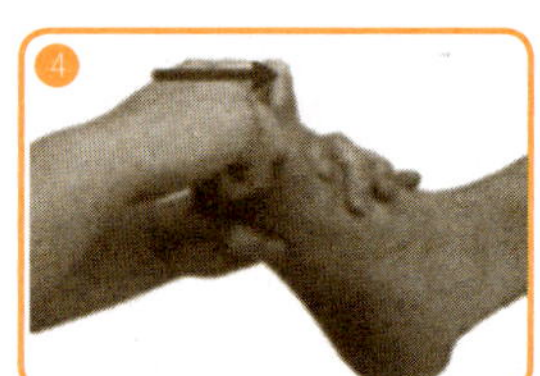

● 食指刮压法按大脑、垂体反射区1～2分钟

辩证加减

肝气郁结：加食指扣法按肝反射区2分钟。

脾肾两虚：加食指扣拳法按压脾反射区1～2分钟。

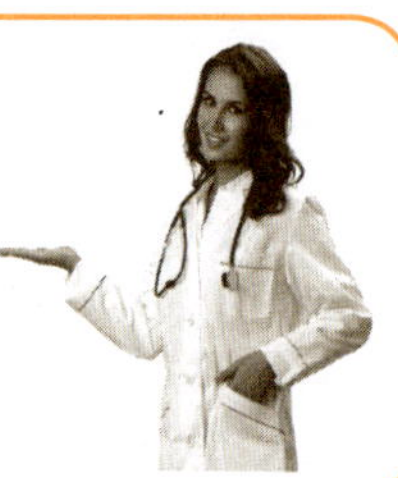

颈椎病

病因病理分析

颈椎病是一种以退行性病理改变为基础的疾患。其主要症状是头、颈、肩、背、手臂酸痛，颈项僵硬，活动受限。颈肩酸痛可放射至头枕部和上肢。

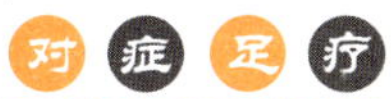

按摩颈椎、颈项、斜方肌、肩胛骨、肩关节等反射区。

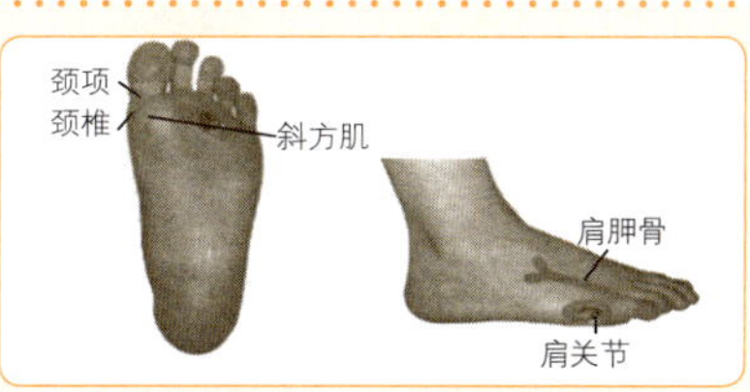

足疗流程

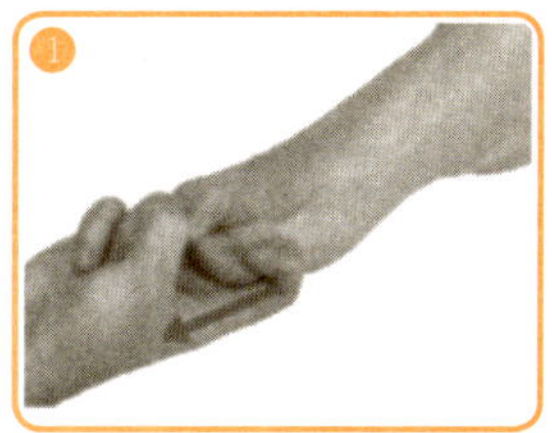

● 食指刮压法刮颈椎反射区1～2分钟

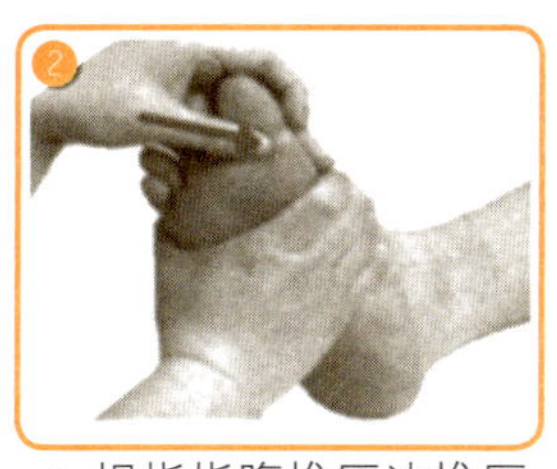

● 拇指指腹推压法推压颈项反射区1～2分钟

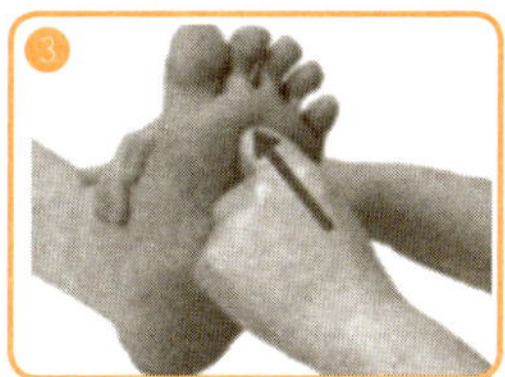

● 食指扣拳法按压斜方肌反射区1～2分钟

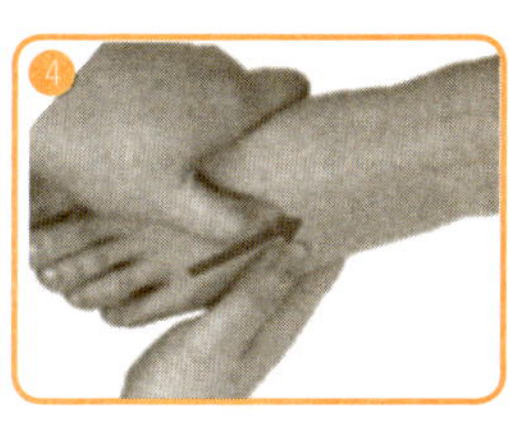

● 拇指推压法推肩胛骨反射区1～2分钟

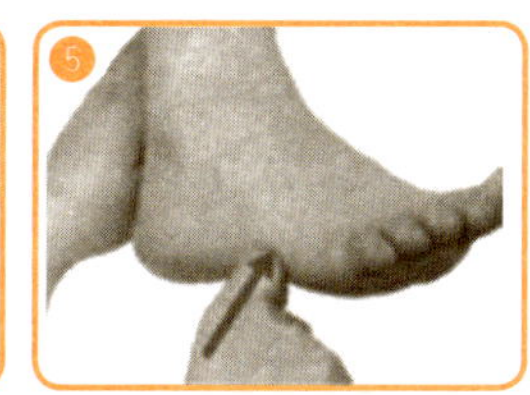

● 食指扣拳法按压肩关节反射区2分钟

肩周炎

病因病理分析

肩周炎是指肩周围疼痛，活动功能障碍的病症。因患肩局部常畏寒怕冷，且功能活动明显受限，形同冰冷而固结，故称“冻结肩”。此外，还有五十肩、肩凝风、肩凝症等称谓。

常见临床分型有：

①外邪内侵：肩部窜痛，遇风寒痛增，得温病缓，畏风恶寒，或肩部有沉重感，舌淡，苔薄白，脉弦滑或弦紧。

②气滞血瘀：肩部肿胀，疼痛拒按，以夜间为甚，舌暗或有瘀斑，脉弦或细涩。

③气血虚弱：肩部酸痛，劳累后疼痛加重，或伴头晕目眩，气短懒言，心悸失眠，四肢乏力，舌淡，苔少或白，脉细弱或沉。

④肝肾不足：肩关节活动时疼痛、功能受限，伴视物模糊，头晕耳鸣，腰膝酸软，颧红，盗汗，五心烦热，男子遗精，妇女月经不调，舌红无苔，脉细数。

对症足疗

按摩肩关节、肩胛骨、斜方肌、颈椎、颈项反射区。外邪内侵可配肺反射区；气滞血瘀可配心、肝反射区；气血虚弱可配心、脾反射区；肝肾不足配肝、肾反射区。

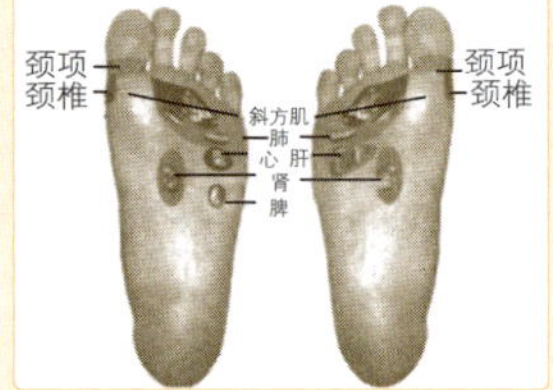

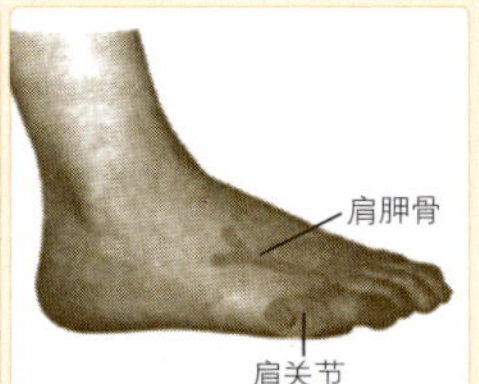

足疗流程

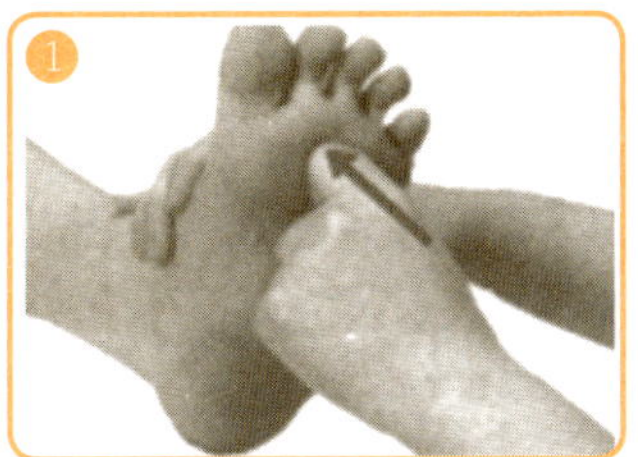

● 食指扣拳法按压斜方肌反射区2分钟

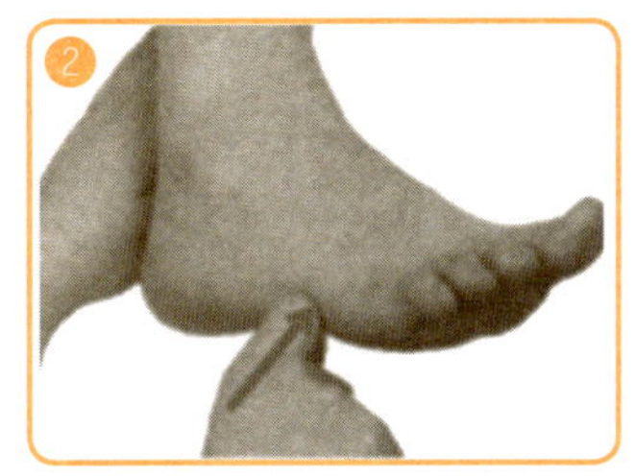

● 食指扣拳法按压肩关节反射区2分钟

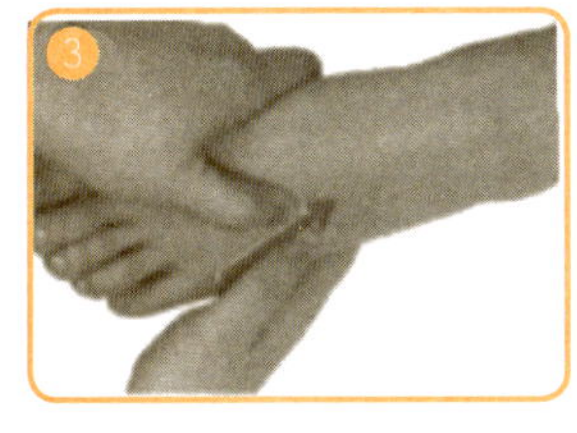

● 拇指推压法推肩胛骨反射区1～2分钟

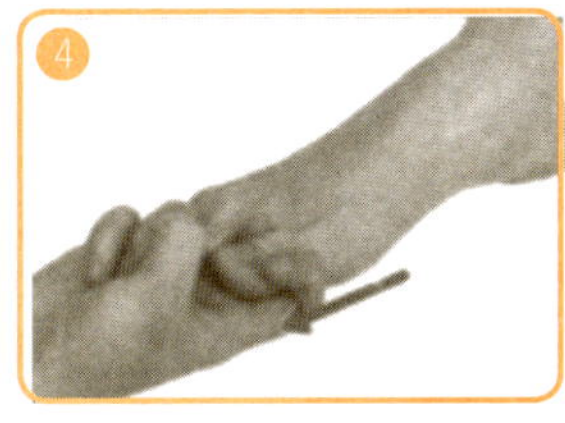

● 食指刮压法刮颈椎反射区1～2分钟

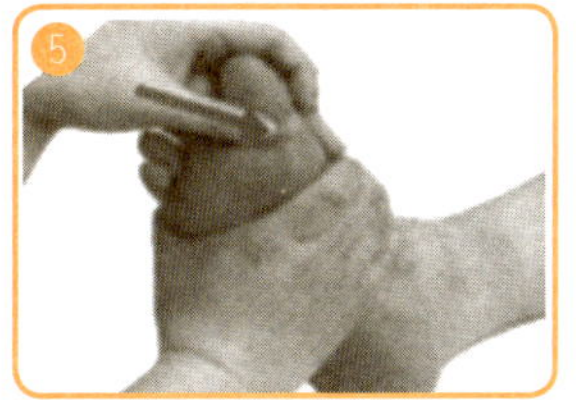

● 拇指指腹推压法推压颈项反射区1～2分钟

辩证加减

外邪内侵：加食指扣拳法按压肺反射区1～2分钟。

气滞血瘀：加食指扣拳法按压心、肝反射区，各1～2分钟。

气血虚弱：加食指扣拳法按压心、脾反射区，各1～2分钟。

肝肾不足：加食指扣拳法按压肝反射区、食指刮压法按压肾反射区，各1～2分钟。

膝关节痛

病因病理分析

膝关节疼痛属于中医学“痹证”范畴。其主要病因病机为素体虚弱，卫外不固，久居严寒之地或野外露宿，睡卧当风；或居处潮湿、水中作业等，以致风寒湿热之邪深入筋骨血脉而致病。痹证日久，痰瘀互结而致关节肿胀畸形。

对症足疗

按摩膝关节、肝、肾反射区。

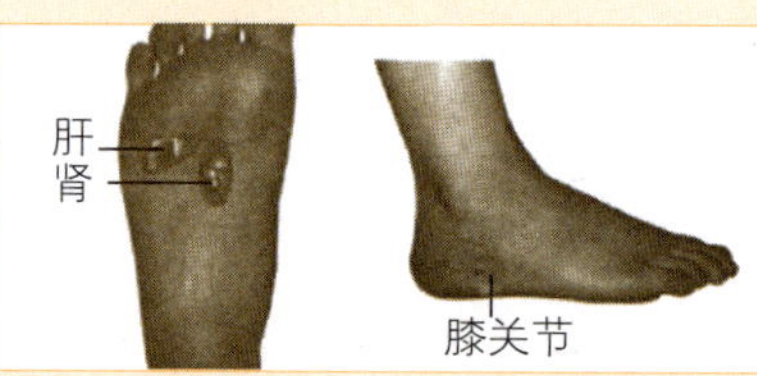

足疗流程

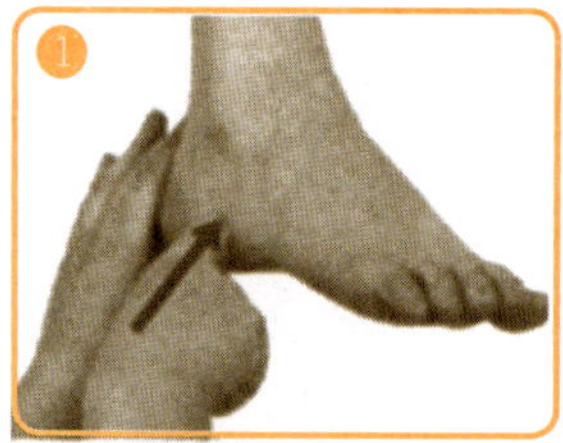

● 食指扣拳法按压膝关节反射区1～2分钟

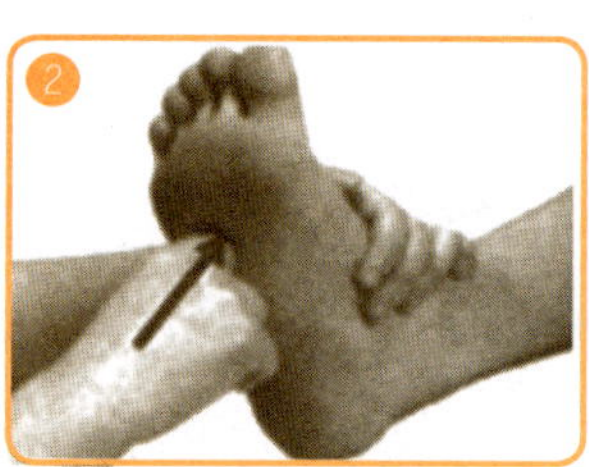

● 食指扣拳法按压肝反射区1～2分钟

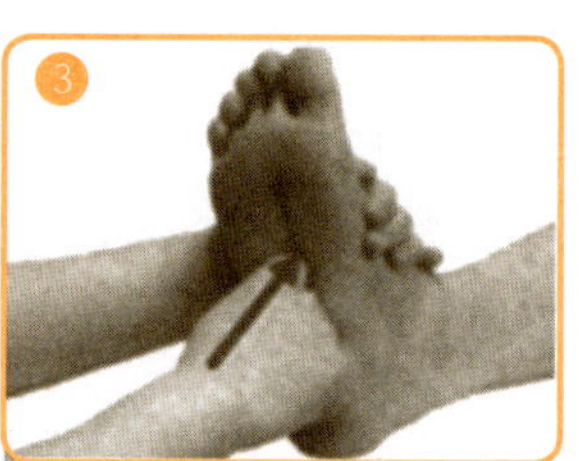

● 食指刮压法按压肾反射区1～2分钟

类风湿关节炎

病因病理分析

类风湿关节炎是一种非特异性炎症的多发性和对称性关节炎。其特征是病程慢、关节痛和肿胀反复发作，关节畸形逐渐形成，是一种全身性结缔组织疾病的局部表现。

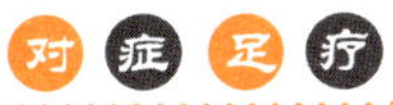

按摩上身淋巴结、下身淋巴结、胸部淋巴结、肩胛骨、腹腔神经丛、大脑、垂体、肾上腺、肝、肾反射区，以及病痛关节相对应的反射区等。

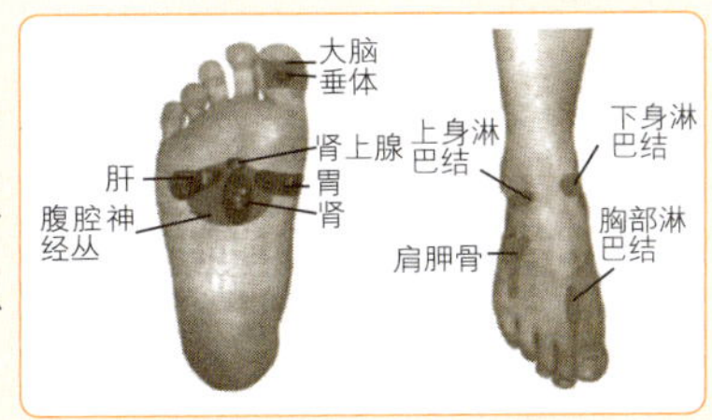

足疗流程

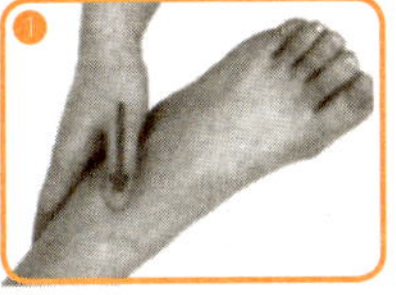

● 拇指按压上身淋巴结反射区1～2分钟

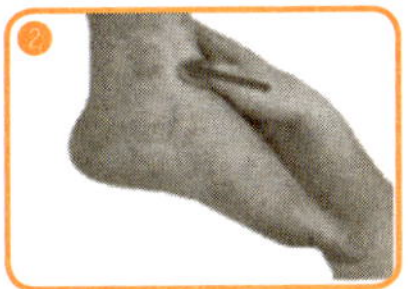

● 拇指按压下身淋巴结反射区1～2分钟

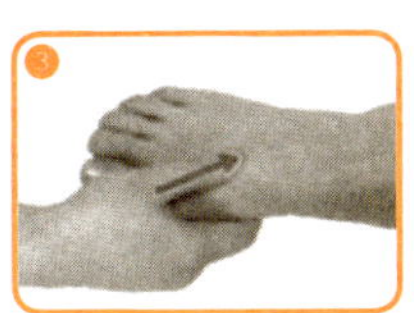

● 拇指掌推胸部淋巴结反射区1～2分钟法

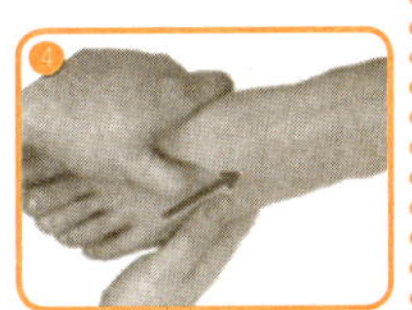

● 拇指推压法推肩胛骨反射区1～2分钟

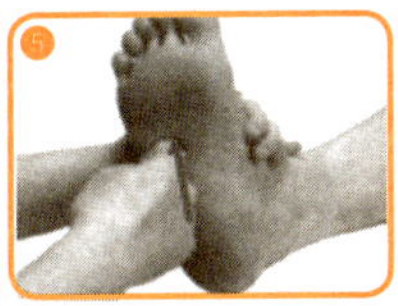

● 食指按压腹腔神经丛反射区2分钟

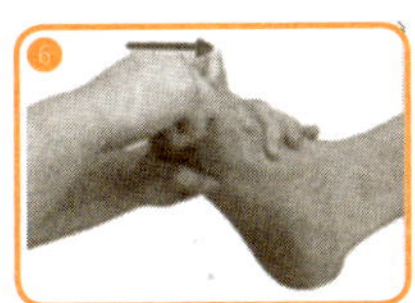

● 食指刮压法按大脑、垂体反射区1～2分钟

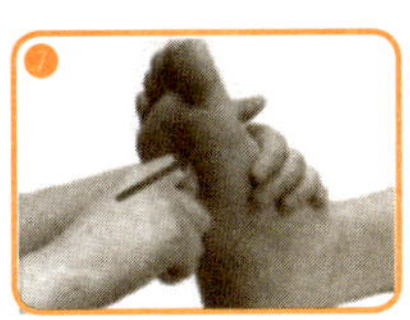

● 食指扣拳法按压肾上腺反射区1～2分钟

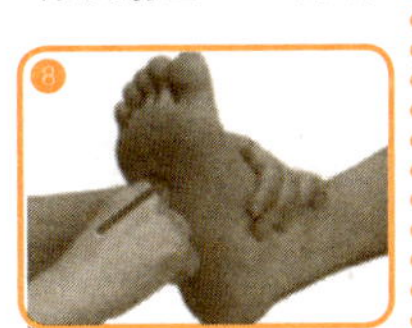

● 食指扣拳法按压肝反射区1～2分钟

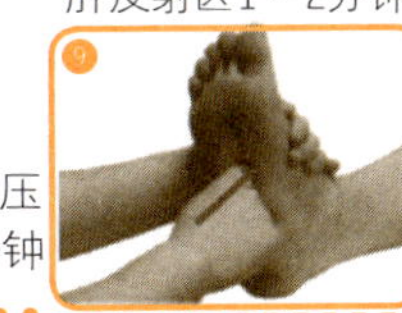

● 食指刮压法按压肾反射区1～2分钟

【心悸】

病因病理分析

心悸是病人自觉心中悸动不安，甚至不能自主的一种病症，是一种自觉心脏跳动的不适感或心慌感。当心率加快时感到心脏跳动不适，心率缓慢时感到搏动有力。心悸时，心率可快，可慢，也可有心律失常，心率和心律正常者也可以有心悸。

心悸一般经常伴有失眠、健忘、晕眩、多梦、耳鸣等症状。不仅听诊心率常超过140次／分钟，而且心电图显示多为心跳过速。

健康人在剧烈运动或精神过度紧张时，饮酒、喝浓茶或咖啡后以及应用某些药物（如肾上腺素、麻黄素、咖啡因、阿托品、甲状腺片等）时，会出现心悸。另外，心律失常、心动过速、过缓时，均可出现心悸。

对症足疗

反射区

按摩：头部（大脑）、小脑及脑干、脑垂体、肾上腺、肾脏、心脏、脾、胃、腹腔神经丛、下身淋巴腺、上身淋巴腺、耳部区（平衡器官）反射区。

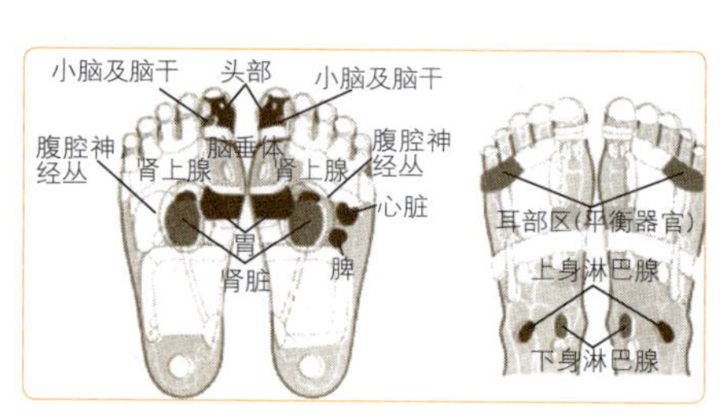

足疗流程

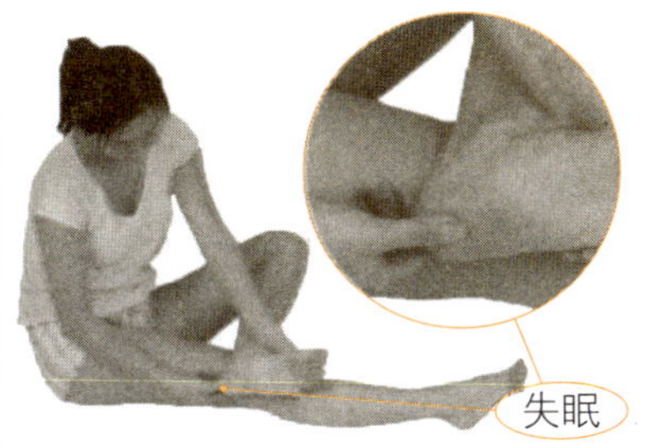

1 点揉涌泉、太冲、然谷、太溪、侠溪、行间、失眠、3号穴各2分钟。

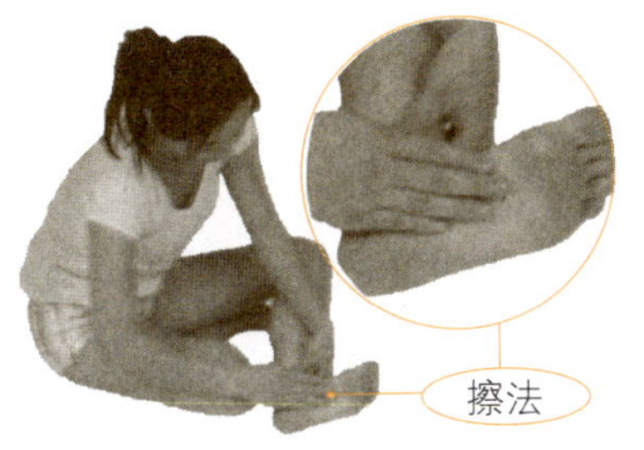

2 用拇指指端点法、食指指间关节点法、拇指关节刮法、按法、食指关节刮法、双指关节刮法、拳刮法、拇指推法、擦法、拍法等手法作用于相应反射区，各操作3至5分钟，以局部酸痛为佳。

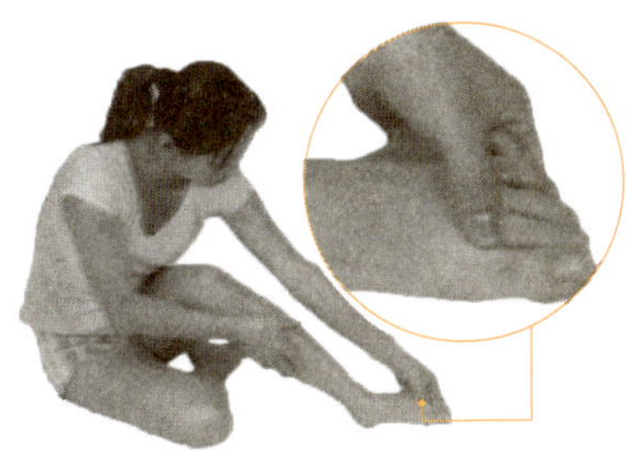

3 重擦足底，点揉心区、肾区、胸膈区等；拔摇各趾，掐跖趾关节。

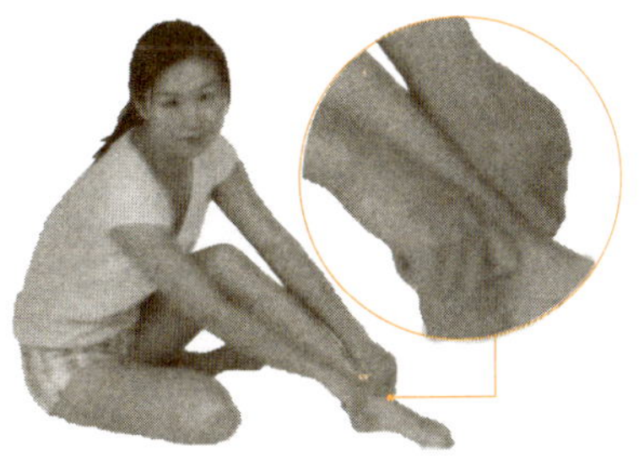

4 根据情况可再加用相关症状的反应穴区；操作宜和缓持续，按摩后可暖身安睡。

中风后遗症

病因病理分析

中风脑卒中后遗症是急性脑血管病所遗留的一种症状。病人会产生“三偏”、言语障碍、吞咽障碍、认知障碍、日常活动能力障碍以及大小便障碍。

在临床上主要表现为半身不遂、口眼歪斜、语言謇涩、口角流涎、吞咽困难、脚底麻木等症状。

中风脑卒中后遗症的诱发因素大致有：情绪不佳（生气、激动）、饮食不节（暴饮暴食、饮酒不当）、过度劳累、用力过猛、超量运动、突然坐起和起床等体位改变、气候变化、妊娠、大便干结、看电视过久、用脑不当等；各种疾病因素，如糖尿病、高血压、高血脂、血友病、心脏病、血粘度高、心动过缓、血管硬化等；服药不当，如降压药使用不当等。

对症足疗

反射区

按摩：头部（大脑）、小脑及脑干、脑垂体、甲状腺、肾上腺、肾脏、心脏、肝脏、肺及支气管、脾、胃、小肠、肘关节、髋关节、膝关节、坐骨神经反射区。

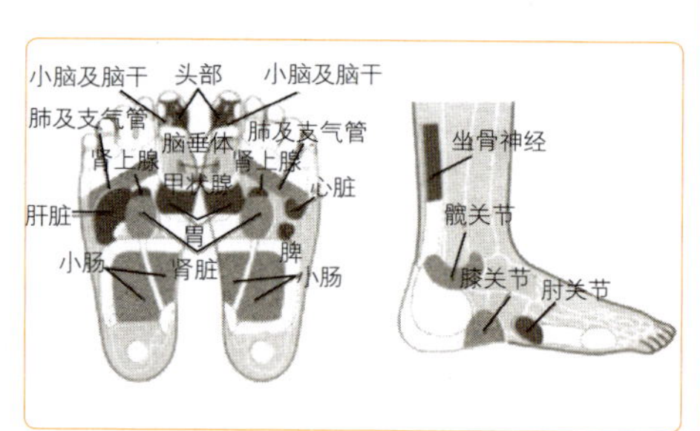

足疗流程

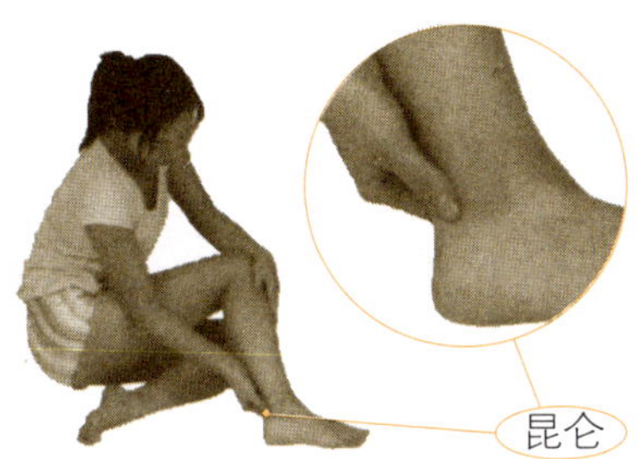

❶重手法点按申脉、太冲、昆仑、解溪、金门、心区点、肝区点、肾区点、足后四白等穴，各2~3分钟。

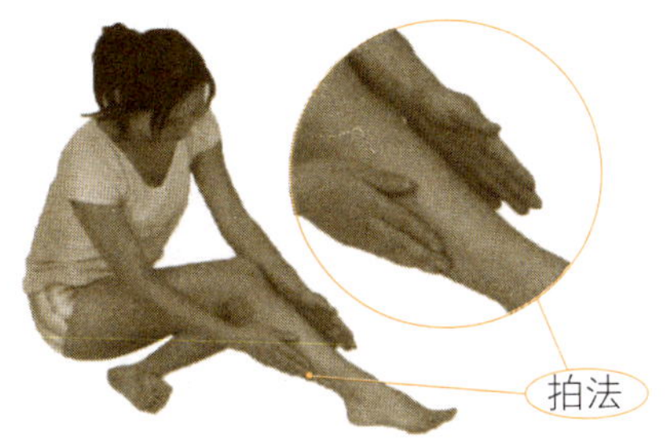

❷用拇指指端点法、食指指间关节点法、拇指关节刮法、按法、食指关节刮法、双指关节刮法、拳刮法、拇指推法、擦法、拍法等手法作用于相应反射区，各操作3~5分钟，力度可逐渐加重。

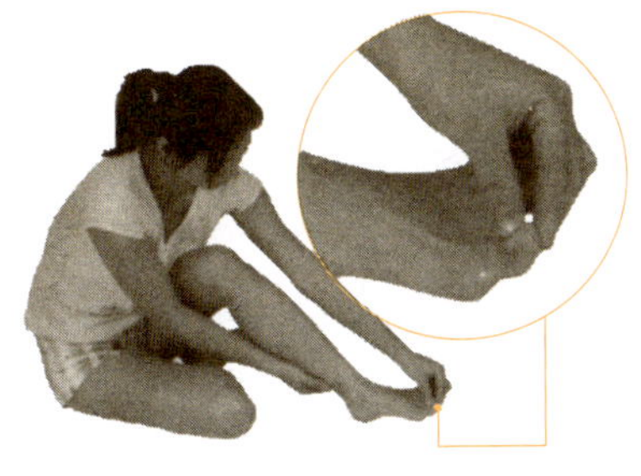

❸捻拔、活动各关节。患病一侧加强操作。

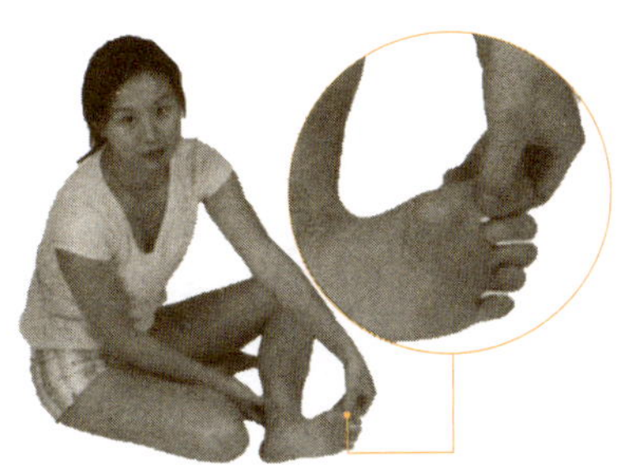

❹按摩前可先用混有相关药水的热水浴足。另外，脚底各趾甲根缘亦可掐点，或也可根据情况配合其他相应穴区。

【肺心病】

病因病理分析

阻塞性肺气肿性心脏病，简称肺心病，是指由肺部胸廓或肺动脉的慢性病变引起的肺循环阻力增高，致肺动脉高压和右心室肥大，伴或不伴有右心衰竭的一类心脏病。肺心病是常见的慢性心脏病。原因在于慢性肺病会导致心功能受损，心脏不能堪负重压，而表现出多种心脏症状。

肺心病多在寒冷季节发病，临床表现为长期慢性咳嗽、咳痰或哮喘史，并逐步出现乏力、呼吸困难、心悸、头痛、嗜睡、少尿等症状。

在我国80%～90%以上的肺心病是由气管炎及慢性支气管炎并发肺气肿而来，其次支气管哮喘、肺结核、支气管扩张、矽肺、结节性肺动脉炎等也均可导致肺心病的发生。本病常因呼吸系统感染而诱发。

对症足疗

反射区

按摩：头部（大脑）、脑垂体、鼻、甲状腺、肺及支气管、心脏、肝脏、脾、肾上腺、肾脏、输尿管、膀胱、胃、小肠、胰、上身淋巴腺、下身淋巴腺、胸（乳房）、胸部淋巴腺、膈、扁桃体反射区。

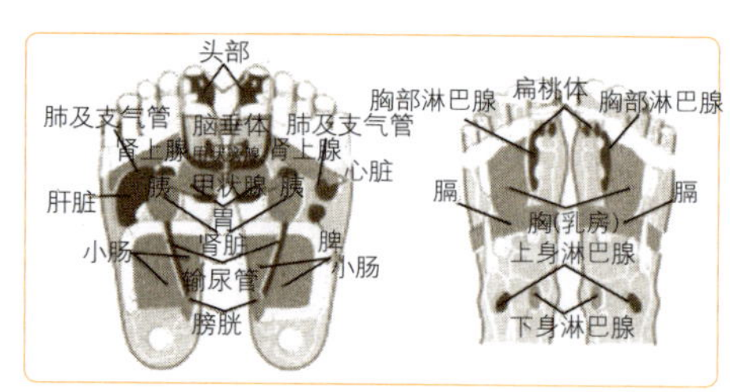

足疗流程

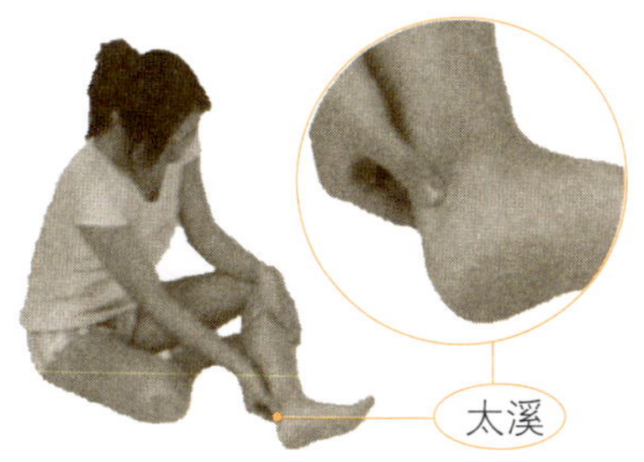

❶按揉涌泉、太溪、然谷、太冲、足窍阴、7号穴、17号穴、29号穴，各1至2分钟。

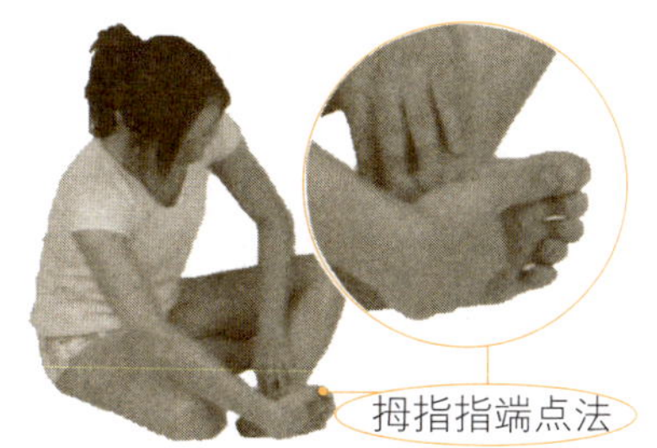

❷用拇指指端点法、食指指间关节点法、拇指关节刮法、按法、食指关节刮法、双指关节刮法、拳刮法、拇指推法、擦法、拍法等手法作用于相应反射区，各操作2分钟，以局部酸痛为佳。

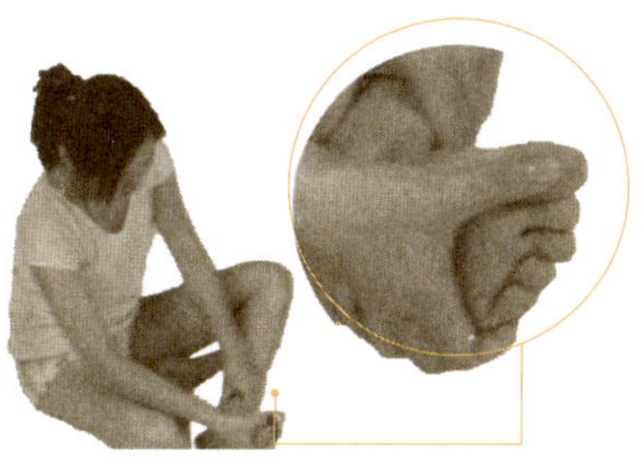

❸擦足心足跟，拔摇各趾，推足底拇趾腹，及第一跖趾关节。

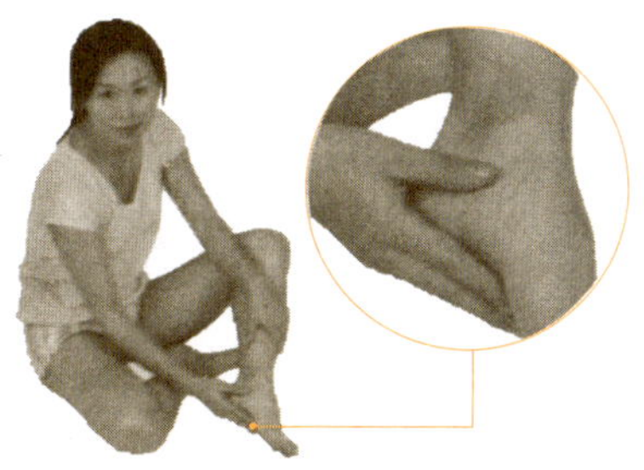

❹按摩前可先用混有相关药水的热水浴足，也可以视情况加用壮肾健脾或急救的穴区。手法多以中度为佳。

【腹泻】

病因病理分析

腹泻是一种胃肠疾病的常见症状，是指排便次数明显超过平日习惯的频率，粪质稀薄，水分增加，每日排便量超过200克，或含未消化食物或脓血、黏液。小儿严重腹泻必须进入医院打点滴治疗，及时纠正脱水症状，否则会有生命危险。

□ 排便次数增多。

□ 便质稀薄。

□ 水样或带有脓血，可兼见腹鸣、腹痛、食少、神疲及脱水。

引发腹泻主要有两方面原因：1)秋季腹泻，又叫小儿轮状病毒肠炎，它季节性强，不分南北方，每年秋冬季发病。2)细菌性感染，这种腹泻发病可急可缓，多是卫生注意不够，导致病从口入。

对症足疗

反射区

按摩：头部（大脑）、脑垂体、肝脏、脾、胃、直肠、降结肠、横结肠、升结肠、腹腔神经丛、十二指肠、小肠、上身淋巴腺、下身淋巴腺反射区。

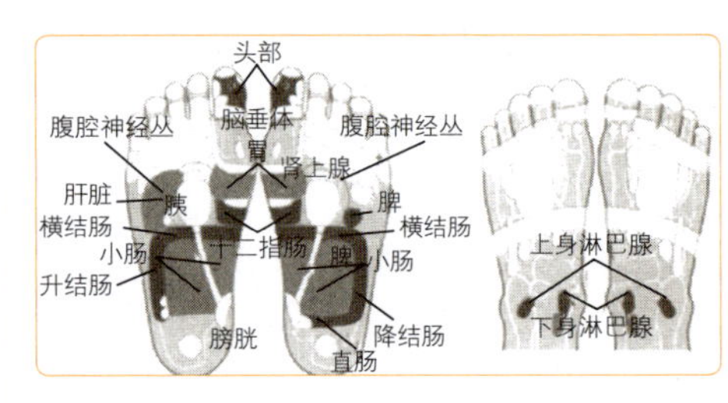

足疗流程

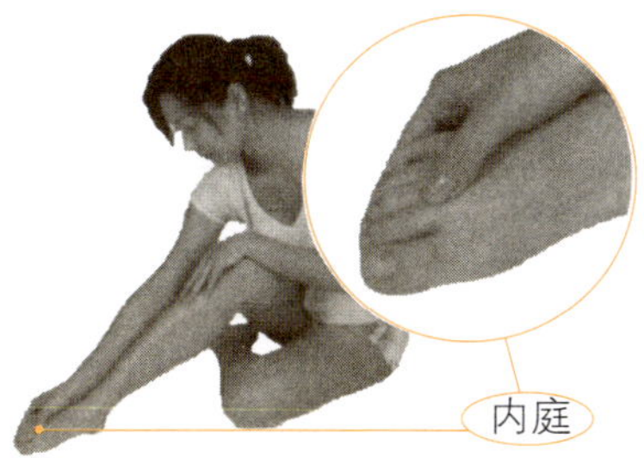

①按揉内庭、大都、公孙、至阴、太冲、隐白、三阴交、6号穴、9号穴、10号穴等穴，各1~2分钟。

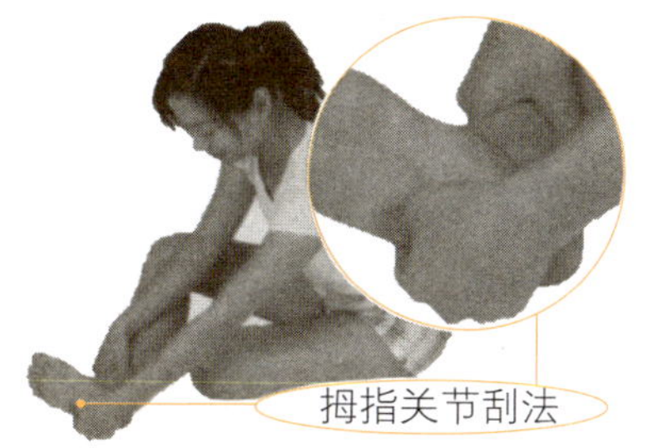

②用拇指指端点法、食指指间关节点法、拇指关节刮法、按法、食指关节刮法、双指关节刮法、拳刮法、拇指推法、擦法、拍法等手法作用于相应反射区，各操作3~5分钟，以局部酸痛为佳。

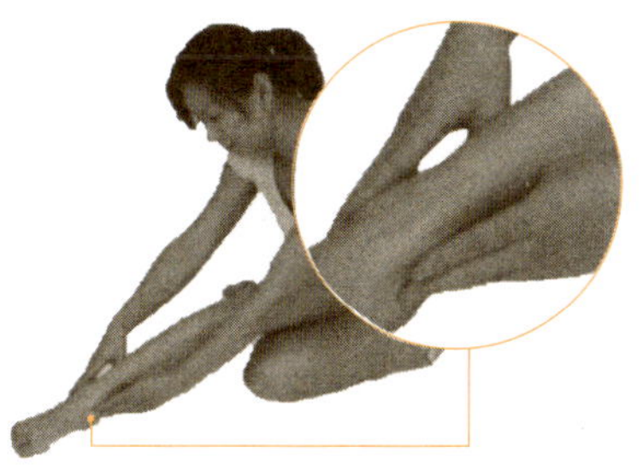

③擦足底正中线及内外踝等部位。

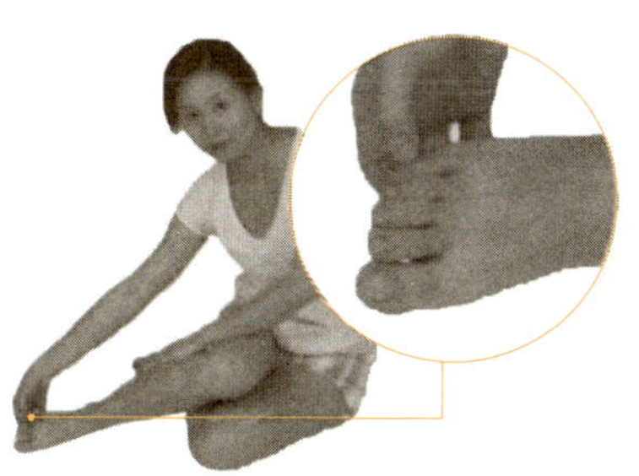

④兼可具体加用对症穴区，急性腹泻宜用快重手法，慢性腹泻则宜用持续柔和的手法。

【呕 吐】

病因病理分析

神经性呕吐多由于疾病或创伤刺激呕吐中枢所引起。常见于脑震荡、晕车船、颅内占位性病变高血压、美尼尔综合征等疾患。亦可因酒醉后反复呕吐，或为减肥等长期不正常进食而厌食所造成。在临床上尚无有效的治疗方法。

- 恶心。
- 干呕。
- 呕吐。

呕吐是胃部周围的肌肉突然收缩，把胃里的东西挤压了出来。或由于胃炎、饮酒过度、饮食不洁、暴饮暴食或胃肠系统有其他问题，也可能是由于内耳功能失调，或来自脑神经的反应。多数呕吐可以在家自疗，但是如果呕吐的同时又有严重的腹痛、腹泻、头痛或眼痛，可能是严重疾病，要立即去看医生。

对症足疗

反射区

按摩：头部（大脑）、脑垂体、小脑及脑干、肾上腺、肾脏、脾、胃、小肠、腹腔神经丛、耳部区（平衡器官）反射区。

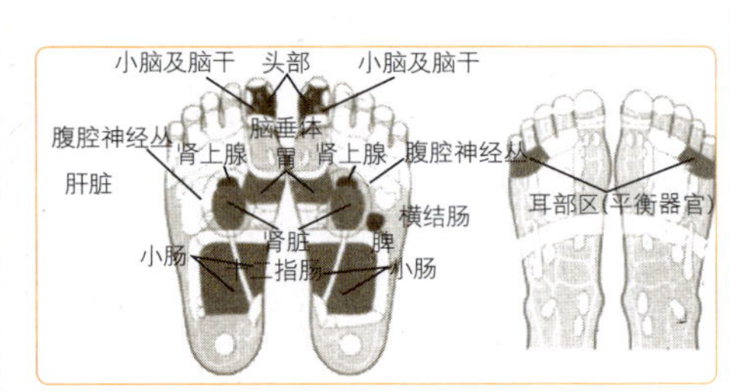

足疗流程

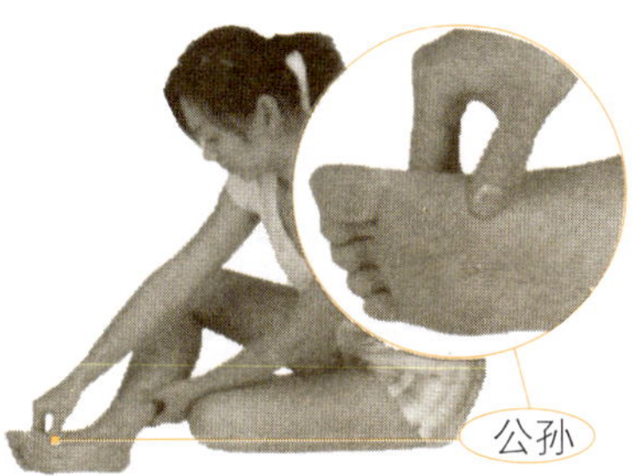

①重手法点揉内关、大都、公孙、太白、解溪穴、8号穴、10号穴、19号穴，各2分钟。

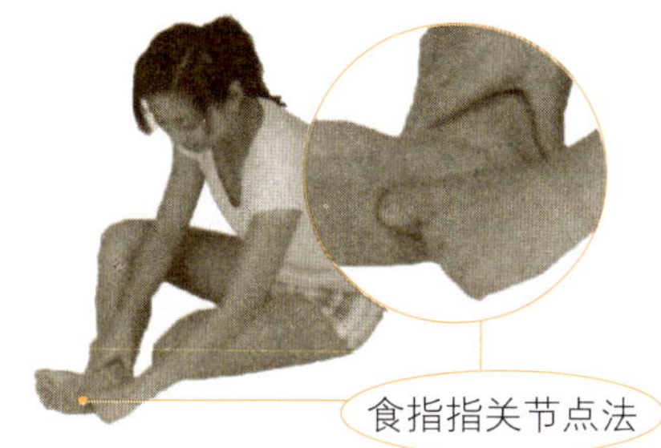

②用拇指指端点法、食指指间关节点法、拇指关节刮法、按法、食指关节刮法、双指关节刮法、拳刮法、拇指推法、擦法、拍法等手法作用于相应反射区，各操作3~5分钟，以局部酸痛为佳。

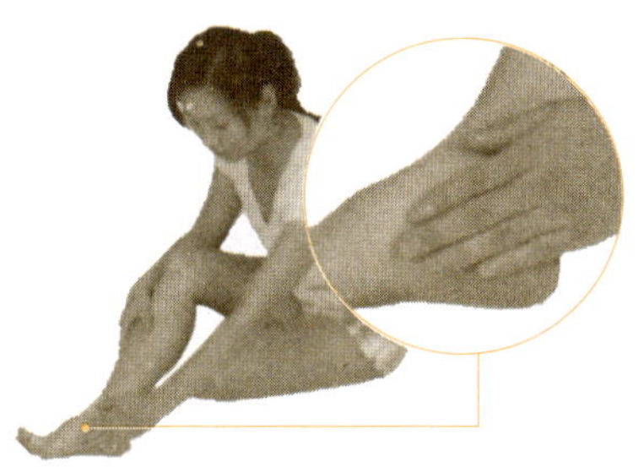

③重擦足底内外侧缘，足中线。

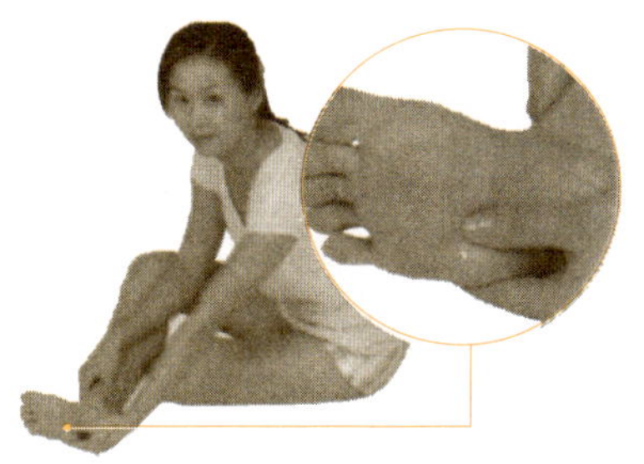

④急发重手法刺激，并可配合脚底相应穴区按摩，达到治本的目的。

【呃 逆】

病因病理分析

呃逆，俗称打嗝，亦称膈肌痉挛，是由于迷走神经和膈神经受到刺激后，使膈肌发生间歇性的收缩运动所致。以气逆上冲，呃声频频短促，使人不能自主为典型表现。

□ 嘴唇发干。

□ 肩部不适。

□ 经常伴有反酸、嗳气。

中医认为呃逆为胃气上逆、寒气蕴蓄、燥热内盛、气机不畅、气郁痰阻、正气亏损引起。膈肌的阵发性痉挛可因肺神经局部受累，如炎症或瘤侵引起；或由膈神经、迷走神经受刺激等引起；或如胆囊炎、胃部及腹腔其他脏器疾患而引起；或由中枢神经引起，如炎症、中毒等。

对症足疗

反射区

按摩：头部（大脑）、小脑及脑干、脑垂体、膈、脾、胃、小肠、颈、腹腔神经丛反射区。

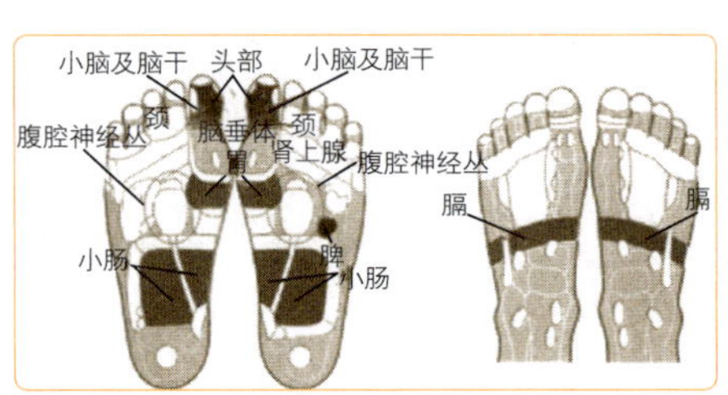

足疗流程

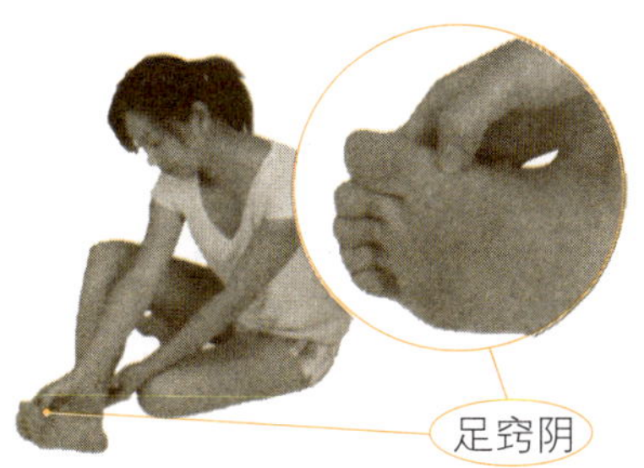

❶掐点足窍阴2分钟，点揉涌泉、太冲、大都、公孙、10号穴、27号穴，各1至2分钟。

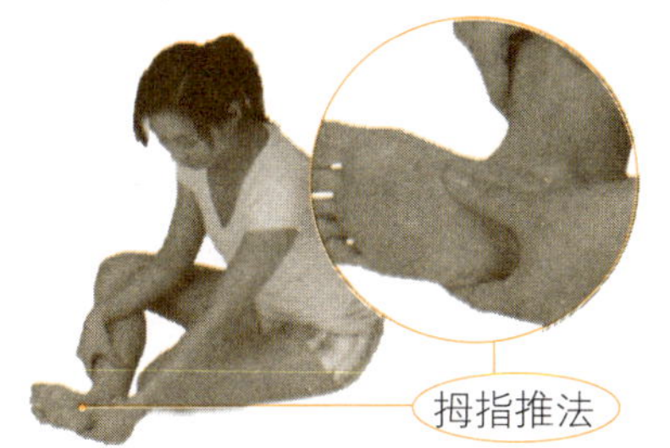

❷用拇指指端点法、食指指间关节点法、按法、双指关节刮法、拳刮法、拇指推法、擦法、拍法等作用于相应反射区，各操作3~5分钟，以局部酸痛为佳，横膈膜、胃、腹可延长时间操作。

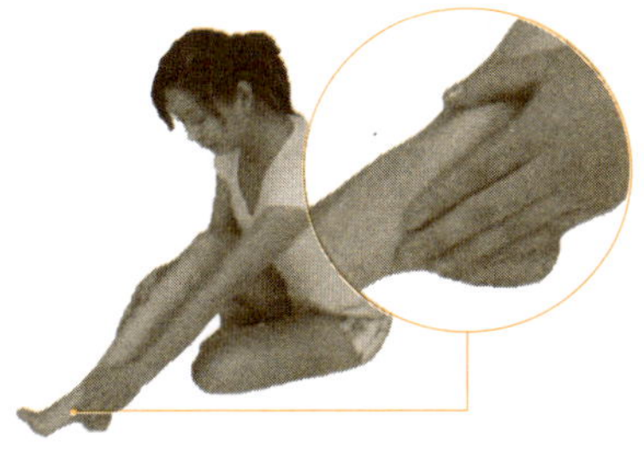

❸在一、二跖骨与二、三跖骨足底缝隙中深推，推擦足底内侧。

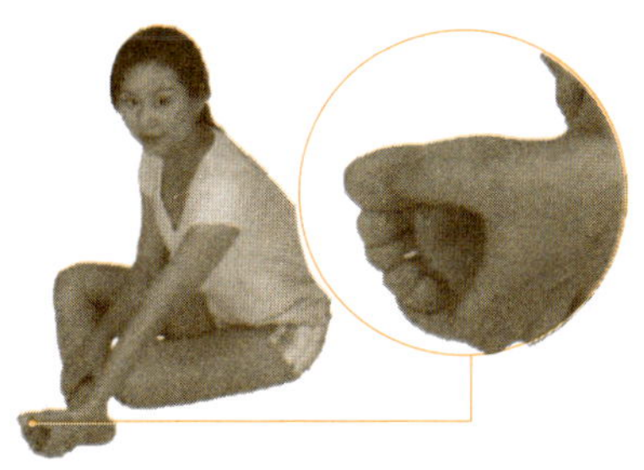

❹按摩时手法宜由轻到重，如果长时间反复呃逆或伴吐射、舌强等，应立即去医院检查。

慢性胃炎

病因病理分析

慢性胃炎是由于长期受到伤害性刺激、反复摩擦损伤、饮食无规律、情绪不佳等引起的一种胃黏膜炎性病变。此病病程较长，症状持续或反复发作。

- 食欲减退。
- 上腹部不适和隐痛。
- 嗳气。
- 泛酸。
- 恶心。
- 呕吐。
- 胃出血。
- 进食以后有饱胀感。

引发慢性胃炎有很多种因素，如：长期饮烈性酒、浓茶、浓咖啡等刺激性物质，可破坏胃黏膜保护屏障而发生胃炎；有些药物，如水杨酸盐、消炎痛、辛可芬等可引起慢性胃黏膜损害；除此之外，长期精神紧张、生活不规律或者环境改变、气候变化可引起支配胃的神经功能紊乱，使胃液分泌和胃的运动不协调，产生胃炎。

对症足疗

反射区

按摩：头部（大脑）、小脑及脑干、肾上腺、肾脏、输尿管、膀胱、胃、十二指肠、腹腔神经丛、直肠、肛门、心脏、肝脏、胆囊、甲状腺、上身淋巴腺、下身淋巴腺反射区。

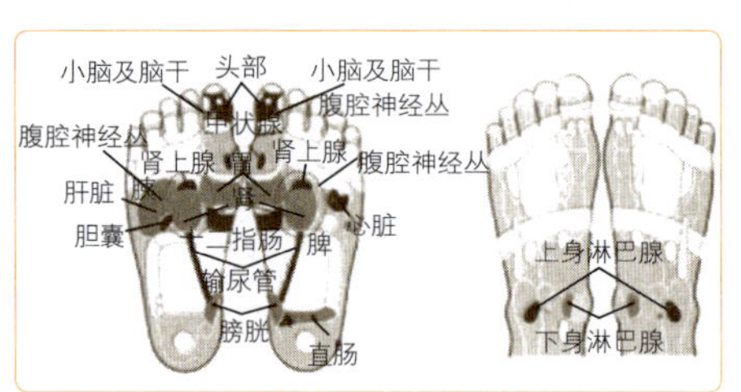

足疗流程

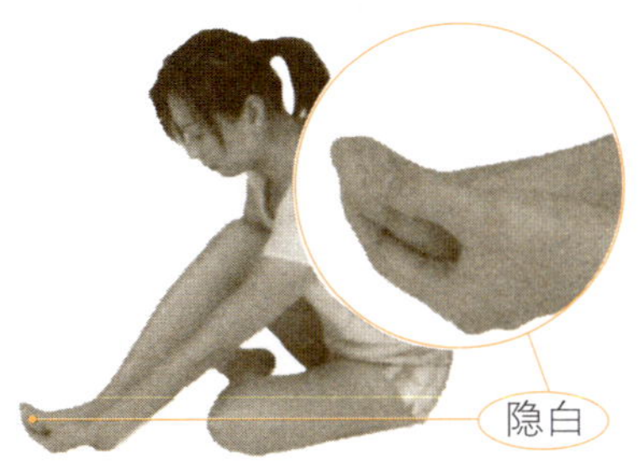

❶点按内庭、大都、太白、公孙、解溪、隐白、冲阳、平痛、6号穴、10号穴、19号穴等穴，各2分钟。

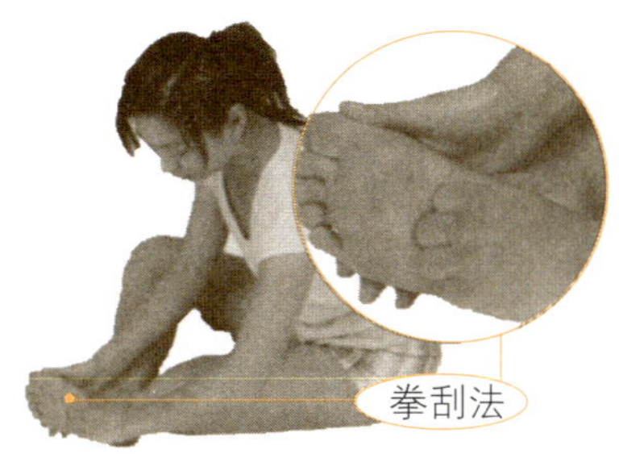

❷用拇指指端点法、食指指间关节点法、拇指关节刮法、按法、食指关节刮法、双指关节刮法、拳刮法、拇指推法、擦法、拍法等手法作用于相应反射区，各操作3~5分钟，以局部酸痛为佳。

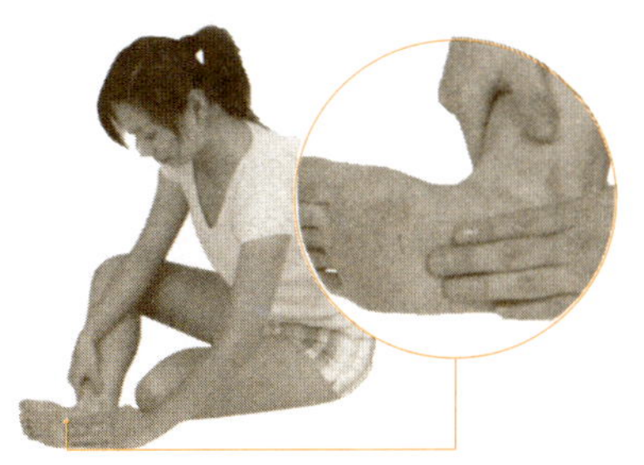

❸重擦足心、足踝部。

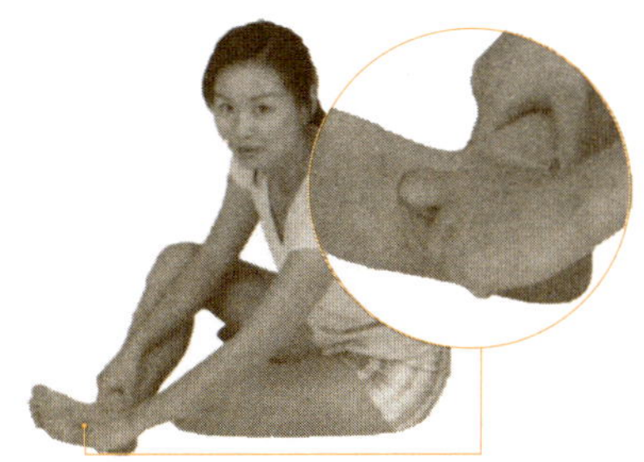

❹按摩时手法以中度为佳。

慢性肠炎

病因病理分析

慢性肠炎泛指肠道的慢性炎症性疾病，临床表现为长期慢性或反复发作的腹痛、腹泻及消化不良等症，重者可有黏液便或水样便。

腹部胀痛，大便稀薄并带有黏液，有的甚至带有少量脓血，排便次数增多，精神不振，少气懒言，四肢乏力，喜温怕冷，腹痛、腹鸣即泻，泻后则安。

慢性肠炎病因可为细菌、霉菌、病毒、原虫等微生物感染，亦可为过敏、变态反应等原因所致。长期过度疲劳、情绪激动、过度精神紧张，加以营养不良，都可成为慢性肠炎的诱因。

对症足疗

反射区

按摩：头部（大脑）、脑垂体、肝脏、脾、胃、直肠、降结肠、横结肠、升结肠、腹腔神经丛、十二指肠、小肠、上身淋巴腺、下身淋巴腺反射区。

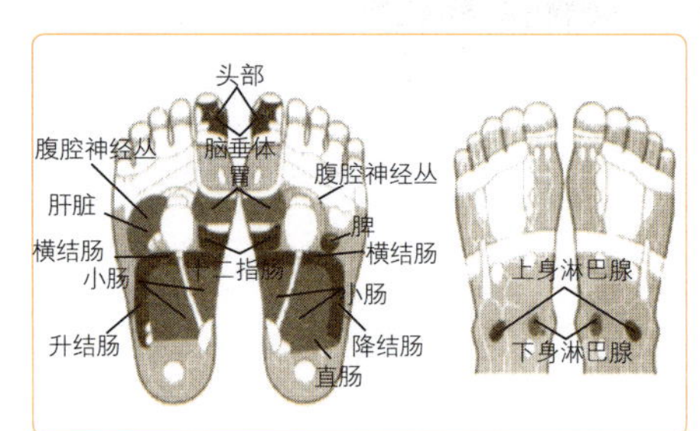

足疗流程

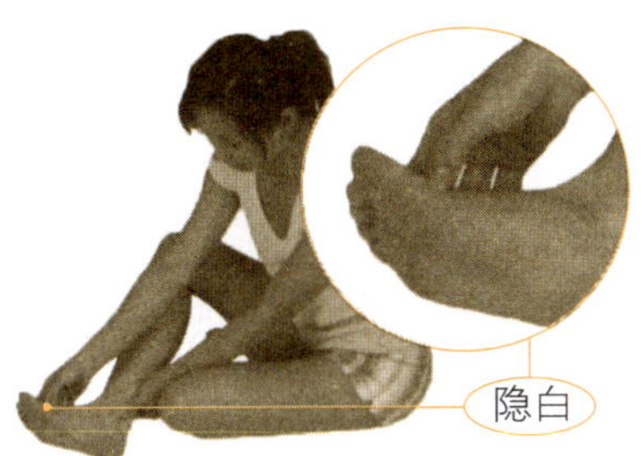

①按揉内庭、大都、公孙、太冲、隐白、三阴交、10号穴、19号穴、平痛、炉底三针，各1~2分钟。

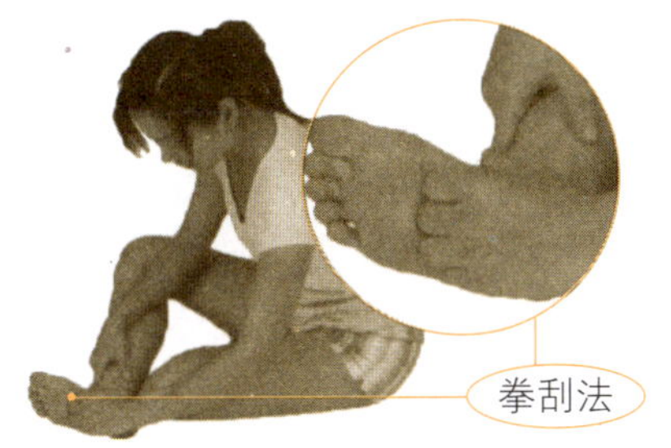

②用拇指指端点法、食指指间关节点法、拇指关节刮法、按法、食指关节刮法、双指关节刮法、拳刮法、拇指推法、擦法、拍法等手法作用于相应反射区，各操作3~5分钟，以局部酸痛为佳。

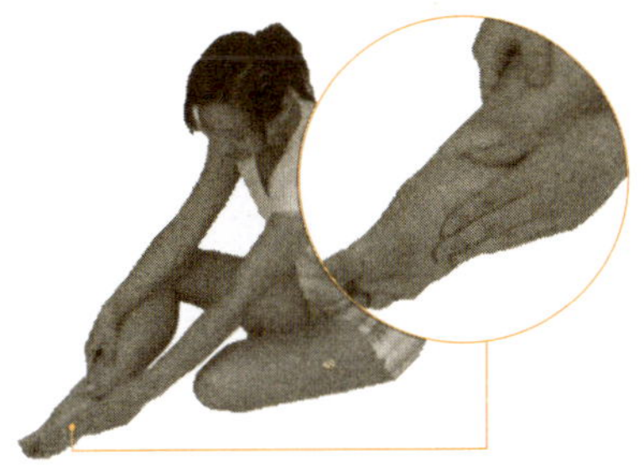

③重擦足心正中线。

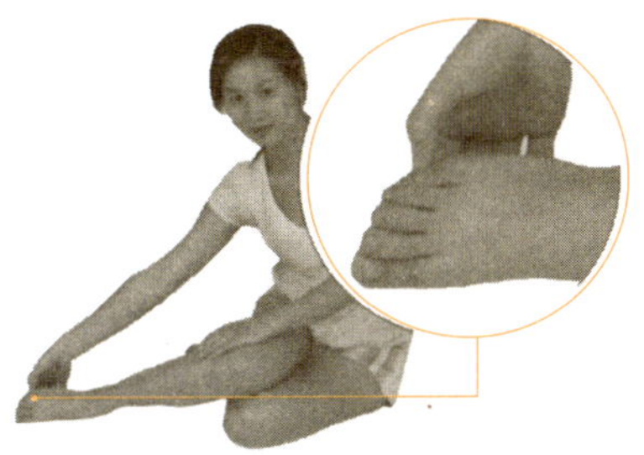

④手法宜温煦柔和，不能用力过大。

落　枕

病因病理分析

落枕是指急性单纯性颈项肌肉强直、酸痛、活动受限的一种病症，是临床常见病、多发病。多见于20岁以上的成年人，儿童较少患病，冬春两季发病较多。如不治疗，可于1周左右自愈，但自愈者复发率较高，故应及时治疗。其发病原因多为睡眠时枕头过高或过硬，或睡眠时姿势不当，头颈过度偏转及受寒冷刺激，或事先无准备，致使颈部突然扭转，或肩扛重物，均可使局部肌肉处于过度紧张状态，发生静力性损伤或痉挛，或发生颈关节错缝。

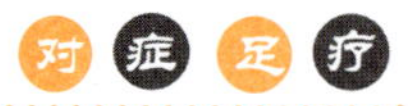

按摩颈椎、颈项、斜方肌、肩关节、肩胛骨等反射区。

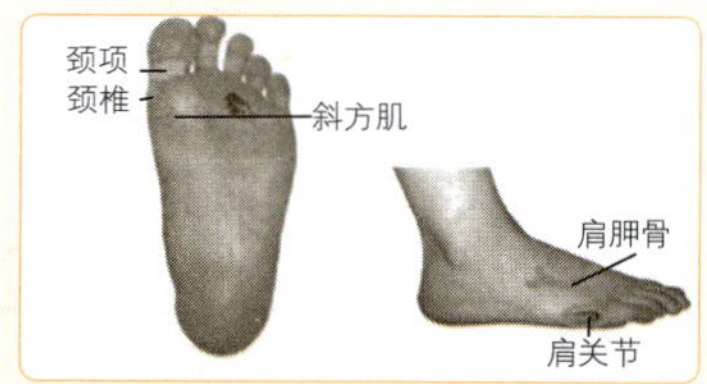

足疗流程

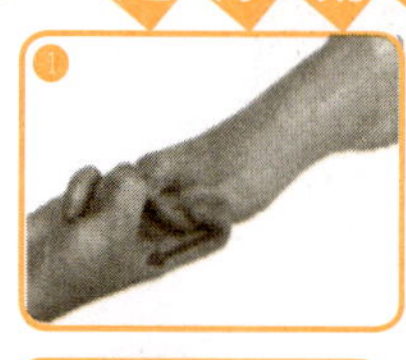

● 食指刮压法刮颈椎反射区1～2分钟

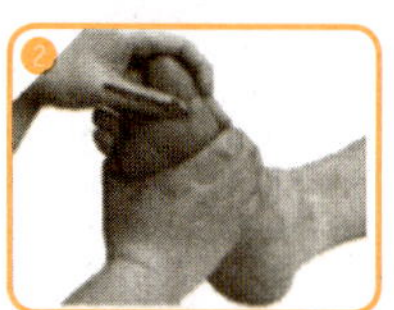

● 拇指推压法推颈项反射区1～2分钟

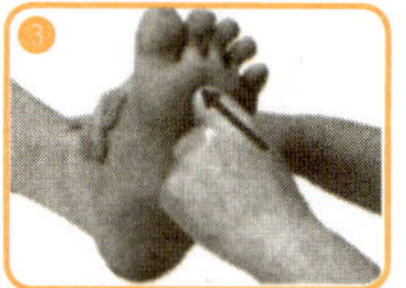

● 食指扣拳法按压斜方肌反射区2分钟

● 食指扣拳法按压肩关节反射区2分钟

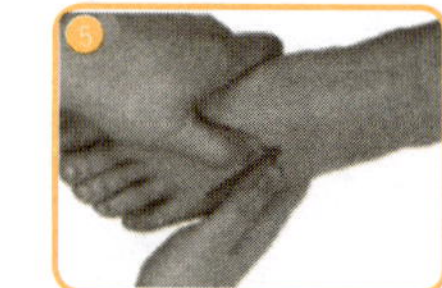

● 拇指推压法推肩胛骨反射区1～2分钟

足部反射区对照图

右足底反射区

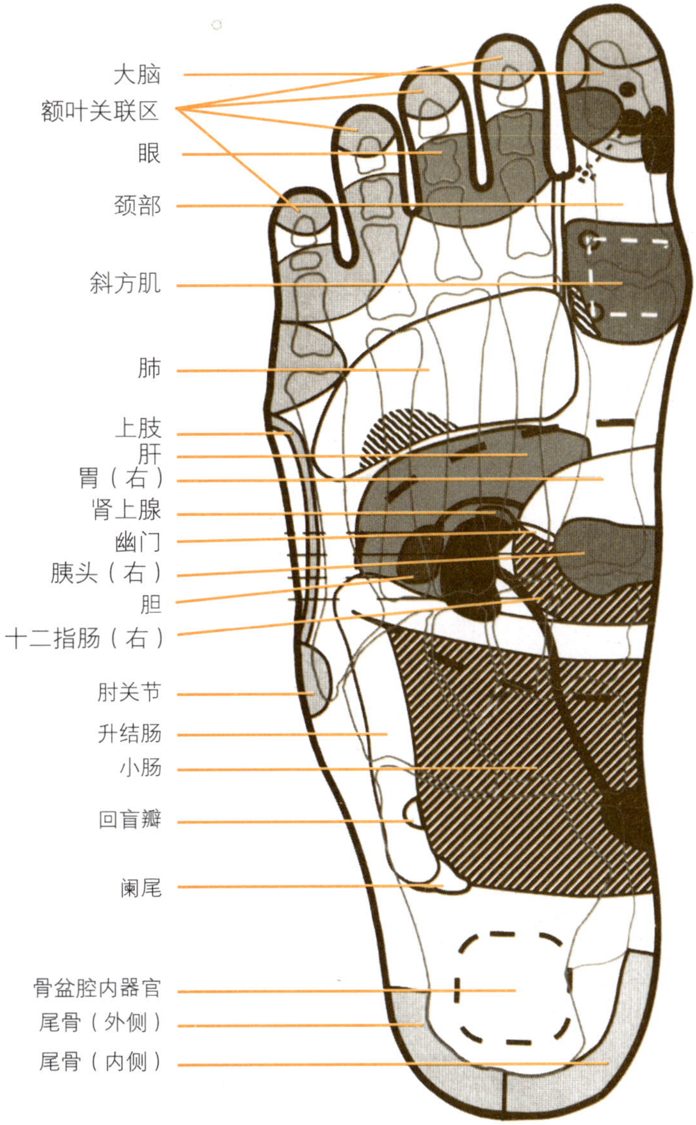

左足底反射区

额叶
太阳穴
脑垂体
小脑
舌
血压调整点
气管、食管
甲状旁腺
甲状腺
耳
肩关节
肺
心
贲门
横膈膜
腹腔神经丛
胃（左）
脾
胰（左）
肾
十二指肠（左）
横结肠
输尿管
小肠
降结肠
膀胱
乙状结肠
肛门、直肠
骨盆腔内器官
尾骨（外侧）

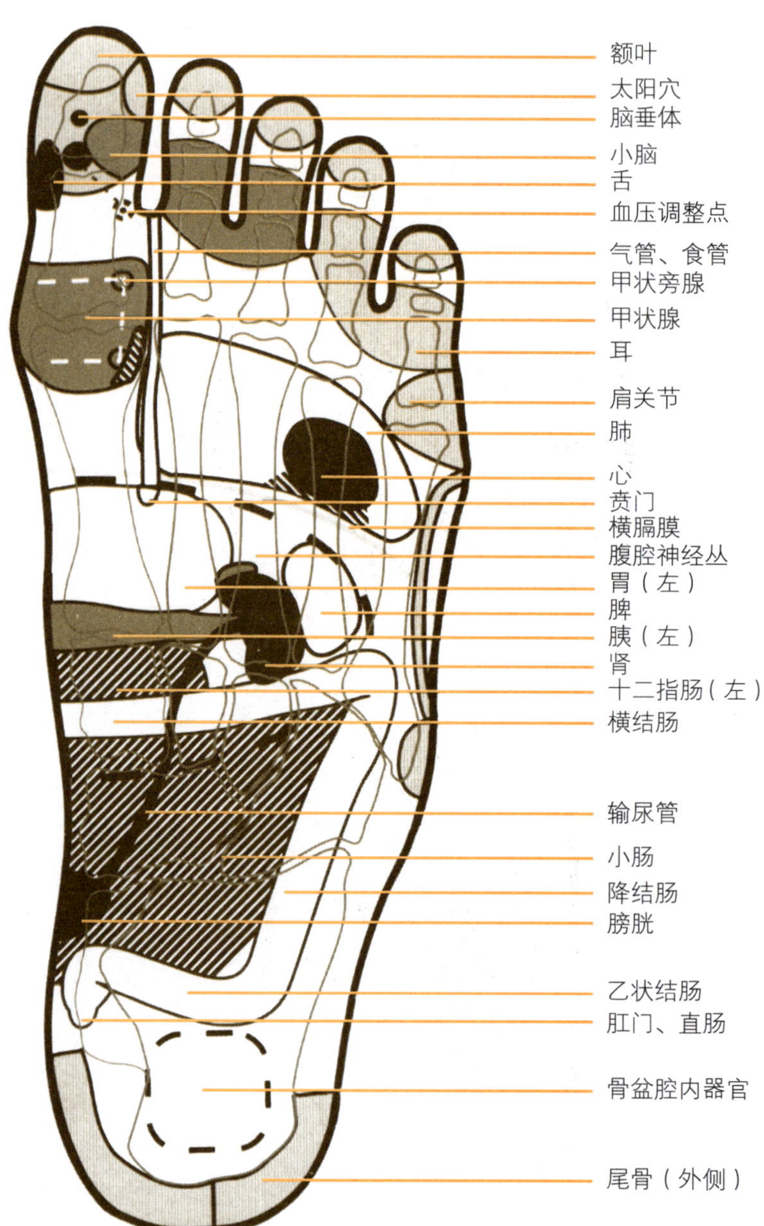

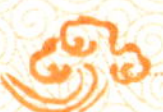

脚背反射区

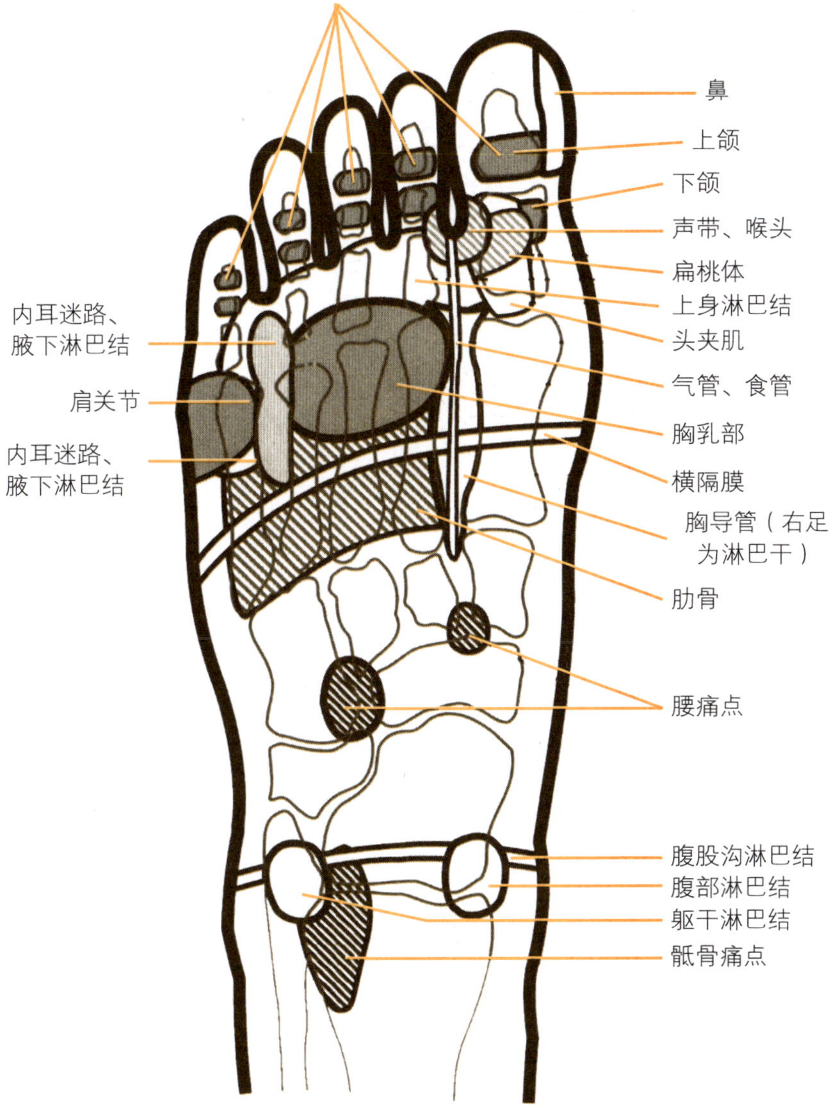

鼻
上颌
下颌
声带、喉头
扁桃体
上身淋巴结
头夹肌
气管、食管
胸乳部
横隔膜
胸导管（右足为淋巴干）
肋骨
腰痛点
腹股沟淋巴结
腹部淋巴结
躯干淋巴结
骶骨痛点
内耳迷路、腋下淋巴结
肩关节
内耳迷路、腋下淋巴结

脚内外侧反射区

直肠
坐内神经(内侧)
腹部淋巴结
髋关节(内侧)
腹股沟淋巴结
骨盆淋巴结(内侧)
尾骨(内侧)
子宫或前列腺
膀胱
腰椎
腰胸
尿道、阴道或阴茎
骶骨、尾骨
脾脾刺激点
颈椎
鼻

躯干淋巴结
坐骨神经(外侧)
腹部肌肉放松区
骶骨痛点
膝关节
腰痛点
肩干节
上肢
髋关节
(外侧)
卵巢或睾丸
肩胛骨
肘关节
尾骨(外侧)
骨盆淋巴结(外侧)

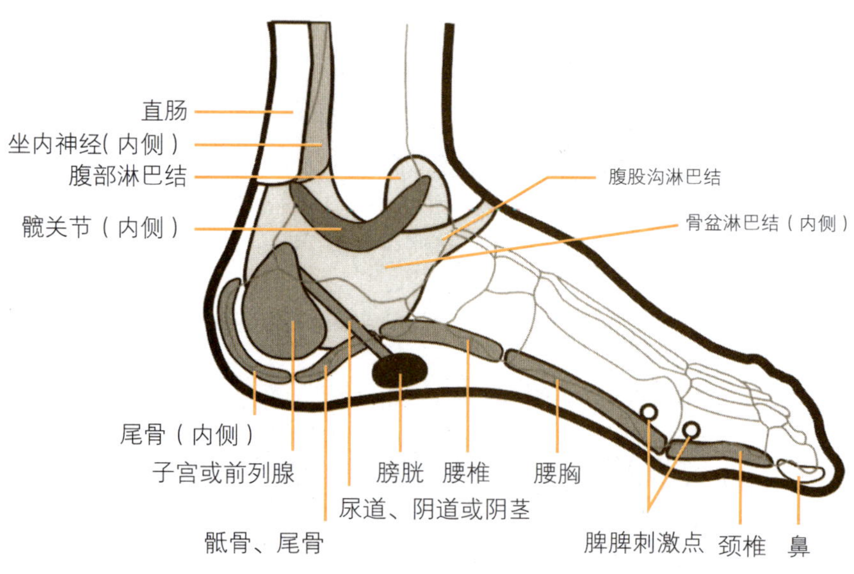

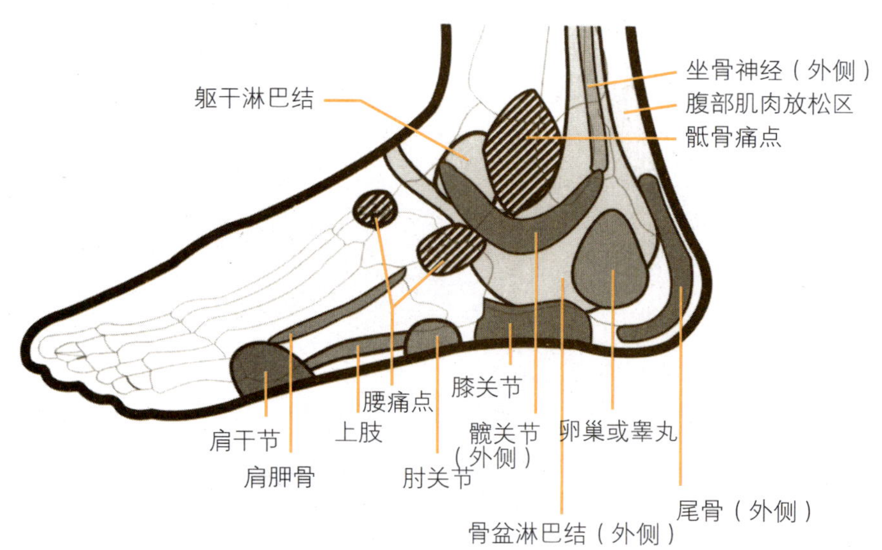

手部反射区对照图

手掌穴位与反射点

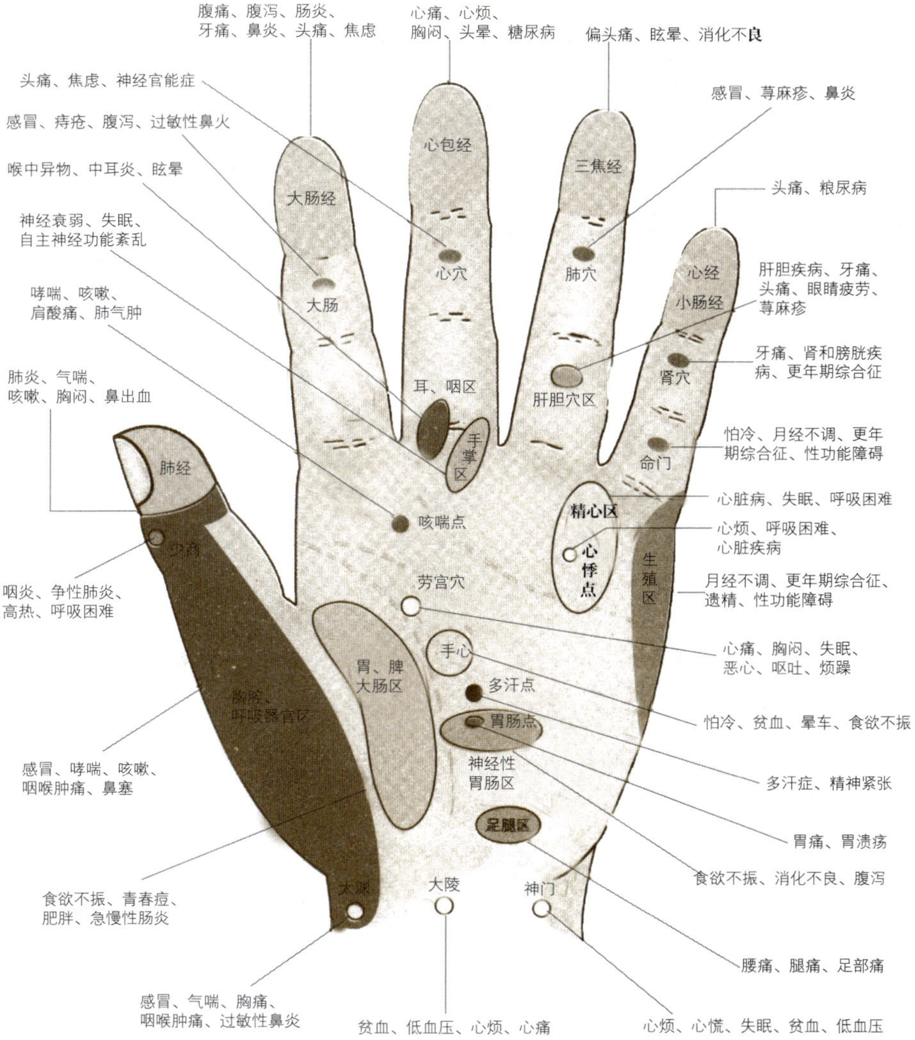

腹痛、腹泻、肠炎、
牙痛、鼻炎、头痛、焦虑

心痛、心烦、
胸闷、头晕、糖尿病

偏头痛、眩晕、消化不良

头痛、焦虑、神经官能症

感冒、荨麻疹、鼻炎

感冒、痔疮、腹泻、过敏性鼻火

喉中异物、中耳炎、眩晕

头痛、粮尿病

神经衰弱、失眠、
自主神经功能紊乱

肝胆疾病、牙痛、
头痛、眼睛疲劳、
荨麻疹

哮喘、咳嗽、
肩酸痛、肺气肿

牙痛、肾和膀胱疾
病、更年期综合征

肺炎、气喘、
咳嗽、胸闷、鼻出血

怕冷、月经不调、更年
期综合征、性功能障碍

心脏病、失眠、呼吸困难

心烦、呼吸困难、
心脏疾病

咽炎、争性肺炎、
高热、呼吸困难

月经不调、更年期综合征、
遗精、性功能障碍

心痛、胸闷、失眠、
恶心、呕吐、烦躁

怕冷、贫血、晕车、食欲不振

感冒、哮喘、咳嗽、
咽喉肿痛、鼻塞

多汗症、精神紧张

胃痛、胃溃疡

食欲不振、消化不良、腹泻

食欲不振、青春痘、
肥胖、急慢性肠炎

腰痛、腿痛、足部痛

感冒、气喘、胸痛、
咽喉肿痛、过敏性鼻炎

贫血、低血压、心烦、心痛

心烦、心慌、失眠、贫血、低血压

大肠经
心包经
三焦经
心经
小肠经
心穴
肺穴
大肠
耳、咽区
手掌区
肝胆穴区
肾穴
命门
肺经
少商
咳喘点
精心区
心悸点
生殖区
劳宫穴
手心
胃、脾大肠区
多汗点
胃肠点
胸腔、呼吸器官区
神经性胃肠区
足腿区
太渊
大陵
神门

手的第五掌骨全息穴位图

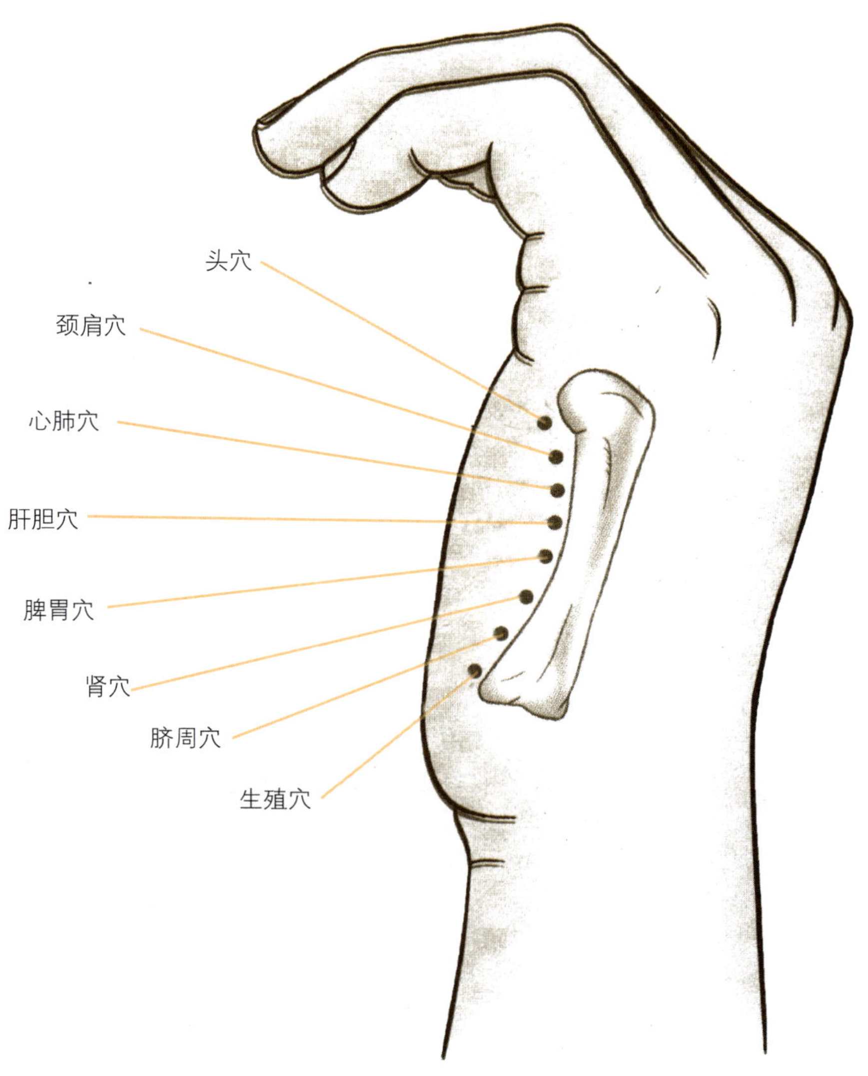

手掌生物全息示意图

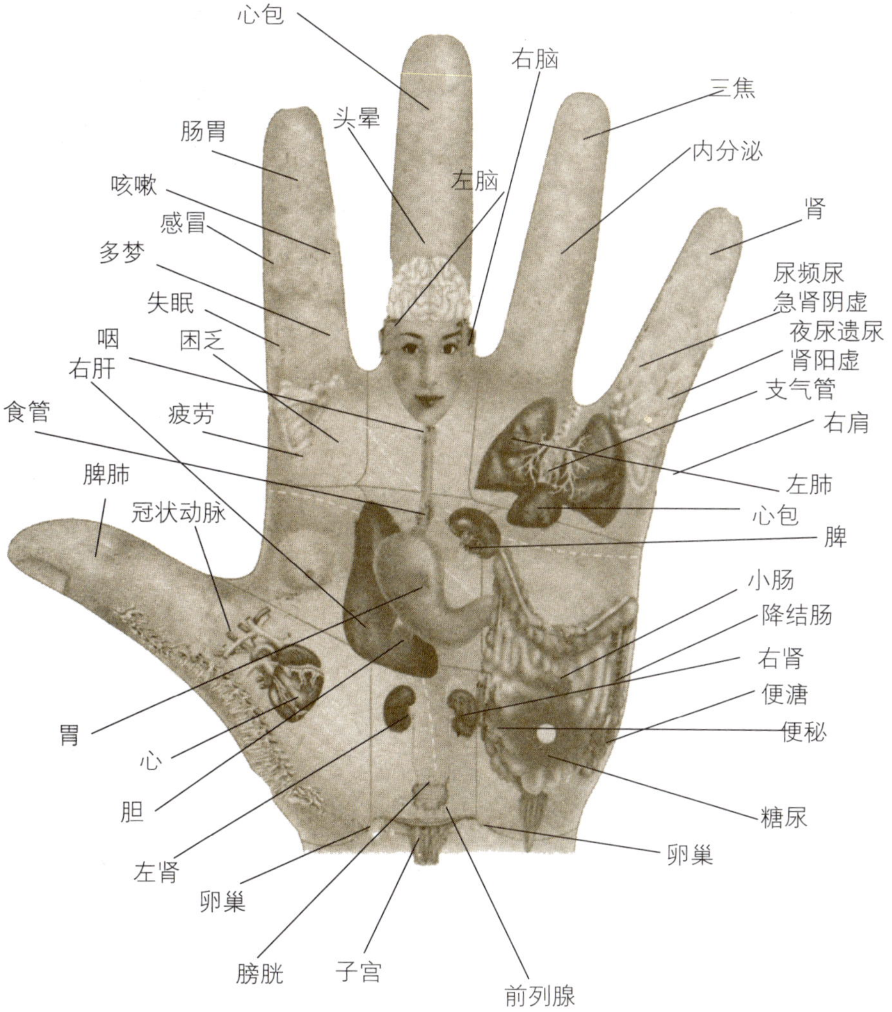

心包
右脑
三焦
头晕
肠胃
内分泌
左脑
咳嗽
感冒
肾
多梦
尿频尿
急肾阴虚
失眠
夜尿遗尿
咽
困乏
肾阳虚
右肝
支气管
食管
疲劳
右肩
左肺
脾肺
心包
冠状动脉
脾
小肠
降结肠
右肾
便溏
胃
便秘
心
胆
糖尿
卵巢
左肾
卵巢
膀胱
子宫
前列腺

手背生物全息示意图

头顶
手腕
后头
前臂
颈椎
肘
上臂
胸椎
左肩
左背
足
踝
小腿
膝
大腿
左腰
腰椎
骶椎
髋
手腕
足
前臂
踝
肘
上臂
小腿
右肩
膝
右背
大腿
右腰
髋

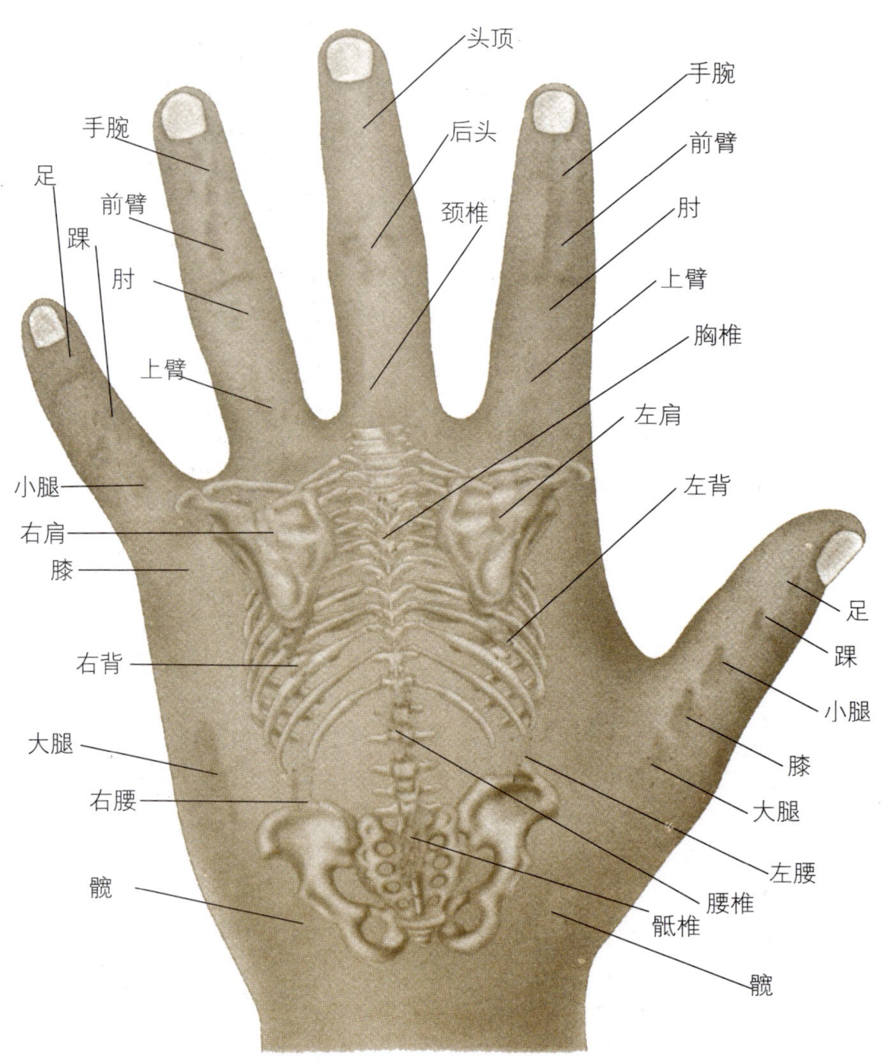